リハで活用！

わかりやすい運動器エコー

Web動画
配信中！

運動療法に役立つ
機能解剖と評価のテクニック

監修　小竹俊郎　こたけ整形外科クリニック 院長
著者　中山昇平　こたけ整形外科クリニックリハビリテーション科 主任
　　　福元喜啓　関西医科大学リハビリテーション医学講座 講師

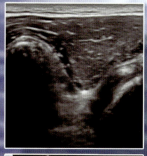
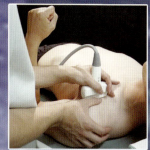
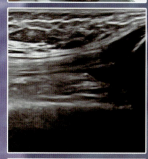
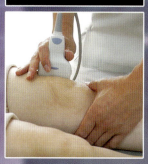

MEDICAL VIEW

本書では，厳密な指示・副作用・投薬スケジュール等について記載されていますが，これらは変更される可能性があります。本書で言及されている薬品については，製品に添付されている製造者による情報を十分にご参照ください。

**Musculoskeletal Ultrasonography for Rehabilitation:
A Beginner's Companion of Functional Anatomy and
Evaluation Technique in Exercise Therapy**
(ISBN 978-4-7583-2016-0 C3047)

Chief Editor: Toshiro Kotake
Authors: Shohei Nakayama
　　　　　Yoshihiro Fukumoto

2019. 12. 10 1st ed

©MEDICAL VIEW, 2019
Printed and Bound in Japan

Medical View Co., Ltd.
2-30 Ichigayahonmuracho, Shinjyukuku, Tokyo, 162-0845, Japan
E-mail　ed@medicalview.co.jp

監修の序

　長い間，整形外科は単純X線検査を主な診断の情報として利用してきたため，骨の病変の有無によって診断がなされてきた感があります。その後，CT検査によって身体内部の断層像を得ることができるようになり，関節内も関節鏡検査にて直接観察することが可能となりました。さらにMRIの登場によって，骨以外の脊髄，筋，腱，靱帯などの軟部組織も鮮明な画像として得ることができ，身体のすべての部分を可視化できるようになりました。技術の進歩によって，エコー検査は，リアルタイムに浅層の軟部組織や関節の動きを動画として再現することを可能とし，整形外科の担う疾患を大幅に増大させることになりました。今や「骨を主にみる整形外科」から「運動器をみる整形外科」にパラダイムシフトを遂げたといっても過言ではありません。理学療法や作業療法の領域においても，軟部組織の動きの状態は，可視化が困難で触診することで体験的知見によってなされたものが，エコーによってリアルタイムの動画として確認でき，治療経過を客観的に認識できるようになりました。さらに，比較的困難と考えられてきた運動療法のテクニック伝承が容易となり，セラピストの教育の面でも大きな働きを担うことになってきました。

　私の研修医時代では，関節造影検査は腱板断裂の診断に必須の検査でした。造影検査は患者さんに侵襲を与え，大変手間のかかる検査であったため，エコーで診断ができないか，腱板断裂の手術所見とエコー所見とを比較検討し，どのようなエコー所見であれば，腱板断裂と診断してよいものか，研究を行ったのがエコーとの出会いでありました。その後，外来診療にエコー装置を置き，肩関節，股関節脱臼，小児股関節疾患，足関節や肘関節の靱帯損傷，肉離れなどの診断に利用してきました。中山昇平先生との出会いは2005年のこたけ整形外科クリニックの開設からであり，主要な立ち上げからのたたき上げのスタッフとして活躍していただいております。中山先生とは猪名川町という小さな町に運動器のリハビリができる整形外科専門病院をつくろうとの共通したビジョンと夢をもってきた同志でもあります。いち早く病院併設のデイケアーセンターをつくり，さらに長時間型のデイサービス，短時間型のデイサービス，訪問リハビリができる24時間看護ステーションを立ち上げてきました。診療で使用していたエコーを運動器リハビリにも活用できないかと思考錯誤を繰り返し，積み重ねてきた情熱と努力の結果，この本の刊行にまで漕ぎつけることができたのではないでしょうか。中山先生は最近では講習会を主催し，エコーを用いた運動療法のパイオニアとして精力的に活躍されています。リハビリテーションに必要なテクニックを余すところなく，動画をふんだんに取り入れた本書は，運動器リハビリテーションに携わる者にとって有用な書であります。読者諸氏が実際の治療にあたる際に参考にしていただければ幸いに存じます。

2019年10月

小竹俊郎

著者の序

「欧州の理学療法士はエコーを見ながら運動療法をしているよ。」

小竹医師のこの言葉が運動器エコーを始めるきっかけとなりました。当初は，小竹医師に教えを請い，文献を読み，診療終了後に診察室の超音波画像診断装置を使って私自身や同僚の身体を観察しました。医師向けの講習会にも参加する機会をいただき，医師の視点による画像の解釈や診断方法，リスク管理を学びました。技術向上に邁進するなか，当院に小児股関節検査に対応した機器や高周波数のプローブが導入されたこともあり，運動療法の精度は飛躍的に進歩しました。私は理学療法士として，運動器エコーを活用した日々の臨床において「運動によって身体内部はどのように変化するのか？」，「私の介入は，標的とする組織にどのように影響を与えているのか？」とシンプルに問い続けてきました。

この問いの答えを探すなかで，福元先生との出会いは，私が運動器エコーを臨床応用する分岐点となりました。福元先生は超音波画像を活用した骨格筋研究の第一線で活躍される研究者であり，超音波画像を活用した可能性と限界について明確に解説されました。この出会いによって，運動器エコーは臨床課題を解決に導く必要不可欠な機器であると確信をもちました。

これまで，超音波解剖を基にした運動器エコーセミナーを通して理学療法士，作業療法士，看護師，柔道整復師，鍼灸師の皆さんとディスカッションを行ってきました。そのなかで，臨床での課題解決につなげるための視点として，疾患や病変を理解する「医学的視点」，関節周囲組織の動態を理解する「運動学的視点」，画像からの情報を理解する「科学的視点」の3つが重要であるとの考えに至りました。この3点にかかわる専門家こそが，医学的視点＝医師，運動学的視点＝理学療法士，科学的視点＝研究者です。本書は，3者が一堂に会して，日々の疑問を解決するべくつくり上げた唯一無二の解説書です。

本書には，多くの患者さんの超音波画像を掲載しています。この記録をご提供いただいたすべての患者さんに感謝の意を表します。また，疾患と治療の内容にとどまらず，私の執筆が行き詰ったときも温かくご指導いただいた小竹医師，超音波画像による研究内容に加えて，読みやすい文面へと導いていただいた福元先生には感謝という言葉では言い尽くせません。私と臨床現場をともに過ごし，遅くまでデータ整理や研究を支えてくれた仲間たちなくして本書の刊行はできませんでした。本当に感謝しています。これからもともに研鑽を重ねて，地域住民の皆さんが自分の力で活動できる身体づくりを支えられるようになりたいと思います。

最後にメジカルビュー社の水上優様には，編集，制作過程で多大なアドバイスをいただき，心から感謝いたします。

2019年10月

中山昇平

目次

第1章 超音波画像と解剖学は相性抜群 超音波画像で何が見える?

1 画像装置いろいろ ――――――――――――――――― 小竹俊郎　2

2 運動器構成体の見え方 ―――――――――――――― 小竹俊郎　6
　　骨 ――――――――――――――――――――――――――― 7
　　関節 ―――――――――――――――――――――――――― 8
　　筋 ――――――――――――――――――――――――――― 9
　　腱 ――――――――――――――――――――――――――― 10
　　靱帯 ―――――――――――――――――――――――――― 12
　　神経 ―――――――――――――――――――――――――― 12
　　血管 ―――――――――――――――――――――――――― 13

3 超音波画像装置を用いた骨格筋の評価：筋厚と筋輝度 ― 福元喜啓　14
　　骨格筋量の指標：筋厚 ――――――――――――――――――― 14
　　　　筋厚とは ――――――――――――――――――――――― 14
　　　　筋厚の加齢変化 ―――――――――――――――――――― 15
　　　　羽状角および筋線維長 ――――――――――――――――― 16
　　筋内非収縮組織の指標：筋輝度 ―――――――――――――――― 17
　　　　筋輝度とは ―――――――――――――――――――――― 17
　　　　筋輝度の加齢変化 ――――――――――――――――――― 19
　　　　筋力トレーニングによる筋輝度の変化 ――――――――――― 20
　　　　筋輝度が表すもの，表さないもの ―――――――――――― 21

4 筋厚と筋輝度のための超音波撮像方法 ―――――――― 福元喜啓　26
　　各筋の超音波撮像方法 ―――――――――――――――――――― 26
　　　　対象者の肢位 ――――――――――――――――――――― 26
　　　　各筋の撮像部位および撮像方法 ―――――――――――――― 27
　　　　パノラマ超音波画像 ――――――――――――――――――― 35
　　筋輝度を正確に測定するためのポイント ――――――――――――― 36
　　　　超音波装置の機種および設定 ――――――――――――――― 36
　　　　筋輝度に影響を及ぼす撮像前の要因：撮像前の運動と姿勢の変化 ― 36
　　　　筋輝度に影響を及ぼす撮像中の要因：撮像面，プローブの接触方法，
　　　　およびフォーカスの位置 ――――――――――――――――― 37

v

　　　　筋輝度に影響を及ぼす解析時の要因：ROIの設定 ―――――― 38

5 超音波画像装置を用いた筋の硬さの評価：エラストグラフィ
　　　　　　　　　　　　　　　　　　　　　　　　　　福元喜啓　41

　　エラストグラフィの分類と原理 ―――――――――――――――― 41
　　加齢による筋弾性係数の変化 ――――――――――――――――― 43
　　疾患による筋弾性係数の変化 ――――――――――――――――― 44
　　SWEを用いたストレッチングに関する研究 ――――――――――― 45
　　SWEを用いるにあたっての注意点 ―――――――――――――― 47

第2章　部位に特有の症状と効果的なアプローチ　超音波解剖に基づく静態と動態

1 肩関節 ―――――――――――――――――――― 中山昇平　52

　　肩関節の運動療法を効果的にする3step ――――――――――――― 52
　　　step1　肩甲骨面挙上 ――――――――――――――――――― 52
　　　step2　肩甲骨面挙上：筋腱移行部 ―――――――――――――― 54
　　　step2　肩甲骨面挙上：肩峰近位端 ―――――――――――――― 56
　　　step2　肩甲骨面挙上：棘上窩 ―――――――――――――――― 57
　　　step3　肩甲骨面挙上：肩腱板不全断裂 ―――――――――――― 58
　　　step1　肩関節内旋 ―――――――――――――――――――― 65
　　　step2　肩関節内旋：肩甲下筋の動態 ――――――――――――― 66
　　　step2　肩関節内旋：内旋時の拮抗筋動態（棘下筋） ――――――― 68
　　　step3　肩関節内旋：肩関節周囲炎 ―――――――――――――― 70
　　　step1　肩関節外旋 ―――――――――――――――――――― 72
　　　step2　肩関節外旋：肩関節後面（第1肢位） ―――――――――― 73
　　　step2　肩関節外旋：肩関節後面（第3肢位） ―――――――――― 74
　　　step2　肩関節外旋：肩甲骨棘下窩 ―――――――――――――― 75
　　　step3　肩関節外旋：肩関節周囲炎 ―――――――――――――― 76
　　症例での治療効果をみてみよう ―――――――――――――――― 78
　　　症例1　左腱板不全断裂 ―――――――――――――――――― 78
　　　症例2　左肩関節周囲炎 ―――――――――――――――――― 80

2 腰部 ――――――――――――――――――――― 中山昇平　84

　　腰部の運動療法を効果的にする3step ―――――――――――――― 84
　　　step1　腰部後面 ――――――――――――――――――――― 85
　　　step1　体幹側面 ――――――――――――――――――――― 87

step2	腰部後面（PLSと筋の動態）	90
step2	体幹側面（IAPメカニズムと筋の動態）	95
step3	変形性腰椎症，筋・筋膜腰椎症	100
step3	変形性腰椎症	103

症例での治療効果をみてみよう ——— 105
　症例　運動介入によって，筋輝度・筋の変位が改善した症例 ——— 105

3 股関節　　中山昇平　112

股関節の運動療法を効果的にする3step ——— 112

step1	股関節前面	113
step2	股関節前面：下肢伸展挙上	116
step2	股関節前面：quadriceps setting（大腿四頭筋の等尺性収縮）	117
step2	股関節前面：膝関節伸展（単関節運動）	118
step3	股関節前面：大腿骨頸部骨折術後	119
step3	股関節前面：腸骨筋筋損傷	122
step1	大転子周囲：大転子前方周囲	126
step1	大転子周囲：大転子中央周囲	127
step2	大転子周囲：股関節屈曲・伸展	130
step2	大転子周囲：股関節外転	131
step3	大転子周囲：変形性股関節症	133
step1	股関節後面（深層外旋6筋）	137
step2	股関節後面（深層外旋6筋）	138

4 大腿部　　中山昇平　142

大腿部の運動療法を効果的にする3step ——— 142

step1	大腿部前面	143
step1	大腿部外側	147
step1	大腿部内側	150
step2	大腿部前面	155
step2	大腿部外側	159
step2	大腿部内側	161
step3	変形性膝関節症による人工膝関節置換術	165
step3	変形性膝関節症（北大式分類GradeⅠ）	168
step3	変形性膝関節症（北大式分類GradeⅢ）	173

症例での治療効果をみてみよう ——— 176
　症例1　運動介入によって，筋輝度・筋の変位が改善した症例 ——— 176

症例2　内側広筋の収縮方向誘導により，膝伸展筋が改善した症例 —— 179

5　膝関節（関節動態に関与する脂肪組織） ———————— 中山昇平　186

膝関節の運動療法を効果的にする3step —— 186
- step1　膝関節上部（膝蓋骨近位部） —— 188
- step2　膝関節上部（膝蓋骨近位部） —— 192
- step3　膝関節上部（膝蓋骨近位部）：変形性膝関節症 —— 194
- step1　膝関節内側部 —— 199
- step2　膝関節内側部 —— 200
- step3　膝関節内側部：変形性膝関節症（北大式分類 Grade Ⅲ） —— 201
- step1　膝蓋骨下部 —— 204
- step2　膝蓋骨下部：IFPの中央部分 —— 205
- step2　膝蓋骨下部：IFPの内側部分 —— 207
- step2　膝蓋骨下部：IFPの外側部分 —— 208
- step3　膝蓋骨下部：変形性膝関節症（北大式分類 Grade Ⅱ） —— 209
- step3　膝蓋骨下部：臨床現場に特化した評価方法 —— 212

症例での治療効果をみてみよう —— 221
- 症例1　鏡視下術後の腫脹とPFP動態改善が認められた症例 —— 221
- 症例2　内側裂隙の狭小化による拘縮を改善した症例 —— 227

6　下腿部（下腿三頭筋，KFP） ———————————— 中山昇平　230

下腿三頭筋とKager's fat padに対する運動療法を効果的にする3step —— 230
- step1　下腿三頭筋 —— 230
- step2　下腿三頭筋 —— 235
- step3　下腿三頭筋：第5中足骨骨折 —— 243

症例での治療効果をみてみよう —— 247
- 症例1　不動による筋形態の変化に対して筋腱移行部へのアプローチを行った症例 —— 247
- step1　下腿三頭筋遠位部 —— 251
- step2　下腿三頭筋遠位部 —— 254
- step3　下腿三頭筋遠位部：三果骨折 —— 256

症例での治療効果をみてみよう —— 260
- 症例2　KFPの動態改善により底屈関節可動域が改善した症例 —— 260

索引 —— 266

オンラインでの動画視聴方法

　本書の内容に関連した動画をメジカルビュー社のホームページでストリーミング配信しております。動画解説と関連のある箇所にはQRコードを表示しております。下記の手順でご利用ください（下記はPCで表示した場合の画面です。スマートフォンで見た場合の画面とは異なります）。

※動画配信は本書刊行から一定期間経過後に終了いたしますので，あらかじめご了承ください。

① 下記URLにアクセスします。
http:/www.medicalview.co.jp/movies/

スマートフォンやタブレット端末では，QRコードから3のパスワード入力画面にアクセス可能です。その際はQRコードリーダーのブラウザではなく，SafariやChrome，標準ブラウザでご覧ください。

② 表示されたページの本書タイトルそばにある「動画視聴ページへ」ボタンを押します。

③ パスワード入力画面が表示されますので，利用規約に同意していただき，右記のパスワードを半角で入力します。

55533216

④ 本書の動画視聴ページが表示されますので，視聴したい動画のサムネイルをクリックすると動画が再生されます。

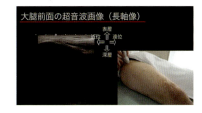

動作環境

下記は2019年11月1日時点での動作環境で，予告なく変更となる場合がございます。

Windows
OS：Windows 10 /8 .1 /7（JavaScriptが動作すること）
Flash Player：最新バージョン
ブラウザ：Internet Explorer 11
Chrome・Firefox 最新バージョン

Macintosh
OS：10.14 〜 10.8（JavaScriptが動作すること）
Flash Player：最新バージョン
ブラウザ：Safari・Chrome・Firefox 最新バージョン

スマートフォン，タブレット端末
2019年11月1日時点で最新のiOS端末では動作確認済みです。Android端末の場合，端末の種類やブラウザアプリによっては正常に視聴できない場合があります。
動画を見る際にはインターネットへの接続が必要となります。パソコンをご利用の場合は，2.0Mbps以上のインターネット接続環境をお勧めいたします。また，スマートフォン，タブレット端末をご利用の場合は，パケット通信定額サービス，LTE・Wi-Fiなどの高速通信サービスのご利用をお勧めいたします（通信料はお客様のご負担となります）。
QRコードは（株）デンソーウェーブの登録商標です。

本書の使い方

　第2章では，部位ごとに，解剖図と超音波解剖を比較することで，運動療法に必要な身体イメージを立体的に理解できます．超音波解剖の理解を基本に，部位に特徴的な動態の把握，症状による静態および動態の変化を観察する際のポイントを3stepで解説します．

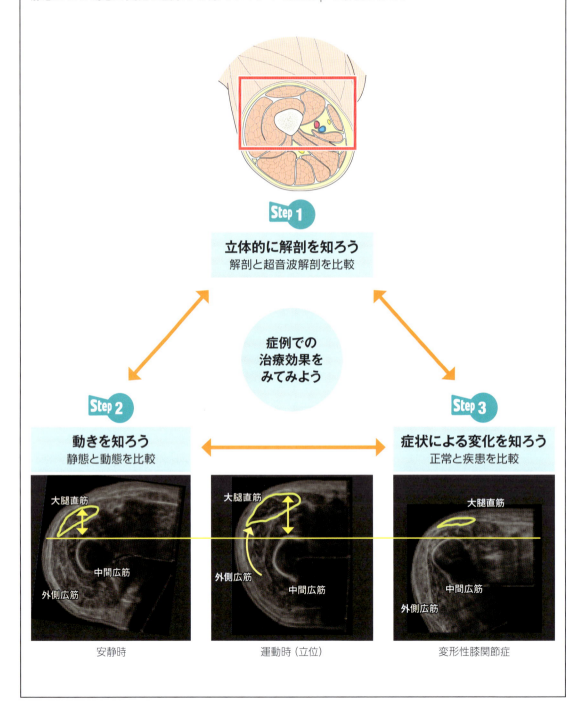

第1章

超音波画像と解剖学は相性抜群
超音波画像で何が見える？

1. 画像装置いろいろ
2. 運動器構成体の見え方
3. 超音波画像装置を用いた骨格筋の評価：筋厚と筋輝度
4. 筋厚と筋輝度のための超音波撮像方法
5. 超音波画像装置を用いた筋の硬さの評価：エラストグラフィ

第1章 超音波画像と解剖学は相性抜群 超音波画像で何が見える？

1 画像装置いろいろ

　整形外科領域における骨や関節の診断は単純X線撮影が主体となって発展してきました。また，骨や関節の診断だけでなく，筋・腱・神経などの軟部組織の診断は，核磁気共鳴画像（magnetic resonance imaging：MRI）やコンピュータ断層撮影（computed tomography：CT）検査を主とする診断法が体系化されてきました。一方，初期の超音波検査は体表部の軟部組織の診断に利用されてきましたが，小児股関節健診や軟部腫瘍の診断といったもので，その対象は限定的な疾患にとどまっていました。しかし，昨今の超音波画像機器の進歩により，その診断精度の向上には目覚しいものがあります。筋・腱のみならず，靱帯・軟骨・神経・血管・関節包などの微細組織に対する診断が可能となり，体表部組織病変への応用は活発に行われるようになりました[1,2]。さらに，理学療法領域においても，リハビリテーションを行う際のツールとして，盛んに利用されるようになってきました[3,4]。

　1895年のRoentgenによるX線の発見により，目では見ることができない，身体内部の構造を観察することが可能となり，骨や関節の診断の発展とともに，整形外科学も進歩を遂げました。1970年代にCT検査が普及し，単純X線検査だけでは評価が困難な身体内部構造の断面を評価できるようになりました。さらに，関節造影検査やミエロ造影検査とCT検査を組み合わせることで，診断精度を向上させたり，関節鏡の導入により，関節内部構造や内臓臓器を直接観察できるようになりました。その後，1980年ごろからMRIが実用化されるようになり，脳・脊髄神経系組織，軟部組織，関節内部構造の詳細な描出が任意の断面で可能となり，ミエロ造影検査や関節造影検査に取って代わり，脳・精髄神経系の治療，腫瘍に対する治療を発展させてきました。

　一方，超音波の人体への応用は，1942年にDussikによる生体描写を行ったことから始まりました。また，1949年にはWildが考案したAモード装置によって，腸管壁の厚さの計測が可能となりました。さらに，WildらはBモード装置を開発し，脳腫瘍エコー像を形づくったり，乳癌の超音波診断を試みたりしました。これから超音波の人体への応用が加速することになりました。特にBモード装置は，組織断層の評価に優れ，完成後は広く応用されるようになりました。1971年に日本無線医学研究所が電子リニアプローブを開発し，身体内部をリアルタイムで描出することを可能としました。この装置の開発により，筋・腱・靱帯・軟骨・神経・血管・関節包などの微細組織への鮮明な画像が超音波検査によって提供されるようになりました。リニア走査式超音波装置は，1975年に世界で初めて製品化され，普及することになるのです。

　また，超音波検査は単純X線・ＣＴ検査のように人体に対する侵襲がなく，単純X線検査では観察できなかった，軟部組織の観察が可能となります。最近ではスマートフォン程度の大きさのハンディータイプの機器も開発され，在宅診療での利用も可能となってきました。現在の超音波検査は，体表部の軟部組織の診断に限定していえば，MRI検査となんら遜色のない診断精度を示す方法となっております。

　超音波検査の利用は，診断のみならず，関節や神経へのエコーガイド下注射が可能となり，整形外科領域やペインクリニック領域で応用されるようになっています。また，筋膜と筋組織の間に正確に注射して行う筋膜リリース（図1）や，神経の周囲に注射を行うハイドロリリースにはなくて

1 画像装置いろいろ

図1 生理食塩水の注入による僧帽筋の筋膜リリース
a 生理食塩水注入時　b 生理食塩水注入後

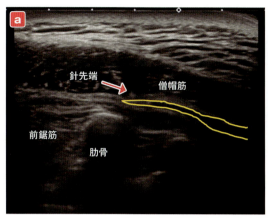 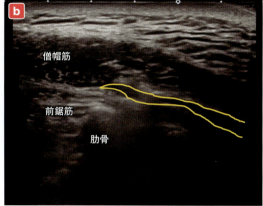

エコーガイド下に僧帽筋の筋膜内へ生理食塩水を注射し（a），筋膜をはがすことにより，筋膜リリースを施行しました（b）。

はならない必須アイテムとなってきました。

　超音波診断学は，動物実験やカダバー実験で得られた超音波画像を病理切片と照らし合わせ，その整合性を追求する方法がとられました[5]。具体的に肩腱板断裂を例に挙げて説明します。**図2a**では棘上筋の上腕骨付着部での超音波断層像において，棘上筋の断層像の欠損部がみてとれます。しかしながら**図2b**では，棘上筋の上腕骨付着部のさらに後方部における断層像に欠損像が認められず，腱板は正常（腱板断裂はない）と判断できます。棘上筋の付着部での病理組織切片では，関節面での骨片を伴う腱断裂をみてとることができました（**図2c**）。よって，腱板の超音波断層像の欠損像は，病理組織検査によって，腱板断裂を示す画像であることが確認できるのです。このような比較実験により培われた結果を基に，実際の軟部組織像を超音波断層像に置換する作業が行われ，超音波診断学は進歩を遂げることができました。

　さらに実臨床でも，超音波診断が盛んに応用されるようになりました。例えば，肩腱板断裂患者の術前の超音波画像と手術所見と照らし合わせ，実際の腱板断裂形態が超音波画像でどのようにとらえられるかといった実証研究が進み，超音波検査による腱板断裂の形態や大きさなどの診断が可能となりました[6]。

　しかしながら，骨内病変である頭蓋内疾患，脊椎・脊髄疾患，内臓疾患などの診断においては，超音波検査に比べ，CTやMRI検査に優位性があります。また，外傷による異常部位の発見には，単純X線やCT検査は一度に広範囲の部位が確認できる点で有用です。一方では運動器を動かしながら治療を行う理学療法において，運動器の動いた状態を動画として観察できる超音波検査は，まさに理にかなった治療上のツールといえましょう。特に運動器疾患の病態の観察には，リアルタイムに画像化できる本装置は有用で，被ばくの心配がなく，健側との比較も容易に行えます（**表1**）。運動器疾患を取り扱う，整形外科領域の診断のみならず，リハビリテーション中の治療経過の継時的評価が可能となり，患者に対しても大きな説得力があるツールとなっています。これまで，深部に存在する筋群の動きの状態は，皮膚から触診することが困難で，経験的知見によって評価されていましたが，超音波の動画によって，客観的かつリアルタイムの動画として確認できます。例えば，腰痛における体幹部安定化を目的とした腰痛体操の指導にも応用されています。腹横筋や多裂筋群

（脊椎分節を安定化させるローカル筋）を収縮させ，腹直筋や外腹斜筋の収縮を抑制させるといった，選択的な筋収縮を行わせる訓練にも応用が可能です。また，拘縮した関節の筋収縮状態を体表部から確認することは困難ですが，超音波画像により，腱板筋群の収縮状態をみてとって，リハビリテーションの方向性を決定することが可能となってきました。

図2　棘上筋腱停止部における骨化

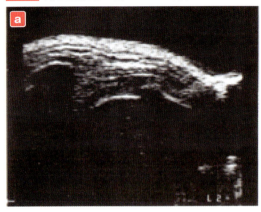
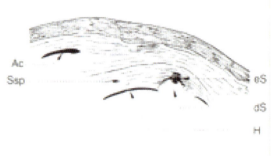
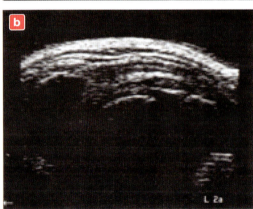
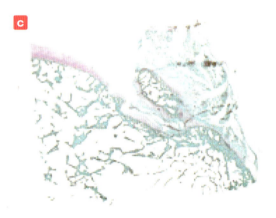
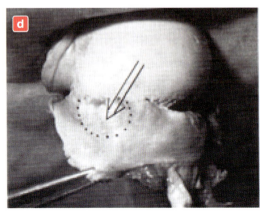

- a 棘上筋腱停止部付近で起きたエコー欠損像
- b aより後方での縦断面図。エコー欠損像は認められません
- c 腱の切片。棘上筋腱の停止部における骨化を伴う腱板断裂を組織学的に示しています
- d 棘上筋腱の骨化領域の肉眼的観察

文献5）より許諾を得て転載

1 画像装置いろいろ

表1 画像装置の特徴と比較

	US	XP	MRI/CT
情報量	情報量は限られている 全身のスライスは不可能	情報量は限られている 全身のスライスは不可能	情報量は非常に多い 全身のスライスは可能
施設	専用の施設が必要 場所を選ばない	専用の施設が必要	専用の施設が必要
経費	CT・MRIに比べ安い	機器・維持費は高い 撮影料は安い	機器・維持費は高い 撮影料は高い
機能性	非常に優れている 携帯できる機器もある	非常に乏しい	非常に乏しい
侵襲	侵襲なし	侵襲あり	MRI：侵襲なし CT：侵襲あり
リアルタイム性	リアルタイムに観察が可能	リアルタイム性なし	リアルタイム性なし
観察の方向	さまざまな方向から観察可能	1方向のみ	さまざまな方向のスライスで観察可能 画像の3D化可能
観察の視野	狭い	狭い	広い
観察者の知識と経験	必要	不要	不要

US：ultrasonography（超音波画像装置），XP：X-ray photograph（単純X線画像）

文献

1）皆川洋至：超音波でわかる運動器疾患 診断のテクニック．メジカルビュー社，2010．
2）石崎一穂 編：これから始める運動器・関節エコー 必ず描出するためのコツとテクニック．メジカルビュー社，2015．
3）林 典雄：運動療法のための運動器超音波機能解剖 拘縮治療との接点．文光堂，2015．
4）中山昇平：運動器エコー セラピストが臨床現場で活用するために．プロフェッショナルリハビリテーション，8: 2015．
5）Katthagen BD：Ultrasonography of the shoulder：technique, anatomy, pathology 1st ed．Thieme Medical Pub, 1990．
6）小竹俊郎 ほか：超音波検査による肩腱板完全断裂の診断の検討．日本整形外科超音波研究会誌，4: 94-97，1992．

2 運動器構成体の見え方

　1971年に登場したリニア式走査超音波装置は画期的な技術であり，プローブに内蔵された素子から，電子制御されたビームによりリアルタイムの断層像を描出できるものでした。

　しかしながら，超音波診断にはその断層像を読み解く技術が必要であることは言うまでもありません。よって，深い解剖学的知識が超音波検査には欠かせない必須条件となるのです。超音波機器を使いこなすには，まず解剖学の勉強をしなければなりません。本項では，再現性のある画像を描出するために，どのような工夫が必要かというヒントを述べていきます。

　超音波はやまびこに例えられ，何かに当たると跳ね返ってきます。その跳ね返ってきた超音波の強さを輝度として表示します。画像で白っぽく見えたり，黒く見えたりするのは，反射の強弱の差として表現されます。

　観察組織を超音波で観察する際には，長軸像と短軸像の2方向の画像を見て評価します。筋組織を例にとって説明しましょう。筋肉走行に沿って平行にプローブを当てることを長軸走査といい，筋線維走行に対し直角に観察することを短軸走査といいます。前者によって得られる画像が長軸像で，後者によって得られる画像が短軸像となります[1]。

　また，画像を撮る方法には，日本整形外科超音波学会で定めた決まりがありますので，それに従います。水平断面では下から眺めた画像を表示し，矢状断面では，断面を右から眺めた画像を表示することになります。例えば，右大腿での短軸像では，左が外側で右が内側となり，長軸像では，左が近位，右が遠位となります（図1）。次に，組織生体内の超音波検査での見え方を説明します。

図1 大腿部の長軸像
a プローブの動き　**b** 大腿直筋起始部　**c** 近位15%　**d** 近位30%　**e** 近位50%　**f** 近位70%　**g** 膝蓋骨直上

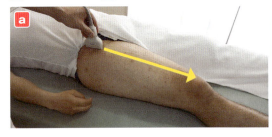
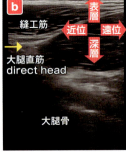
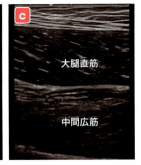
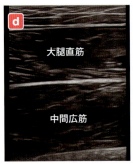
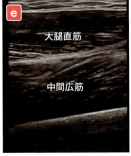
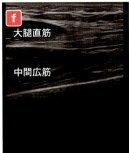
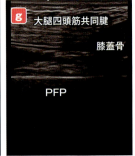

PFP：prefemoral fad pad（膝蓋下脂肪体）

骨（図2, 3）

　骨組織は，超音波をほとんど通さず，軟部組織と骨皮質表面との境界には強力な反射が生じます。そのため，連続性のある線上高エコー像として描出されます（図2）。骨折の診断は高エコー像の不連続部によって診断することができます。剥離骨折や裂離骨折の場合，単純X線像では診断しにくい場合がありますが，血種や骨片の存在を確認できる超音波検査の場合，有利となります。また，骨の表面の特徴的な隆起や陥凹が，各器官の画像を再現する際のメルクマールとなっています。例えば，肩関節前方部の短軸像において，結節間溝と左右に，大結節と小結節を確認でき，その部位で，肩甲下筋や上腕二頭筋長頭腱の同定が明瞭にできます（図3）。

図2 上腕骨遠位部での超音波画像（長軸像）

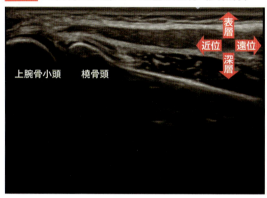

肘関節から前腕遠位部の長軸像です。上腕骨小頭から橈骨の部分は，線状高エコー像として描出されます。

図3 肩関節前方部での超音波画像（短軸像）
a プローブの位置
b 内旋位
c 外旋位

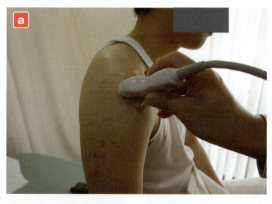

肩関節前方部の短軸像にて，大結節と小結節を確認し，小結節の外側に肩甲下筋（b, c），大結節と小結節の間に上腕骨二頭筋長頭腱（b）が同定できます。

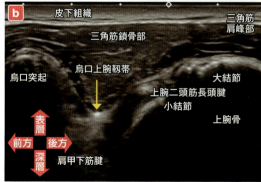
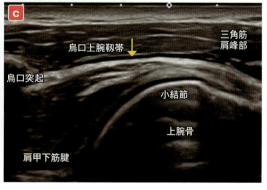

関節（図4〜8）

　関節は骨と骨を連結する機関です。関節は滑膜組織により連結されています（図4）。連結部は関節包に包まれ，閉鎖した空間である関節腔を形成しています。骨の関節は関節軟骨に覆われています。関節腔は内外2層構造になり，内側は滑膜に覆われ，外側は線維性結合組織に裏打ちされています。

　関節軟骨（硝子軟骨）は均質な構成体であり，超音波の透過性がよく，ほとんど反射しないため，骨端と一定の幅をもつ帯状の低エコー像を呈します。また，関節包は関節部と筋の間に平準な線状高エコー像として描出されます。例えば，肘関節前面の短軸像では，小頭から滑車に至る平準な線状高エコー像が確認できます（図5）。また，屈曲位における膝関節前面での長軸像にて，大腿骨遠位膝蓋骨軟骨像を平準な低エコー像としてとらえることができます（図6）。膝関節の半月板などの線維性軟骨は，走行の異なる膠原線維で構成されるため，高エコー像となります（図7）。関節唇は肩甲骨関節窩を取り巻く線維性軟骨であり，肩関節後面からの小円筋の長軸像にて，高エコー像として描出可能です（図8）。

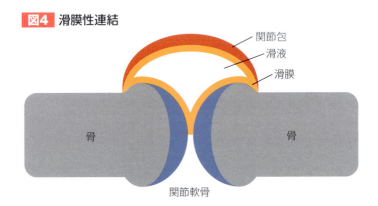

図4 滑膜性連結

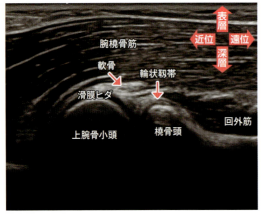

図5 肘関節前面の超音波画像（長軸像）

離断性骨軟骨炎の診断は，肘関節屈曲位で外側を観察して行います。

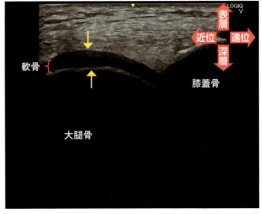

図6 膝関節屈曲位での大腿骨軟骨像（長軸像）

大腿骨軟骨は平準な低エコー像としてとらえることができます（→）。

2 運動器構成体の見え方

図7 膝関節の超音波画像（内側半月板と骨不正像）
a 健常者　**b** 変形性膝関節症患者

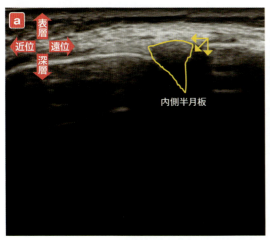
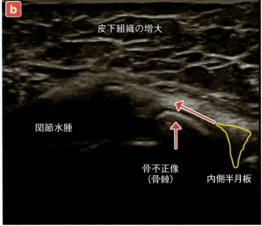

内側半月板は内側広筋，内側膝蓋支帯の作用ベクトルによって関節面に押し付けられます（**a**）。一方，症例では，骨棘（→），関節水腫によって，作用ベクトルは内側半月板が逸脱する方向に向きます（**b**）。

図8 棘下筋の超音波画像（長軸像）

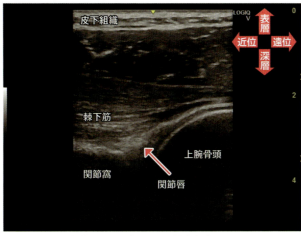

肩関節後面の長軸像です。上腕骨頭と関節窩を確認することにより，その間にある関節唇（→）を同定することができます。

筋（図9〜11）

　筋を構成する最小単位は筋線維であり，その集合体を筋束とよび，さらに筋束の集合体が筋組織となります。筋束は筋周膜に覆われ，筋肉は筋外膜と筋膜に包まれています（図9）。筋肉は超音波の透過性がよく，全体的に低エコー像を呈します。長軸像では筋線維の走行に沿って，筋束は低エコー像に，筋周膜や筋膜は高エコー像に描出されます。例えば，下腿筋の長軸断層像においては，筋線維配列を明瞭に描出できます（図10）。下腿筋は典型的な羽状筋構造を呈します。腓腹筋とヒラメ筋の筋周膜に向かって鳥の羽のように描出されます。この腱膜と筋束のなす角を羽状角（pennation angle）といいます（図11）。

9

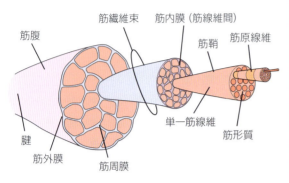

図9 筋肉の構造

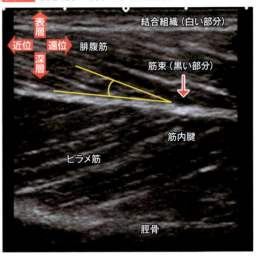

図11 腓腹筋の羽状角（長軸像）

腱膜と筋束のなす角度を羽状角といいます。

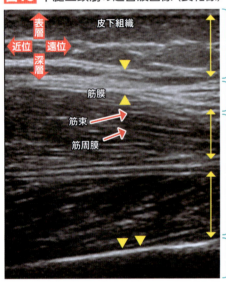

図10 下腿三頭筋の超音波画像（長軸像）

皮下組織
低エコー像の脂肪
高エコー像の結合組織から構成

筋膜（筋膜と筋外膜）
高エコー像の結合組織から構成

筋
高エコー像の筋周膜など（白い部分）
低エコー像の筋束（黒い部分）

骨：骨表面を観察
高エコー像の骨表面が描出

腱（図12, 13）

　腱は大きくtype1とtype2に分類されます。type1はパラテノンとよばれる疎性結合組織に覆われており，type2は滑膜性腱鞘という線維性の層と滑液性の層をもつ膜に覆われています。よって，超音波画像はtype1とtype2ではそれぞれ違った画像を呈します。アキレス腱はtype1に分類され，手の屈筋腱はtype2に分類されます（図12）。腱はコラーゲン線維が均一に同一方向に伸びる組織のため，腱の長軸方向の画像では，fibrillar patternが認められます（図13）。腱は高エコー像となり，腱鞘は低エコー像となります。腱断裂の場合はfibrillar patternの途絶によって確認できます（図14）。ただし，腱の超音波による評価では，超音波ビームの屈曲による外側陰影や，ビームの入射角の問題で生じる異方性が存在するため，腱鞘炎や断裂と見誤らないことが大切です。

2 運動器構成体の見え方

図12 腱横断面の構造
a type1
b type2

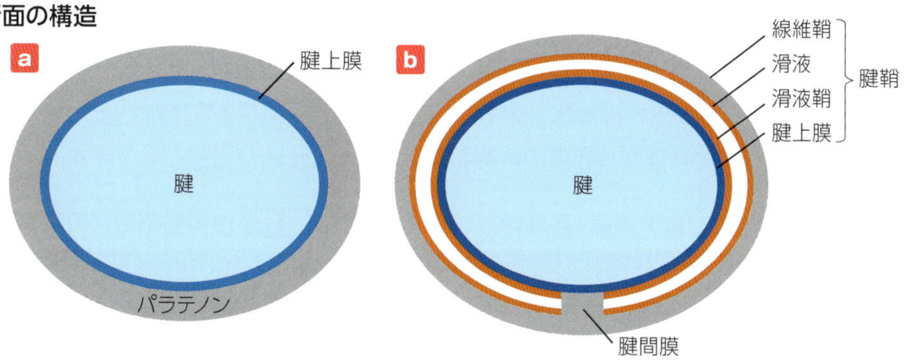

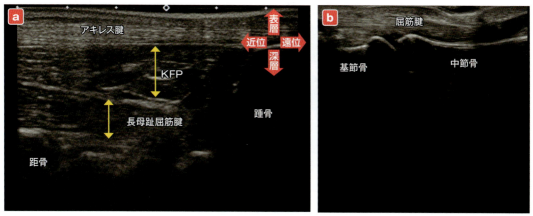

図13 腱の超音波画像（長軸像）
a アキレス腱（足関節部）　b 屈筋腱（中指MP関節部）

腱帯はコラーゲン線維が同一方向に配列した組織のため、白い縞模様になったものがfibrillar patternです（a, b）。靭帯損傷があるとfibrillar patternが乱れたり、低エコー像を呈することがあります。
KFP：Kager's fat pad

図14 アキレス腱断裂（長軸像）

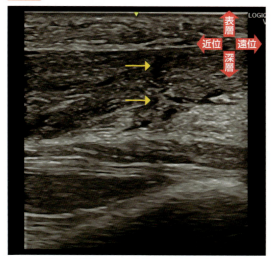

アキレス腱部の長軸像です。断裂は腱のfibrillar patternを示す線維の途絶とその間の低エコー像として確認できます（➡）。

靭帯（図15, 16）

　靭帯は腱と同様，コラーゲン線維が同一方向に配列した組織であるため，長軸方向の走査によりfibrillar patternが確認できます（図15, 16）。関節靭帯損傷の診断では，内反・外反ストレスをかけ，靭帯の骨付着部から靭帯の途絶を確認することにより可能となります。

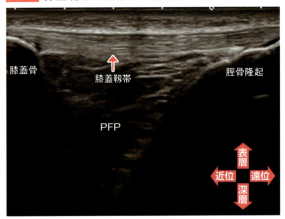

図15 膝蓋靭帯の超音波画像（長軸像）

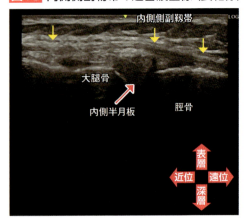

図16 内側側副靭帯の超音波画像（長軸像）

神経（図17～19）

　神経は索状構造であり，神経線維束は低エコー像，神経線維束を包む神経周膜や神経上膜は高エコー像となります（図17～19）。長軸像では筋同様の画像となりますが（図18），短軸像では蜂の巣状（honeycomb）のような像を呈します（図17, 19）。

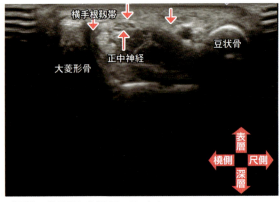

図17 手関節掌側面での正中神経の超音波画像（短軸像）

手関節の掌側面から観察しています。

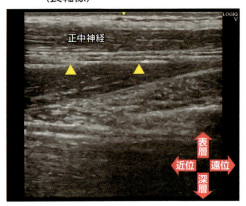

図18 前腕での正中神経の超音波画像（長軸像）

図19 肘関節後面での尺骨神経の超音波画像（短軸像）

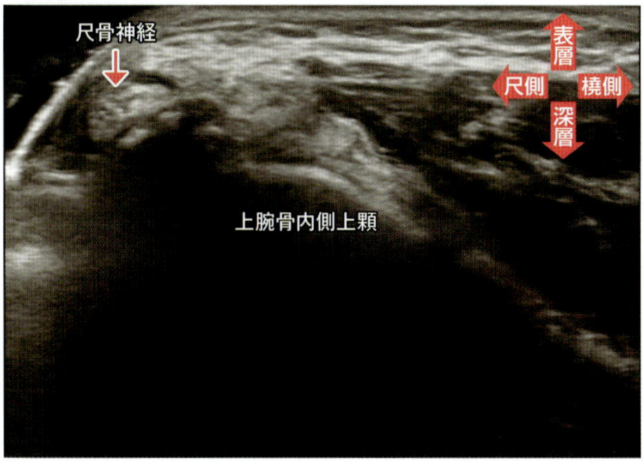

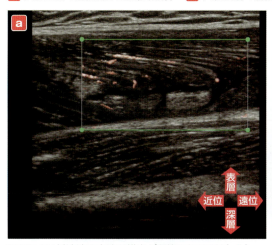

肘関節の後面から観察しています。

血管（図20）

　血管は超音波をほとんど反射しないため，血管内腔は低エコー像となります。動脈と静脈はその血管壁の厚さの相違から区別することができます。静脈は血管壁が薄いため，プローブを押しつけるだけで，容易に圧縮させることができます。血流の方向と速度はカラードプラ法，血流の有無はパワードプラ法で観察が可能です。関節リウマチのように，滑膜が増殖し組織内に新生血管が多いものを評価することができます。さらに，superb micro-vascular imaging（SMI）という技術も開発されています。SMIでは，外傷などの損傷の程度を評価するうえで，カラードプラ法よりも低流速の血流の描出が可能です（図20）。

図20 SMIによる大腿筋損傷画像
a 大腿直筋の筋損傷部血流(長軸像) 　 b 大腿直筋の筋損傷部血流(短軸像)

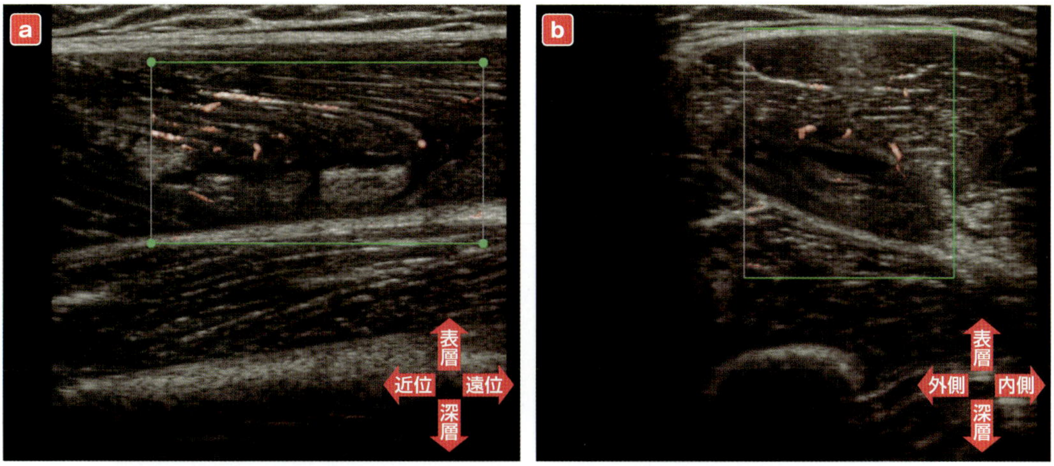

SMIにより低流速の血流の描出が可能になります(a,b)。

文献
1）日本超音波骨軟組織学会 編：入門 運動器の超音波観察法．医歯薬出版，p.21-24，2008．

3 超音波画像装置を用いた骨格筋の評価：筋厚と筋輝度

　骨格筋は発揮する張力や柔軟性により身体運動に影響を与え，また大きな可塑性を有することから，リハビリテーション領域ではかかわることが多い組織です．加齢や疾患によって生じる骨格筋の変化には，骨格筋量の減少（筋萎縮），筋内の非収縮組織の増加，および筋柔軟性（硬さ）の変化があります．本項では骨格筋エコーにおける筋量の指標である筋厚，筋内非収縮組織の指標である筋エコー輝度（筋輝度）について述べ，筋の硬さに関しては後述します．

I 骨格筋量の指標：筋厚

筋厚とは

　筋厚は，骨格筋エコーでこれまで最も多く用いられてきた指標の1つです．筋厚は超音波画像上の表層（皮下脂肪との境界など）から深層（骨表面など）までの直線距離で表されます．一般に，プローブを筋の走行に対して垂直に接触させた短軸像（横断画像）により計測されることが多いです（図1）．筋厚は，屍体を用いた実測値[1,2]や，筋量計測のゴールドスタンダードである核磁気共鳴画像（magnetic resonance imaging：MRI）での計測値[3,4]との高い相関が示されており，その妥当性が証明されています．

図1 大腿四頭筋（大腿直筋部位）の超音波横断画像

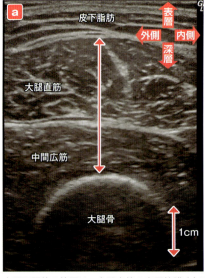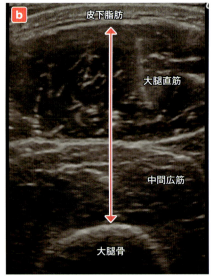

a 高齢者
b 若年者

大腿四頭筋の筋厚は，大腿直筋の表層筋膜（皮下組織との境界）から，中間広筋の深層筋膜（大腿骨との境界）までの直線距離で計測されることが多いです．高齢者（a）では若年者（b）と比べ筋厚が減少していることがわかります．また高齢者では白っぽく筋輝度が上昇していることがわかります．

筋厚の加齢変化

　加齢による筋萎縮については古くからさまざまな医用画像装置を用いた研究により報告され，上肢筋よりも下肢筋で萎縮が著しいことはよく知られています[5]。超音波画像装置を用いて生後2カ月から90歳までの筋厚の加齢変化を調べた報告によると，上腕二頭筋と大腿四頭筋の筋厚は25〜50歳でピークとなった後，徐々に低下を示します[6]（図2）。また，超音波画像装置は個別の筋を迅速に評価ができるという利点から，筋による筋萎縮の程度の違いを調べた研究に多く用いられ，特に2000年代以降はわが国の研究者による成果が多くなっています。Abeら[7]が行った20歳から95歳までの1,507名を対象とした研究では，上下肢・体幹の8部位のなかで特に大腿四頭筋や腹直筋の筋厚が年齢との負の相関が大きかったと報告しています。Miyataniら[8]による研究でも，20歳代の筋厚を基準（100%）とした70歳代の値（若年者比率）を筋ごとに調べた結果，ハムストリングス，下腿筋や上肢筋では90.7〜101.2%と比較的維持されている一方，腹直筋で69.3%，大腿四頭筋で74.4%と低値であることを報告しています。これらのことから，加齢による筋厚の減少は大腿四頭筋や腹直筋で著しいことが考えられます。また複数の体幹筋を調査した研究[9,10]では，加齢による筋厚減少は腹直筋や内・外腹斜筋で著しく，腹横筋や多裂筋といった深層筋では軽度であると報告されています。一方，施設入所高齢者を対象とした1年間の筋厚の変化を調べたIkezoeらの縦断研究[11]では，体幹・下肢17筋のうち，筋厚減少は大腿直筋・外側広筋・中間広筋で最も著しく，一方で腹部筋には有意な変化がなかったと報告しています。このことから，高齢期では腹部筋の筋萎縮は緩やかになりますが，大腿四頭筋の筋萎縮は進行しやすいことが考えられます。

図2 大腿四頭筋と上腕二頭筋の筋厚の比較

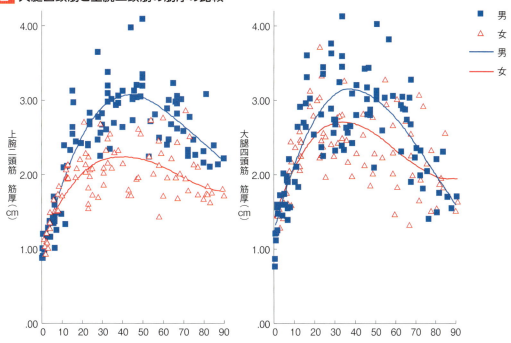

40歳から90歳にかけて，上腕二頭筋は男性で約30%，女性で約20%減少し，大腿四頭筋は男性で約50%，女性で約30%減少しています。

文献6）より引用

羽状角および筋線維長

　プローブを筋の走行に対して平行に接触させた長軸像（縦断画像）では，筋線維（筋束）が画像上に直線として表れ，羽状角（筋束と筋膜とのなす角）と筋束長を求めることが可能です（図3）。羽状角は大きくなるほど生理学的筋断面積が大きくなり[12]，加齢により筋厚の減少とともに羽状角の低下も生じます[13]。筋束長は，筋厚を羽状角（θ）の正弦で除す（筋厚/$\sin\theta$）ことによって算出することができます。近年ではこの計算方法は筋束長を過小評価してしまう問題点が指摘されており，より正確な他の算出方法も紹介されています[14]。羽状角，筋束長や筋厚，形態計測値を用いた，生理学的筋断面積や筋体積の推定も行われています[15, 16]。また，縦断画像上で筋腱移行部を表出し，一定の関節角度まで筋を伸長させたときに筋腱移行部がどれくらい移動するかによって，筋の柔軟性を評価することが可能です[17]。しかし，この手法は適応できる筋が限られており，関節運動を必要とするなど測定がやや煩雑であるという欠点があります。近年では，筋柔軟性の評価には，個々の筋の硬さを安静時や筋収縮時といったさまざまな条件下で簡便に定量化できる超音波エラストグラフィが広く用いられるようになっています（p.41）。

図3 外側広筋の横断画像と羽状角

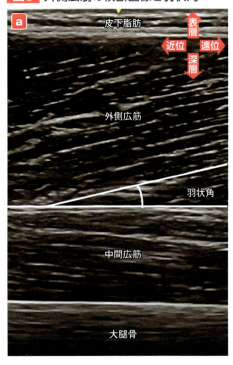
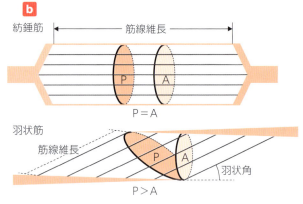

a 外側広筋の横断画像
画像上の外側広筋の深部筋膜と筋束とのなす角が羽状角です。

b 筋の形態と羽状角
紡錘筋では筋線維の走行に垂直な生理学的断面積（physiological cross-sectional area：P）と筋の走行に垂直な解剖学的断面積（anatomical cross-sectional area：A）は同じですが，外側広筋のような羽状筋ではAよりもPが大きくなります。さらにAが同じ筋であっても羽状角が大きいほどPが大きくなります。

文献12）より引用

Ⅱ 筋内非収縮組織の指標：筋輝度

筋輝度とは

　一般に筋断面積や筋厚は骨格筋量の指標として広く用いられています。しかし骨格筋組織内には，筋細胞（収縮組織）のみでなく，筋細胞間隙部分に脂肪組織，線維組織や細胞外液といった非収縮組織も含まれるため，筋断面積や筋厚は筋収縮組織そのものを反映しているわけではありません。屍体解剖による研究[18]では，若年者と比べた高齢者の筋断面積の低下率は約26％であるのに対し，筋線維1本当たりの平均断面積と筋線維数を掛け合わせて算出した「総筋線維断面積」は約48％低下しており，加齢によって筋萎縮が進むだけでなく筋細胞間隙部分が相対的に拡大していることが示唆されています。そのため，筋量を評価する場合には併せて筋内非収縮組織の程度も評価しておく必要があります。筋内非収縮組織は，筋力[19, 20]や運動パフォーマンス[21]にかかわるのみでなく，将来の骨折[22, 23]や死亡[24, 25]のリスクファクターとなることが明らかとなっており，その評価は近年特に注目を集めています。

　骨格筋内の脂肪・線維組織の程度は，超音波画像上の筋の白黒の度合い（エコー強度）である筋輝度によって推定できます。筋内脂肪・線維組織が増加すると，筋輝度は上昇し白っぽく映ります（図1）。筋輝度の定量化には，8-bit gray-scaleが広く用いられています。これは，画像上の特定の関心領域（region of interest：ROI）の白黒の度合いを，黒を0，白を255とした256階調で数値化する方法であり，数値が大きいほど筋内の脂肪組織や線維組織が増加したことを示します（図4）。筋輝度は筋生検で調べた筋内脂肪・線維組織と強い相関があることも報告され[26, 27]，筋内非収縮組織の指標としての妥当性が示されています（図5）。

図4 gray-scaleによる筋輝度の定量化

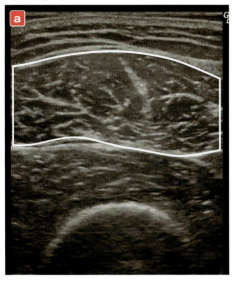
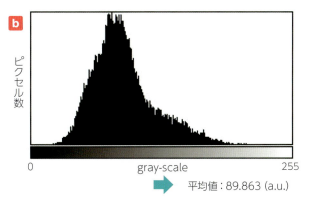

平均値：89.863 (a.u.)

a 大腿直筋を関心領域（ROI）としている例。ROIは筋膜や骨などを含まないように設定します。プローブが適切に皮膚に接触できなかった場合などで，不明瞭になった部分もROIに含まないようにします。

b aで設定したROIにおける，横軸を8-bit gray-scale，縦軸をピクセル数としたヒストグラム。

ROI内の個々のピクセルの白黒の度合いを，黒を0，白を255とした256階調で数値化します。ROI内の全ピクセルの平均値を算出し，筋輝度として用います。単位には一般的に，arbitrary units（a.u.：任意単位）が用いられます。なお，一般的な画像解析ソフトでは輝度の平均値以外に，最大値や最小値，領域内のピクセル数なども計算されます。

筋輝度は，1980年代にHeckmattら[28]により発表されて以降，主に小児疾患や神経筋疾患の筋評価に用いられてきました。2010年代に入り，健常中高齢者を対象とした筆者らの研究[19]（図6）で，8-bit gray-scaleで評価した大腿四頭筋の筋輝度が膝関節伸展筋力に影響を及ぼすことが発表された後，筋輝度はリハビリテーション領域で広く普及するようになりました。現在では，筋輝度がさまざまな運動パフォーマンス[29,30]や歩行自立度[31]，フレイル[32]に関連するといった報告や，筋輝度を用いて各種疾患の筋特性を明らかにした報告が発表されるなど，広く応用されています。

フレイル[33,34]

　フレイルとは，海外で使われていたfrailtyという用語の日本語訳であり，2014年に日本老年医学会により提唱されました。加齢に伴うさまざまな機能変化や予備能力低下によって健康障害に対する脆弱性が増加している状態であり，要介護状態の前段階ですが，適切な介入によって健康な状態への改善が可能であるとされています。

図5　筋の超音波画像と生検画像

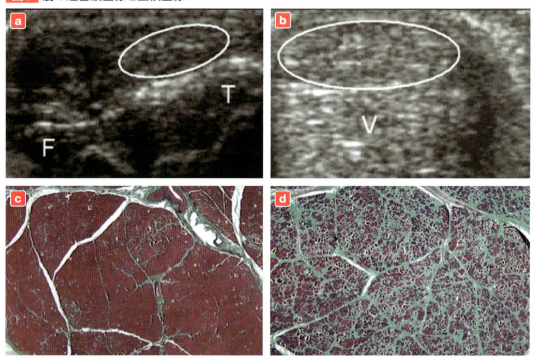

aとbは超音波画像であり，cとdはそれぞれa，bと同筋の筋生検画像です。筋生検画像では筋実質をピンク色，筋線維周囲組織をグリーン色で示しています。筋実質周囲に脂肪・線維組織が増加した筋は超音波画像上では白っぽく映るのがわかります。

文献26）より許諾を得て転載

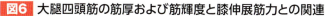

図6 大腿四頭筋の筋厚および筋輝度と膝伸展筋力との関連

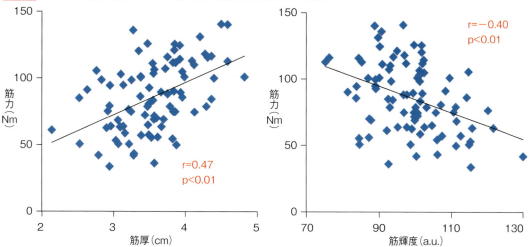

中高齢女性92名を対象とした筆者らの研究結果を示します。筋厚は筋力との間に中等度の正の相関，筋輝度は筋力との間に中等度の負の相関があります。この関連性は年齢や体格を制御したうえでも有意でした。

文献19）を元に作成

筋輝度の加齢変化

　加齢による筋細胞間隙部分の脂肪・線維組織の増加は，筋輝度の上昇として現れます。筆者らは，女性を対象として加齢による上腕二頭筋，大腿四頭筋と腹部筋の筋厚と筋輝度の変化を調べました[35]（**表1**）。結果，上腕二頭筋，大腿四頭筋や腹横筋の筋厚は中年期においても若年期と比べ有意な減少はなかったものの，筋輝度は中年期において若年期よりも有意に高く，加齢による非収縮組織の増加は筋萎縮よりも早い段階で生じることが明らかとなりました。筋厚減少に先行した筋輝度上昇は変形性関節症においても報告されており[36,37]，筋輝度は早期の骨格筋変性の存在を示す簡便な指標として利用できる可能性があります。また，腹直筋，外腹斜筋や内腹斜筋は，中年期の段階で筋厚減少と筋輝度上昇の両方を示し，量的・質的変化の両方が生じることが示唆されています。

表1 加齢による筋厚・筋輝度の変化

筋厚（cm）	若年期 （19～30歳）	中年期 （53～64歳）	前期高齢期 （65～74歳）	後期高齢期 （75～92歳）
上腕二頭筋	2.36 ± 0.27	2.46 ± 0.34	2.28 ± 0.31	2.21 ± 0.29 †
大腿四頭筋	4.55 ± 0.53	4.12 ± 0.69	3.81 ± 0.56 **	3.45 ± 0.71 ** ‡
腹直筋	1.09 ± 0.18	0.81 ± 0.18 **	0.76 ± 0.16 **	0.70 ± 0.17 **
外腹斜筋	0.79 ± 0.14	0.67 ± 0.19 *	0.58 ± 0.14 **	0.52 ± 0.14 ** ‡
内腹斜筋	1.13 ± 0.27	0.78 ± 0.21 **	0.79 ± 0.25 **	0.79 ± 0.18 **
腹横筋	0.44 ± 0.14	0.37 ± 0.10	0.34 ± 0.11 **	0.39 ± 0.10
筋輝度（a.u.）	若年期 （19～30歳）	中年期 （53～64歳）	前期高齢期 （65～74歳）	後期高齢期 （75～92歳）
上腕二頭筋	86.6 ± 9.7	96.7 ± 14.6 *	106.3 ± 13.5 ** †	108.7 ± 9.3 ** ‡
大腿四頭筋	78.4 ± 5.2	99.9 ± 9.4 **	101.8 ± 9.3 **	109.7 ± 9.4 ** ‡ §§
腹直筋	62.0 ± 13.0	117.7 ± 17.7 **	127.4 ± 17.6 **	124.8 ± 17.5 **
外腹斜筋	79.6 ± 9.3	115.7 ± 11.9 **	120.7 ± 12.6 **	125.7 ± 10.5 ** †
内腹斜筋	59.6 ± 9.8	96.5 ± 14.5 **	101.9 ± 14.3 **	104.3 ± 14.2 **
腹横筋	46.0 ± 13.1	80.3 ± 13.3 **	86.4 ± 17.0 **	87.7 ± 15.3 **

若年期との比較（*p < 0.05，**p < 0.01），中年期との比較（†p < 0.05，‡p < 0.01），前期高齢期との比較（§§p < 0.01）

文献35）より引用

また筆者らは，高齢者131名を対象とし，大腿四頭筋の筋厚・筋輝度の4年間の縦断的変化を追跡しました[38]（**表2**）。その結果，4年間で筋厚は有意に11.5%減少しましたが，筋輝度は大変興味深いことに有意な変化を示しませんでした。前述のように加齢に伴う筋輝度の上昇は筋厚減少よりも先行して生じますが，高齢期には筋輝度の変化は緩やかとなり，その一方で筋萎縮が顕著となることが考えられます。さらに対象者を1週間の身体活動頻度により高活動群（週2回以上）と低活動群（週1回未満）に分けて解析しました。結果，身体活動頻度は筋厚と筋輝度の変化量に有意な影響を及ぼしていたものの，筋厚は高活動群，低活動群ともに4年間で有意に減少しました。一方で，筋輝度は高活動群では有意に低下し，低活動群では変化を示しませんでした。このことから高齢期においては，筋厚は身体活動量が高くても維持できず，筋内非収縮組織量は高い身体活動量により減少する可能性があります。今後，若年期・中年期の筋輝度の変化や疾患による筋輝度の縦断変化を明らかにするさらなる研究が望まれます。

表2 4年間の筋厚・筋輝度の変化

変数	群	ベースライン	4年後	変化量(%)	p値
筋厚(cm)	全対象者	3.79 ± 0.63	3.34 ± 0.68	−0.45 (−11.5)	<0.001
	高活動群	3.78 ± 0.62	3.44 ± 0.67	−0.34 (−10.1)	<0.001
	低活動群	3.79 ± 0.65	3.25 ± 0.69	−0.54 (−12.6)	<0.001
筋輝度(a.u.)	全対象者	92.9 ± 9.6	91.9 ± 11.0	−1.0 (−0.8)	0.227
	高活動群	92.5 ± 9.4	89.6 ± 9.9	−2.9 (−2.5)	0.013
	低活動群	93.3 ± 9.9	93.9 ± 11.7	0.6 (0.7)	0.612

文献38）より引用改変

筋力トレーニングによる筋輝度の変化

　筋力トレーニングによって筋量増大のみでなく筋内非収縮組織の減少が生じることはよく知られています。そのことを示す指標として筋輝度を用いた研究では，古くは1990年代にSipiläら[39]が，筋輝度は筋力トレーニングで改善するが持久力トレーニングでは改善しないと報告しています。最近の研究でIkezoeら[40]は，若年者を対象として高負荷と低負荷でのトレーニングを8週間実施した結果，筋輝度や筋力，筋厚に対する効果には負荷による違いはなかったと報告しています。一方，Radaelliら[41]は高齢者を対象とし，セット数で規定した高反復回数と低反復回数の筋力トレーニング効果を比較した結果，13週までは筋力，筋厚，筋輝度すべて両群で改善に違いがない一方，20週後では，高反復回数を行った群の改善が大きかったと報告しています。なお，Ikezoeらの研究では筋厚増大はトレーニング開始4週後，筋輝度の改善は8週後で生じ，Radaelliらの研究では筋厚増大は8週後，筋輝度の改善は13週後に生じていることから，筋の量的改善よりも質的改善のほうが遅れて生じることが考えられます。また，変形性股関節症患者を対象とした筆者らの研究[42]では，運動速度を大きくした筋力トレーニングのほうが低速度でのトレーニングよりも筋輝度の改善が大きいことを示しています。筋輝度の改善には，トレーニングの負荷量，頻度，期間や対象者の特性が関係していると考えられ，今後の研究により筋輝度を効率的に改善させる筋力トレーニング方法の開発が望まれます。

また，筋力トレーニング後には筋へのメカニカルストレスにより一過性の筋厚増大や筋輝度上昇が生じますが，これらを筋力トレーニングの効果判定の指標として用いた研究も散見されます。筋厚の増大は筋の微細損傷による腫脹[43]，筋輝度の上昇は炎症状態[44-46]といったmuscle damageを反映しています。先行研究では，muscle damageは下肢筋よりも上肢筋，膝関節伸筋よりも屈筋で著しいこと[47]や，負荷量が同じであれば運動速度や収縮速度による違いがないこと[48]が報告されています。筋厚や筋輝度によって筋にどれくらいの負荷がかかっているかがわかるのは興味深いですが，これらの変化が必ずしも長期的なトレーニング効果を表すわけではないことに留意する必要があります。

筋輝度が表すもの，表さないもの

　前述のとおり，筋輝度は筋内非収縮組織の指標として広く認知されてきています。しかし，筋輝度は異質媒体の境界面に生じるエコーを基に非収縮組織の程度を推定しているにすぎず，非収縮組織のすべてを表しているわけではありません。一般的に「筋の質」とも表現される筋内非収縮組織には，筋膜外の筋と筋との間隙（大腿四頭筋とハムストリングスとの間など）に存在する筋間脂肪，筋線維間（筋細胞外）に存在する脂肪組織，線維組織，水分や筋細胞内に存在する脂肪組織などが挙げられます。このなかで筋間脂肪の増加は他の筋内非収縮組織と同様，機能予後にかかわる変化ですが，筋輝度は1つの筋内にROIを置くため，当然ながら筋間脂肪を評価できません。また，筋間脂肪以外の非収縮組織のなかで筋輝度が推定できるものと推定できないものが，近年わが国の研究者の成果により明らかになりつつあります。Akimaら[49]は，プロトン磁気共鳴分光法で求めた筋細胞内脂肪および筋細胞外脂肪と筋輝度との関連を調べた結果，筋輝度は筋細胞外脂肪とは相関するが筋細胞内脂肪とは相関しないことを報告しています（図7）。このことから筋輝度は筋細胞内ではなく主に筋細胞外の非収縮組織の程度を反映していると考えられます。Taniguchiら[50]は，生体電気インピーダンス分光法（bioelectrical impedance spectroscopy：BIS）を用いて評価した細胞内液量に対する細胞外液量の比（細胞外液比）と筋輝度との相関を求め，さらに両者と筋力との関係を検討しました。その結果，筋輝度は細胞外液比とは弱い相関（r = 0.190）にとどまり，両者はともに独立して筋力に影響を及ぼしていたことが明らかになりました。このことから細胞外

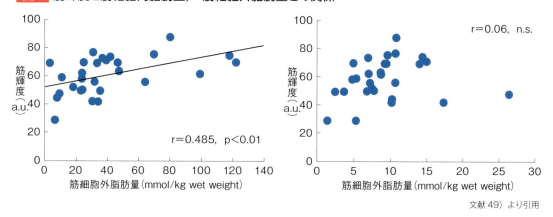

図7 筋輝度と筋細胞内脂肪量，筋細胞外脂肪量との関係

文献49）より引用

液比は，主に細胞間隙に存在する水分量の増加を反映し，筋輝度だけでは評価しきれない筋内組成の変化をとらえていると考えられます。つまり，それぞれが反映する非収縮組織はわずかに重複するものの主には異なる側面を評価できることを示唆しています。BISは，超音波装置と同じく簡便性が高いため，両者の併用はお互いが評価できない非収縮組織を補完し合うことができる簡便なツールとして期待されています。Watanabeら[51]は，若年者および高齢者を対象として筋CT値により評価した筋内脂肪量と筋輝度との関係を調べた結果，両者の相関は中等度（r = −0.524）であるが（図8），高齢者だけに限ると弱い相関（r = −0.363）にとどまると報告しています。この理由としてWatanabeら[51]は，コンピュータ断層撮影（computed tomography：CT）による画像上では脂肪組織だけでなく水分も筋と比較しCT値が低くなるが，筋輝度は水分に影響されないため加齢に伴う筋内水分量の増加を評価できず，結果CT値と筋輝度との相関が減衰している可能性を指摘しています。これらの研究成果を勘案すると，筋輝度は筋細胞間隙部分の脂肪・線維組織を反映し，細胞外液や筋細胞内脂肪，筋間脂肪は反映しない可能性が高いと考えられます。また筋輝度は，姿勢や筋力トレーニング後などのmuscle damageによっても変化することが指摘されているため，その解釈には注意が必要です。

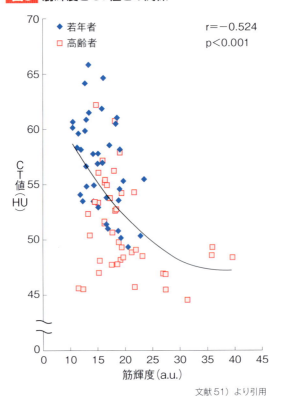

図8 筋輝度とCT値との関係

文献51）より引用

COLUMN　筋量測定機器と筋内非収縮組織

　CTでは，放射線の吸収係数を基にしたCT値による筋内脂肪組織の評価が古くから行われています。CT値は，CT装置の開発者であるHounsfield博士の名前から単位としてHounsfield unit（HU）が用いられ，－1,000～＋1,000HUの範囲をとり，水を0HU，空気を－1,000HUとした相対値となります。値が大きくなるほど組織の密度が大きいことを示し，画像上で高吸収域を示します（白色に近くなります）。脂肪組織のCT値は－190～－30HU，筋組織では0～100HU，骨では200HU以上とされ[52]，筋のCT値は筋内に脂肪組織が浸潤することによって低下します[52]。

　MRIでは，T1強調画像での信号強度を基に筋内非収縮組織の評価がなされています（図9）。T1強調画像では脂肪が高信号（白色）を示すことから，筋内の信号強度を基に収縮組織と非収縮組織を区別します。しかしCTとは異なり閾値が決まっていないため，研究者が独自の解析方法によって設定しています[54,55]。また，プロトン磁気共鳴分光法（proton magnetic resonance spectroscopy：1H-MRS）により，筋細胞内・外脂肪を測定する手法もあります[49]。

　生体電気インピーダンス（bioelectrical impedance analysis：BIA）法は，多数の異なる周波数の電流を通電した際の細胞膜の電気特性を利用し，骨格筋内の細胞内液成分と細胞外液成分を弁別して推定する手法です[56]。低周波の電流は細胞膜を通過できないために主に細胞外液区画を反映しますが，高周波数の電流は細胞内液区画も通過します（図10）。細胞内液量は骨格筋細胞量すなわち収縮組織を反映することから，細胞外液比は非収縮組織の程度を示す指標として用いられ，筋力とも関連します[57]。従来の単周波のBIA法と比べて浮腫や運動，姿勢変化などの影響を受けにくくなってきています。近年ではこの方法を応用した，限局部位での計測が可能であり，より理論的精度が高いBIS法が用いられつつあります。BIA法やBIS法は超音波法と同じように比較的安価で場所を選ばずに使用可能である利点を有するため，今後の応用が期待されています。

図9　大腿部のMRI画像

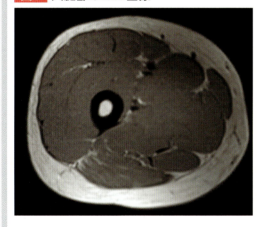

図10　生体電気インピーダンス（BIA）法

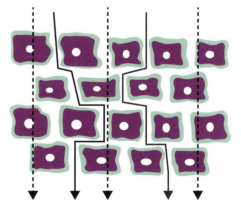

低周波電流は細胞外のみを通過し，高周波電流は細胞内外ともに通過します。

文献56）より引用

文献

1) Kellis E, et al.: Validity of architectural properties of the hamstring muscles: Correlation of ultrasound findings with cadaveric dissection. J Biomech, 42: 2549-2554, 2009.
2) Cartwright MS, et al.: Validity and reliability of nerve and muscle ultrasound. Muscle Nerve, 47: 515-521, 2013.
3) Miyatani M, et al.: The accuracy of volume estimates using ultrasound muscle thickness measurements in different muscle groups. Eur J Appl Physiol, 91: 264-272, 2004.
4) Dupont AC, et al.: Real-time sonography to estimate muscle thickness: Comparison with mri and ct. J Clin Ultrasound, 29: 230-236, 2001.
5) Janssen I, et al.: Skeletal muscle mass and distribution in 468 men and women aged 18-88 yr. J Appl Physiol (1985), 89: 81-88, 2000.
6) Arts IM, et al.: Rise and fall of skeletal muscle size over the entire life span. J Am Geriatr Soc, 55: 1150-1152, 2007.
7) Abe T, et al.: Age-related, site-specific muscle loss in 1507 japanese men and women aged 20 to 95 years. J Sports Sci Med, 10: 145-150, 2011.
8) Miyatani M, et al.: Site-related differences in muscle loss with aging: A cross-sectional survey on the muscle thickness in japanese men aged 20 to 79 years. Int J Sport Health Sci, 1: 34-40, 2003.
9) Ikezoe T, et al.: Effects of age and inactivity due to prolonged bed rest on atrophy of trunk muscles. Eur J Appl Physiol, 112: 43-48, 2012.
10) Ota M, et al.: Age-related changes in the thickness of the deep and superficial abdominal muscles in women. Arch Gerontol Geriatr, 55: e26- e 30, 2012.
11) Ikezoe T, et al.: Association between walking ability and trunk and lower-limb muscle atrophy in institutionalized elderly women: A longitudinal pilot study. J Physiol Anthropol, 34: 31, 2015.
12) 市橋則明：筋の構造と機能. 運動療法学, 第2版(市橋則明 編), 文光堂, p.69-89, 2014.
13) Strasser EM, et al.: Association between ultrasound measurements of muscle thickness, pennation angle, echogenicity and skeletal muscle strength in the elderly. Age (Dordr), 35: 2377-2388, 2013.
14) Ando R, et al.: Validity of fascicle length estimation in the vastus lateralis and vastus intermedius using ultrasonography. J Electromyogr Kinesiol, 24: 214-220, 2014.
15) Reeves ND, et al.: Effect of resistance training on skeletal muscle-specific force in elderly humans. J Appl Physiol, 96: 885-892, 2004.
16) Miyatani M., et al.: Validity of bioelectrical impedance and ultrasonographic methods for estimating the muscle volume of the upper arm. Eur J Appl Physiol, 82: 391-396, 2000.
17) 中村雅俊 ほか：超音波診断装置を用いたストレッチング研究のトピックス. 理学療法学, 42: 190-195, 2015.
18) Lexell J, et al.: What is the cause of the ageing atrophy? Total number, size and proportion of different fiber types studied in whole vastus lateralis muscle from 15- to 83-year-old men. J Neurol Sci, 84: 275-294, 1988.
19) Fukumoto Y, et al.: Skeletal muscle quality assessed from echo intensity is associated with muscle strength of middle-aged and elderly persons. Eur J Appl Physiol, 112: 1519-1525, 2012.
20) Goodpaster BH, et al.: Attenuation of skeletal muscle and strength in the elderly: The health abc study. J Appl Physiol (1985), 90: 2157-2165, 2001.
21) Rech A, et al.: Echo intensity is negatively associated with functional capacity in older women. Age (Dordr), 36: 9708, 2014.
22) Lang T, et al.: Computed tomographic measurements of thigh muscle cross-sectional area and attenuation coefficient predict hip fracture: The health, aging, and body composition study. J Bone Miner Res, 25: 513-519, 2010.
23) Schafer AL, et al.: Fat infiltration of muscle, diabetes, and clinical fracture risk in older adults. J Clin Endocrinol Metab, 95: E368- E 372, 2010.
24) Reinders I, et al.: Muscle quality and myosteatosis: Novel associations with mortality risk: The age, gene/environment susceptibility (ages) -reykjavik study. Am J Epidemiol, 183: 53-60, 2016.
25) Zhao Q, et al.: Greater skeletal muscle fat infiltration is associated with higher all-cause mortality among men of african ancestry. Age Ageing, 45: 529-534, 2016.
26) Pillen S, et al.: Skeletal muscle ultrasound: Correlation between fibrous tissue and echo intensity. Ultrasound Med Biol, 35: 443-446, 2009.
27) Reimers K, et al.: Skeletal muscle sonography: A correlative study of echogenicity and morphology. J Ultrasound Med, 12: 73-77, 1993.
28) Heckmatt JZ, et al.: Ultrasound imaging in the diagnosis of muscle disease. J Pediatr, 101: 656-660, 1982.
29) Akima H, et al.: Relationship between quadriceps echo intensity and functional and morphological characteristics in older men and women. Arch Gerontol Geriatr, 70: 105-111, 2017.
30) Osawa Y, et al.: Relationships of muscle echo intensity with walking ability and physical activity in the very old population. J Aging Phys Act, 25: 189-195, 2017.
31) Akazawa N, et al.: Relationships between intramuscular fat, muscle strength and gait independence in older women: A cross-sectional study. Geriatr Gerontol Int, 17: 1683-1688, 2017.
32) Miron Mombiela R., et al.: Ultrasonic echo intensity as a new noninvasive in vivo biomarker of frailty. J Am Geriatr Soc, 65: 2685-2690, 2017.
33) 荒井秀典：フレイルの意義. 日本老年医学会誌, 51: 497-501, 2014.
34) 山田 実：サルコペニア・フレイルと予防理学療法. 理学療法京都, 46: 71-74, 2017.
35) Fukumoto Y, et al.: Age-related ultrasound changes in muscle quantity and quality in women. Ultrasound Med Biol, 41: 3013-3017, 2015.
36) Fukumoto Y, et al.: Muscle mass and composition of the hip, thigh and abdominal muscles in women with and without hip osteoarthritis. Ultrasound Med Biol, 38: 1540-1545, 2012.
37) Taniguchi M, et al.: Quantity and quality of the lower extremity muscles in women with knee osteoarthritis. Ultrasound

Med Biol, 41：2567-2574, 2015.
38) Fukumoto Y, et al.：Association of physical activity with age-related changes in muscle echo intensity in older adults: A 4-year longitudinal study. J Appl Physiol (1985), 125：1468-1474, 2018.
39) Sipila S, et al.：Quantitative ultrasonography of muscle: Detection of adaptations to training in elderly women. Arch Phys Med Rehabil, 77：1173-1178, 1996.
40) Ikezoe T, et al.：Effects of low-load, higher-repetition versus high-load, lower-repetition resistance training not performed to failure on muscle strength, mass, and echo intensity in healthy young men: A time-course study. J Strength Cond Res, 2017.
41) Radaelli R, et al.：Time course of low- and high-volume strength training on neuromuscular adaptations and muscle quality in older women. Age (Dordr), 36：881-892, 2014.
42) Fukumoto Y, et al.：Effects of high-velocity resistance training on muscle function, muscle properties, and physical performance in individuals with hip osteoarthritis：A randomized controlled trial. Clin Rehabil, 28：48-58, 2014.
43) Vikne H, et al.：Muscular performance after concentric and eccentric exercise in trained men. Med Sci Sports Exerc, 38：1770-1781, 2006.
44) Csapo R, et al.：Time kinetics of acute changes in muscle architecture in response to resistance exercise. J Sci Med Sport, 14：270-274, 2011.
45) Chen HL, et al.：Muscle damage protection by low-intensity eccentric contractions remains for 2 weeks but not 3 weeks. Eur J Appl Physiol, 112：555-565, 2012.
46) Chen HL, et al.：Two maximal isometric contractions attenuate the magnitude of eccentric exercise-induced muscle damage. Appl Physiol Nutr Metab, 37：680-689, 2012.
47) Chen TC, et al.：Comparison in eccentric exercise-induced muscle damage among four limb muscles. Eur J Appl Physiol, 111：211-223, 2011.
48) 小林拓也，ほか：筋力増強運動における運動速度と収縮様式の違いが骨格筋の微細損傷に及ぼす影響．理学療法学，41：275-281, 2014.
49) Akima H, et al.：Intramuscular adipose tissue determined by t1-weighted mri at 3t primarily reflects extramyocellular lipids. Magn Reson Imaging, 34：397-403, 2016.
50) Taniguchi M, et al.：Increase in echo intensity and extracellular-to-intracellular water ratio is independently associated with muscle weakness in elderly women. Eur J Appl Physiol, 117：2001-2007, 2017.
51) Watanabe Y, et al.：Association between echo intensity and attenuation of skeletal muscle in young and older adults: A comparison between ultrasonography and computed tomography. Clin Interv Aging, 13：1871-1878, 2018.
52) Goodpaster BH, et al.：Subcutaneous abdominal fat and thigh muscle composition predict insulin sensitivity independently of visceral fat. Diabetes, 46：1579-1585, 1997.
53) Goodpaster BH, et al.：Skeletal muscle attenuation determined by computed tomography is associated with skeletal muscle lipid content. J Appl Physiol (1985), 89：104-110, 2000.
54) Kent-Braun JA, et al.：Skeletal muscle contractile and noncontractile components in young and older women and men. J Appl Physiol (1985), 88：662-668, 2000.
55) Akima H., et al.：Skeletal muscle size is a major predictor of intramuscular fat content regardless of age. Eur J Appl Physiol, 115：1627-1635, 2015.
56) 山田陽介：身体組成研究の新たな展開 —組織・器官・細胞レベルのアプローチ，脂肪から骨格筋へ—．体育の科学，64：149-155, 2014.
57) Yamada Y, et al.：The extracellular to intracellular water ratio in upper legs is negatively associated with skeletal muscle strength and gait speed in older people. J Gerontol A Biol Sci Med Sci, 72：293-298, 2017.

第 1 章　超音波画像と解剖学は相性抜群　超音波画像で何が見える？

4 筋厚と筋輝度のための超音波撮像方法

　超音波画像装置を使用するにあたっては，身体組織を正しく描写する超音波画像の撮像テクニックが必要です．組織へのプローブの接触方法によって得られる超音波画像は大きく変わってしまうため，検査者の走査スキルはきわめて重要となります．

Ⅰ 各筋の超音波撮像方法

対象者の肢位

　対象者の肢位は，筋がリラックスした状態となる背臥位や腹臥位が多いですが，座位や立位で測定している論文もあります．肢位によって筋厚や筋輝度が変わってくる場合もあるので注意が必要です．例えば，若年者63名における大腿四頭筋（大腿直筋部位）の筋厚を足底が床面に接して大腿部の後面が座面に接しない端座位A（図1a），足底が床面から浮いており大腿部の後面全体が座面に接した端座位B（図1b）の2種類の端座位で比較したところ，端座位Aと比べBの筋厚は約23％も大きい値を示しました[1]．これは，端座位Bでは大腿後面から下肢重量分の圧が加わることによって，大腿部の組織が全体的に押し上げられ，筋厚が大きくなったためだと考えられます．

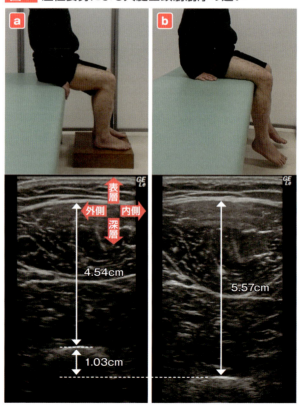

図1　座位姿勢による大腿四頭筋筋厚の違い

a 足底を床面に接し，大腿後面が座面に接しない端座位A

b 足底を床面から浮かし，大腿後面が座面に接した端座位B

この対象者では，筋厚はaよりもbのほうが約1 cm（約23％）大きくなります．

文献 1）より引用

各筋の撮像部位および撮像方法

　筋厚と筋輝度の計測のための一般的な撮像部位を**表1**に示します。**表1**に示す高位は筋断面積が最も大きいと考えられる部位です。それぞれの高位において，短軸走査にて筋厚が最大となる位置が画像中央にくるまでプローブを水平移動させて撮像します。筋の形状や境界線は超音波画像上では不明瞭な場合も多いため，解剖書を参考にしつつ，筋収縮を入れてみるなどして同定します。また，筋や対象者の肢位によってはプローブを筋厚の最大位置まで走査できないことや，筋の横断面が必ずしも円形または楕円形をなしておらず，画像上のどの位置で筋厚を計測するかに苦慮することもあります。これらの場合の撮像法や筋厚の測り方を検者で決めておく必要があります。ここでは，筆者が行っている方法を踏まえ，各筋の撮像方法を紹介します。

> **COLUMN** 筋厚・筋輝度の計測を筋最大膨隆部で行う意義
>
> 若年者と高齢者との筋断面積を比較した研究[2]では，筋の最大膨隆部となる高位当たりの断面積では両者の差が有意であるが近位端や遠位端に近づくほど有意でなくなるとされています。このため超音波撮像は最大膨隆部で行ったほうが筋量を最も正しく表せると考えられます。また筋輝度もなるべく大きい関心領域（ragion of interest：ROI）で計測したほうがより正確な情報を得ることができるため[3]，ROIを大きく撮れる最大膨隆部での撮像が好ましいとされています。

表1 超音波撮像部位

筋	計測部位
上腕前面筋・後面筋	上腕長の60％[4]または2/3[5]
前腕前面筋	前腕長の40％[5,6]
腹直筋	臍の2～3cm外側[4]
外腹斜筋・内腹斜筋・腹横筋	体側で肋骨下角～腸骨稜上縁の間[7]・臍のレベルで体側から2.5cm前方[8]・肋骨下角～腸骨稜上縁の中点から2.5cm前方[9]
腰部脊柱起立筋	第3腰椎で棘突起から5cm外側[10] 第1～5腰椎で肋骨突起上[11]
腰部多裂筋	第4・5腰椎で椎弓または椎間関節上[12]
大殿筋	上後腸骨棘～大転子の30％[13,14]
中殿筋・小殿筋	体側で腸骨稜上縁～大転子の50％[13,14]
大腿直筋・中間広筋	上前腸骨棘～膝蓋骨上縁の50％[6] 大腿長の50％[4,15]
外側広筋・中間広筋	大腿長の50％[15]
内側広筋	大腿長の70％[15]
ハムストリングス	大腿長の50％[4]
前脛骨筋	下腿長の20％[16]，30％[10]・膝蓋骨下縁～外果の25％[5,6]
長・短腓骨筋	下腿長の50％[16]
下腿三頭筋	下腿長の30％[10,15]
長母趾屈筋・長趾屈筋	脛骨内側顆～内果上縁の50％[16,17]，60％[17]
短母趾屈筋	第1中足骨底面[16,17]
短趾屈筋	踵骨隆起内側結節～第2・3趾[16,17]
母趾外転筋	踵骨隆起内側突起～舟状骨[16,17]
小趾外転筋	踵骨隆起外側突起～第5中足骨粗面[17]

表中の数値は，近位部からの距離を示します。また表に示す位置は一部簡略化しているため，引用する場合には実際に論文で確認することを推奨します。

肘関節屈筋（上腕二頭筋と上腕筋）は上肢筋の代表として評価されることが多く，撮像は比較的容易です（図2）。筆者らは，上腕二頭筋の中心（筋厚が最大となる位置）と上腕骨の中心の両方が画像中央になるように撮像しています。

図2 上腕の筋
a 上腕中央の横断面　**b** 上腕前面の超音波画像（若年者）

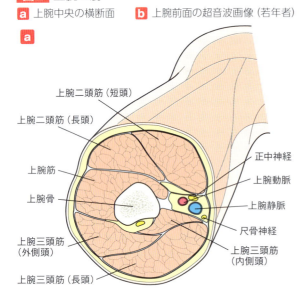
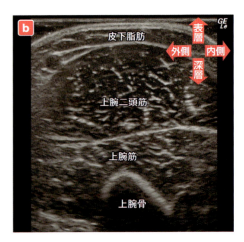

腹直筋など腹部筋（図3）は呼気筋でもあるため呼吸による影響を受けやすくなります。そのためこれらの超音波画像は，呼気相の最後（呼気筋が安静となっている状態）に撮像します[18]。また，外腹斜筋・内腹斜筋と腹横筋は同一画像上に描出されますが，特に高齢者では同じ画像上でも筋厚が最大となる位置は各筋で異なることがあります。筆者らは，これら3筋を合わせた筋厚が最大となる位置でそれぞれの筋厚を計測しています。

図3 腹部筋の超音波画像
a 腹直筋　**b** 外腹斜筋・内腹斜筋・腹横筋
c 外腹斜筋・内腹斜筋・腹横筋（各筋の筋厚最大部位が一致していない例）

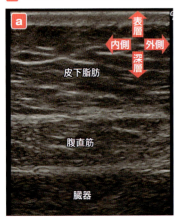
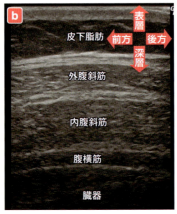
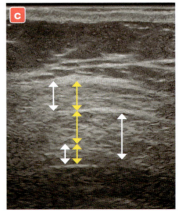

筆者らは，3筋を合わせた筋厚が最大となる位置（↔）で，それぞれの筋厚を計測しています。
a, bは若年者，cは高齢者の画像です。

腰部脊柱起立筋の筋厚は内側（脊柱に近い側）で大きく，外側に向かうほど小さくなる形状をしています（図4a）。肋骨突起を比較的明瞭に表すことができるため，筆者は表層筋膜から肋骨突起までの距離を筋厚としています。脊柱起立筋の撮像では棘突起によってレベルを規定しますが，同じレベルの椎弓であっても肋骨突起と棘突起は同一水平面上ではなく，肋骨突起のほうが頭側に位置していることに注意が必要です（図4e）。なお脊柱起立筋の筋輝度は，横断画像では一定しにくく（筋横断面の中で白黒の度合いにムラが生じやすい），縦断画像のほうが安定した値となります（図4b）。腰部多裂筋は，腰部脊柱起立筋との境界が明瞭とならない場合が多いですが，収縮時の動態が異なるため，画像では境界を同定することができます（図4c）[12]。

図4　腰部筋
a 腰部脊柱起立筋　b 腰部脊柱起立筋（縦断画像）　c 腰部多裂筋　d 第4腰椎レベルの横断面
e 矢状面から見た第4腰椎

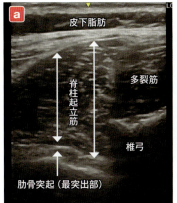
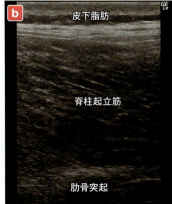
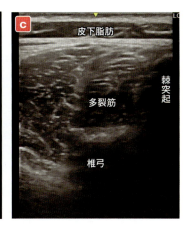

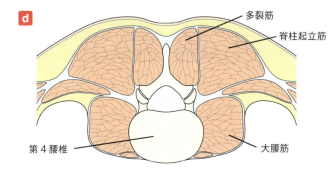

腰部脊柱起立筋は，脊柱に近い側の筋厚が大きい形状をしています。筆者らは，肋骨突起の位置で筋厚を計測しています。a～cともに若年者の画像です。

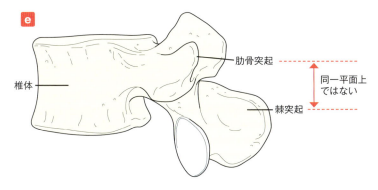

大殿筋や中殿筋は表層皮下脂肪が厚いうえ深層に位置しているため，ゲインを高めに設定して注意深く観察します（**図5**）。中殿筋は，腹臥位で縦断画像を描出し，プローブをやや前方に向けることで明瞭に撮像できます（**図5b**）。筆者らは筋輝度を計測する場合，中殿筋の中央付近に描出される筋内腱よりも表層の領域にROIを設定しています。なお，プローブが後方に位置しすぎると中殿筋の表層に大殿筋が，前方に位置しすぎると大腿筋膜張筋が現れます。中殿筋とこれらの筋が区別しにくい場合は，横断画像で筋を収縮させたときの動態を確認するとよいです（**図5c**）。

図5　殿部筋の超音波画像
a　大殿筋　b　中殿筋（縦断画像）　c　中殿筋（横断画像）

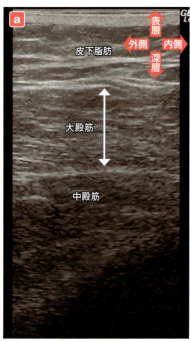 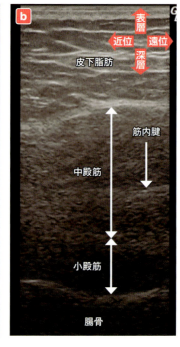 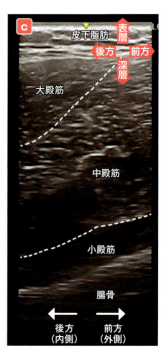

a，bは高齢女性，cは若年男性の画像です。

　大腿部の横断面を**図6**に示します。大腿直筋と中間広筋を合わせた筋厚は，大腿四頭筋の筋厚として最も多くの研究で用いられています（**図7**）。筆者らは，大腿直筋の中心（筋厚が最大となる位置）と大腿骨の中心の両方が画像中央になるように撮像しています。内側広筋は背臥位で撮像する場合，特に高齢者では周囲の皮下組織がベッド面から圧迫されることでたるみが生じ，筋厚最大部位にプローブを合わせることが困難な場合が多いです（**図8a**）。そこで筆者らは，下肢をやや挙上位にする，あるいは端座位で浅く腰掛けるなどして，大腿後面がベッド面または座面に接触しないようにしています。そのうえでプローブを内側から接触させ，内側広筋の筋厚の最大部位と大腿骨が画像中央となるように撮像します（**図8b**）。

4 筋厚と筋輝度のための超音波撮像方法

図6 大腿中央部の横断面

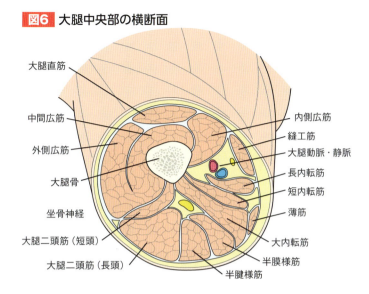

図7 大腿直筋・中間広筋の超音波画像（若年男性）

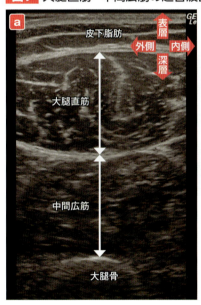
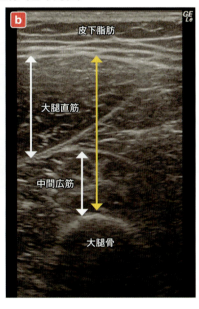

a 大腿直筋の中心（筋厚が最大となる位置）および大腿骨の中心が画像中央になる撮像

b 大腿直筋の中心が画像中央にない撮像

b では大腿直筋と中間広筋を合わせた筋厚が，皮下脂肪および大腿骨との境界を直線で結んだ筋厚（⇔）と一致しなくなります。

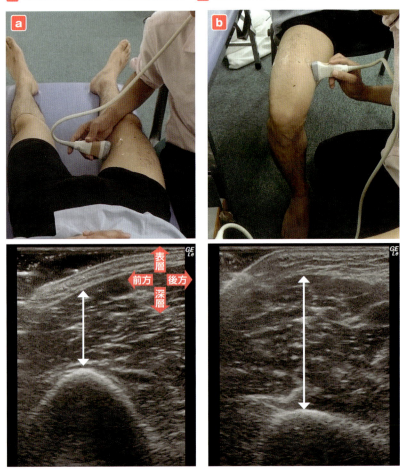

図8 内側広筋
a 背臥位での画像（一般的な撮像肢位）　b 端座位での画像

a, bともに高齢男性の画像です。
aではこれ以上後方にプローブを接触できず，画像上には最大膨隆部を確認できません。
bのように端座位で測定部位が座面に接していない肢位であれば，プローブを十分に内側から接触することができ，最大膨隆部で筋厚を計測できます。

　下腿の横断面を図9に示します。前脛骨筋や長・短腓骨筋は表層に位置していることから比較的容易に観察可能です（図10 a, b）。長・短腓骨筋では，プローブを近位側へ走査すると長腓骨筋が大きく，遠位側へ走査すると短腓骨筋が大きくなる様子が観察できます。下腿三頭筋では，ヒラメ筋と深層筋（後脛骨筋・長母趾屈筋・長趾屈筋）との境界は，深層に位置していることや，ヒラメ筋の筋内腱との区別がつきにくいことから，不明瞭となる場合が多いです。筆者らは，腓腹筋内側頭の筋厚の最大部位にプローブを位置させて撮像し，腓腹筋の表層筋膜から脛骨までの距離を下腿三頭筋の筋厚としています（図10c）。

4 筋厚と筋輝度のための超音波撮像方法

図9 下腿（中央やや上部）の横断面

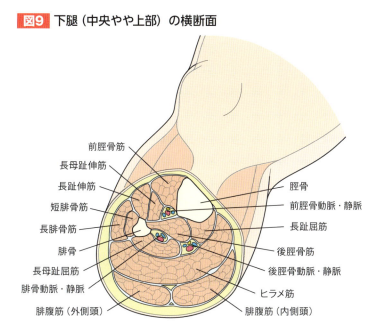

図10 下腿筋の超音波画像（若年男性）
a 前脛骨筋　b 長・短腓骨筋　c 下腿三頭筋

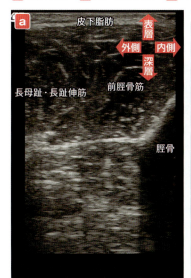
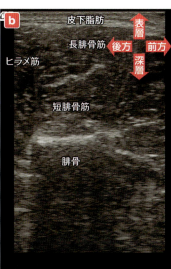
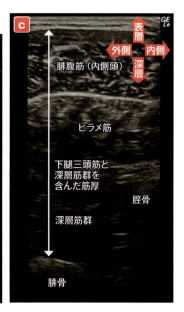

　長母趾屈筋と長趾屈筋は，下腿の中央よりも遠位で腓腹筋が腱に収束してくると観察しやすくなります（図11a, b）。周囲の筋との境界がわかりにくい場合は，対象者に足趾を屈曲してもらい，で収縮させると筋を同定できます。また，カラードプラ機能を使い，動脈・静脈との位置関係から判断することもできます。

図11 長母趾屈筋・長趾屈筋の超音波画像（若年女性）

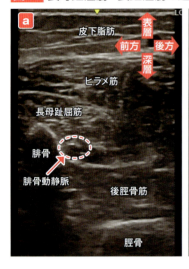
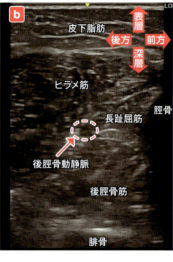

a 長母趾屈筋
腓骨側のやや後方にプローブを接触させています（Mickleらの論文[17]では脛骨側としています）。

b 長趾屈筋
脛骨側のやや後方にプローブを接触させています（Mickleらの論文[17]と同じ方法）。

　足内在筋はサイズが小さく足部に多数存在しており，また足部には靱帯や足外在筋の腱も多く存在することから，筋を正しく撮像するために解剖書で筋の位置関係を十分に理解しておく必要があります（**図12**）。短母趾屈筋の撮像では，第1中足骨の長軸に沿って足底からプローブを接触させます（**図13a**上段）。短趾屈筋は，踵骨足底面のやや内側から第2・3趾の方向にプローブを長軸走査し，深層に表出される立方骨よりやや遠位で4頭に分かれる前の筋厚最大位置で撮像します（**図13b**上段）。筋内腱が描出される場合があるため，深層の足底方形筋との境界と間違えないように注意深く観察します。短趾屈筋と足底方形筋との間に長趾屈筋（腱）が描出される場合があります。母趾外転筋の撮像では，踵骨と舟状骨を結ぶ線上に内側からプローブを接触させます（**図13c**上段）。短趾屈筋と同様，筋内腱が描出される場合があります。筋の最大膨隆部辺りの深層には靱帯や外在筋の腱が位置し，明瞭な骨エコーは観察されにくくなっています。小趾外転筋の撮像では，踵骨と第5中足骨底を結ぶ線上に，足底面〜内側面からプローブを接触させます（**図13d**上段）。筋表層の軟部組織が比較的厚い部位であるため，不明瞭な場合にはゲインを高めにする，あるいは周波数を低めにして筋を同定するとよいでしょう。なお，これらの足内在筋の撮像にあたっては，縦断画像だけでなく横断画像（**図13a〜d**下段）も観察しながら，他の筋・腱と判別していきます。横断画像では筋断面積を計測することも可能です。しかし，足部の短軸走査ではプローブの端が皮膚から浮いてしまいやすいため，組織への圧迫を避けながら筋の横断面全体を明瞭に撮像するには十分なスキルを要します。

図12 足部（足底面）

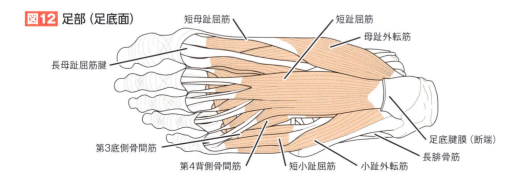

図13 足内在筋の超音波画像
a 短母趾屈筋　b 短趾屈筋　c 母趾外転筋　d 小趾外転筋

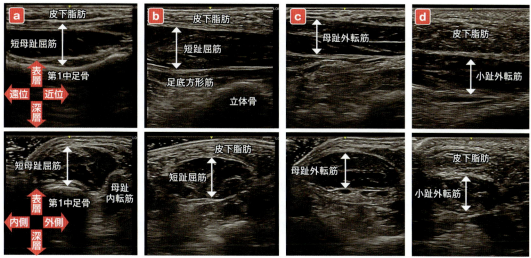

上段は縦断画像, 下段は横断画像です。

パノラマ超音波画像

近年では，パノラマ超音波画像の撮像機能を備えた機種が増えており，筋の縦断面または横断面全体を1つに画像化できるようになってきています（図14）。縦断のパノラマ画像は筋の走行に沿って長軸走査し（図14a），横断のパノラマ画像は同一水平面上で体肢を囲うようにプローブを走査し撮像します（図14b）。パノラマ超音波画像を用いた筋断面積の計測には高い検査者内・検査者間信頼性があり[19]，核磁気共鳴撮影（magnetic resonance imaging：MRI）による計測値とも高い相関があること[19]，筋萎縮や筋肥大の検出にも有用であること[20] が報告されています。超音波画像装置で筋断面積を計測できることは魅力的である一方，明瞭なパノラマ横断画像を得るには繊細なプローブの走査が必要であり，撮像に時間を要するという欠点があります。

図14 大腿四頭筋のパノラマ超音波画像
a パノラマ縦断画像　　b パノラマ横断画像

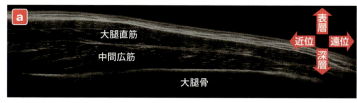
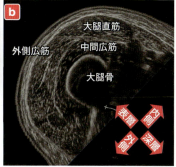

Ⅱ 筋輝度を正確に測定するためのポイント

　骨格筋の超音波指標のなかでも特に筋輝度は，超音波機器設定，対象者の状態，プローブ接触方法，解析方法といったさまざまな要因に影響されます。これらの影響の理解は，対象者の筋の状態を筋輝度として正しく描出するために重要です。

超音波装置の機種および設定

　エコー強弱は超音波画像装置の機種や設定によって変わるため，筋輝度を他の対象者と比較する場合や縦断的に追跡する場合には，同じ機種で同一設定にて測定する必要があります。一般にプローブは，リニアタイプが用いられます。機器の設定としては，周波数，ゲイン，time gain compression，ダイナミックレンジなどがあり，事前に決めておきます。周波数は表層筋には高く，深層筋には低く設定します。これは，高周波数は分解能が高い一方，エコーの減衰が大きく深層まで届かないためです。ゲインは輝度の強さを全体的に調節する機能であり，強すぎるとノイズやアーチファクトが入りやすく，弱すぎると暗すぎて組織が不明瞭となり消失してしまうこともあります。time gain compressionはsensitivity time controlと同義であり，深さごとに明るさを調整することができます。ダイナミックレンジとはコントラストの範囲を決めるものであり，狭いとコントラストのついた硬い画像，広いと階調性に富む柔らかい画像となります。過度に狭いと描出されない組織もある一方で，過度に広いとノイズやアーチファクトが表れやすくなります（図15）。

図15 ダイナミックレンジによるエコー強弱の違い（前脛骨筋の超音波画像）
a 狭いダイナミックレンジ　**b** 適切なダイナミックレンジ　**c** 広いダイナミックレンジ

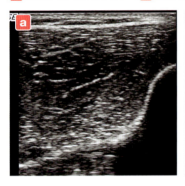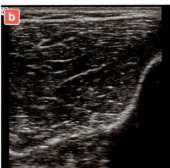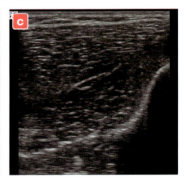

筋輝度に影響を及ぼす撮像前の要因：撮像前の運動と姿勢の変化

　筋力トレーニング後にはmuscle damageにより筋厚が大きくなり，筋輝度は上昇するため（p.21），測定前には激しい運動は避けるべきです。また，姿勢の変化や運動によって生じる体液の移動も筋輝度に影響を及ぼすと考えられています。Lopezら[21]は，大腿四頭筋の筋輝度は，ベッドレスト直後と比べ5分後には上昇し，5分後から15分後の間には差がなかったと報告しています。一方，筋厚はベッドレストから15分後までの間で変化がなかったとしています。筋輝度が体内水分量をどれくらい反映しているかは明らかでありませんが，筋輝度を測定するにあたっては5分程度の安静時間を設ける必要があると考えます。

筋輝度に影響を及ぼす撮像中の要因：撮像面，プローブの接触方法，およびフォーカスの位置

撮像面

　縦断画像では筋線維（筋束）が線となって現れるため，筋束が点として表れる横断画像と比べて一般に筋輝度が高くなります[22]。また，超音波ビームの反射は組織の境界面に対して直角に入射する場合が最も強くなる性質があるため，羽状角が小さいほど高輝度となります。横断画像であっても，筋輝度と羽状角との間には負の相関があるとされています[23]。しかしRyanら[24]は，若年者と比べ高齢者の筋は羽状角が減少し横断画像上の筋輝度が高くなる一方，若年者と高齢者の筋輝度の差は，羽状角で補正した場合としない場合でほとんど変わらないと報告しています。このことから，横断画像であれば筋輝度の加齢変化に対する羽状角の影響はほとんどないと考えてもよいでしょう。

接触方法

　筋輝度はプローブの皮膚への接触角度や圧迫によって容易に変動するため，これらが一定となるようなスキルが必要です。プローブは組織を圧迫しないよう接触させ，プローブと皮膚との間を埋めるために十分なジェルを使用します。筆者らはプローブの接触角度を，深層の骨エコーが最も高くなる向き（超音波ビームが骨に垂直に当たって反射していることを示す）としています（図16）。

図16 大腿四頭筋（大腿直筋部位）の超音波横断画像

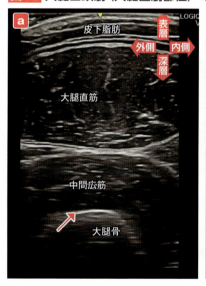
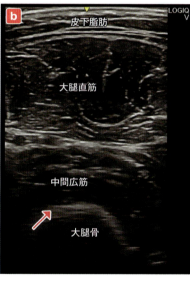

aは骨エコーが明瞭であるが，bは不明瞭であり，プローブが骨表面に対して垂直に向いていないことがわかります。

フォーカスの位置

　フォーカスの位置については，画像の一番上で固定しておく方法と筋の中央に設定する方法があります（図17）。筆者らは高齢者を対象とし，フォーカス位置を変えて測定した大腿四頭筋の筋輝度と筋力および骨格筋量（体組成計により計測）との関連を検討しました。結果，フォーカスを筋の中央に設定した場合の筋輝度は筋力との間に有意な相関（$r = -0.363, p = 0.043$）が認められましたが，画像の一番上に固定した場合では有意な相関（$r = -0.205, p = 0.176$）は認められま

せんでした。また、骨格筋量との関連では、フォーカスを筋の中央に設定した場合（r＝－0.446, p＝0.002）よりも画像の一番上に固定した場合（r＝－0.351, p＝0.018）のほうが相関係数は小さくなりました（未発表データ）。このことから、フォーカスは筋の中央に設定して撮像したほうが、超音波ビームの減衰の影響を軽減し、筋に生じる変化をより正確にとらえることができると考えられます。

図17 大腿四頭筋（大腿直筋部位）のフォーカス位置による筋輝度の違い

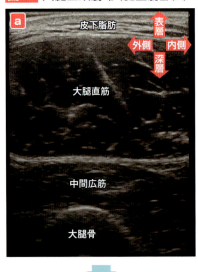
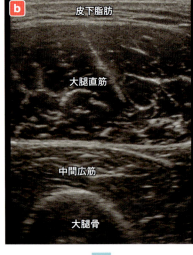

大腿直筋の筋輝度：29.523(a.u.)　　大腿直筋の筋輝度：51.912(a.u.)

a フォーカスを画像のトップに設定した場合
b フォーカスを大腿直筋の中央に設定した場合
aと比べ**b**の筋輝度のほうが高くなります。

筋輝度に影響を及ぼす解析時の要因：ROIの設定

　筋輝度解析のROIはなるべく大きく設定するほうが、筋が有する情報を正しく評価することができ、測定再現性も高くなります[3]。ROIは筋膜や骨を除いて筋全体を囲うように設定する方法が一般的ですが、面積が最大となる四角形を用いる方法も紹介されています[3]（図18）。この方法は簡便に測定する利点があり、また筋全体を囲う方法と同等の高い再現性が報告されていることから、今後の応用が期待されます。

　一方、超音波ビームは組織が深層になるほど減衰するため、深層筋には適応できないという大きな問題点があります。そのため先行研究では、例えば大腿四頭筋（大腿直筋部位）であれば筋厚は大腿直筋と中間広筋の合計値を用いていますが、筋輝度は大腿直筋の値のみを用いている場合が多いです。比較的深層の筋を解析した報告も散見されますが、エコー減衰により筋の状態を正しく評価できていない可能性は否めません。このようなエコー減衰の対策として近年、筋と同一画像上の皮下脂肪の厚みを使用した補正式を作成して筋輝度を変換する試みがなされています。この式を用いて筋輝度を変換することで、体脂肪率[25]やMRIで測定した筋内脂肪割合[26]との相関が高くなると報告されています。

4 筋厚と筋輝度のための超音波撮像方法

図18 大腿四頭筋（大腿直筋部位）のROIによる筋輝度の違い

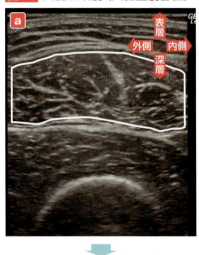 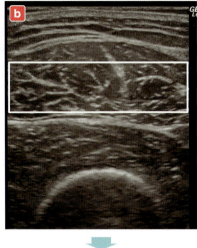

ROIの輝度の平均値：89.863(a.u.)　　ROIの輝度の平均値：89.432(a.u.)

a 大腿直筋の全体を囲う ROIとしている例
b 最大の四角形をROIとしている例

筋輝度は a, b でほぼ同じ値となっています。

39

文献

1) Fukumoto Y, et al. : Influence of patient position on ultrasonography-derived muscle thickness and echo intensity measurement. J Phys Fitness Sports Med, 8:2019（in press）.
2) Maden-Wilkinson TM, et al. : Comparison of mri and dxa to measure muscle size and age-related atrophy in thigh muscles. J Musculoskelet Neuronal Interact, 13：320-328, 2013.
3) Caresio C, et al. : Muscle echo intensity: Reliability and conditioning factors. Clin Physiol Funct Imaging, 35：393-403, 2015.
4) Abe T, et al. : Relationships between subcutaneous fat and muscle distributions and serum hdl-cholesterol. J Atheroscler Thromb, 1：15-22, 1994.
5) Arts I M, et al. : Normal values for quantitative muscle ultrasonography in adults. Muscle Nerve, 41：32-41, 2010.
6) Scholten RR, et al. : Quantitative ultrasonography of skeletal muscles in children: Normal values. Muscle Nerve, 27：693-698, 2003.
7) Reeve A, et al. : Effects of posture on the thickness of transversus abdominis in pain-free subjects. Man Ther, 14：679-684, 2009.
8) Ota M, et al. : Age-related changes in the thickness of the deep and superficial abdominal muscles in women. Arch Gerontol Geriatr 55：e26- e30, 2012
9) Ikezoe T, et al. : Effects of age and inactivity due to prolonged bed rest on atrophy of trunk muscles. Eur J Appl Physiol, 112：43-48, 2012.
10) Oguri K, et al. : Association of habitual long-distance running with the thickness of skeletal muscles and subcutaneous fat in the body extremities and trunk in middle-aged men. J Sports Med Phys Fitness, 44：417-423, 2004.
11) Watanabe K, et al. : Use of ultrasonography to evaluate thickness of the erector spinae muscle in maximum flexion and extension of the lumbar spine. Spine (Phila Pa 1976), 29：1472-1477, 2004.
12) Stokes M, et al. : Rehabilitative ultrasound imaging of the posterior paraspinal muscles. J Orthop Sports Phys Ther, 37：581-595, 2007.
13) Ikezoe T, et al. : Age-related muscle atrophy in the lower extremities and daily physical activity in elderly women. Arch Gerontol Geriatr, 53：e153- e 157, 2011.
14) Fukumoto Y, et al. : Muscle mass and composition of the hip, thigh and abdominal muscles in women with and without hip osteoarthritis. Ultrasound Med Biol, 38：1540-1545, 2012.
15) Korhonen MT, et al. : Biomechanical and skeletal muscle determinants of maximum running speed with aging. Med Sci Sports Exerc, 41：844-856, 2009.
16) Crofts G, et al. : Reliability of ultrasound for measurement of selected foot structures. Gait Posture, 39：35-39, 2014.
17) Mickle KJ, et al. : Reliability of ultrasound to measure morphology of the toe flexor muscles. J Foot Ankle Res, 6：12, 2013.
18) Teyhen DS, et al. : The use of ultrasound imaging of the abdominal drawing-in maneuver in subjects with low back pain. J Orthop Sports Phys Ther, 35：346-355, 2005.
19) Scott JM, et al. : Reliability and validity of panoramic ultrasound for muscle quantification. Ultrasound Med Biol, 38：1656-1661, 2012.
20) Scott JM, et al. : Panoramic ultrasound : A novel and valid tool for monitoring change in muscle mass. J Cachexia Sarcopenia Muscle, 8：475-481, 2017.
21) Lopez P, et al.:Does rest time before ultrasonography imaging affect quadriceps femoris muscle thickness, cross-sectional area and echo intensity measurements? Ultrasound Med Biol, 45: 612-616, 2019.
22) Varanoske AN, et al. : Scanning plane comparison of ultrasound-derived morphological characteristics of the vastus lateralis. Clin Anat, 30：533-542, 2017.
23) Picelli A, et al. : Relationship between ultrasonographic, electromyographic, and clinical parameters in adult stroke patients with spastic equinus: An observational study. Arch Phys Med Rehabil, 95：1564-1570, 2014.
24) Ryan ED, et al. : Pennation angle does not influence the age-related differences in echo intensity of the medial gastrocnemius. Ultrasound Med Biol, 41：618-621, 2015.
25) Ryan ED, et al. : The influence of subcutaneous fat on the relationship between body composition and ultrasound-derived muscle quality. Appl Physiol Nutr Metab, 41：1104-1107, 2016.
26) Young HJ, et al. : Measurement of intramuscular fat by muscle echo intensity. Muscle Nerve, 52：963-971, 2015.

第1章 超音波画像と解剖学は相性抜群 超音波画像で何が見える？

5 超音波画像装置を用いた筋の硬さの評価：エラストグラフィ

　骨格筋や関節周囲軟部組織の硬さは，筋緊張，拘縮や疼痛と関連する重要な所見です．その評価には古くから触診が用いられてきましたが，触診には検査者の主観や経験が介在するという問題点がありました．しかし近年，超音波やMRIで，生体内組織の硬さ分布を画像化することによって客観的に評価をするエラストグラフィ機能が開発されています．本項では，組織の硬さを非侵襲的かつリアルタイムに評価できる超音波エラストグラフィについて，原理と分類を概説するとともに，骨格筋の評価方法や注意点について最新の研究知見を踏まえて解説します．

I エラストグラフィの分類と原理

　組織の硬さとは変化のしにくさであることから，外部から力学的な作用を加えたときの変化の程度を計測することによって評価できます[1, 2]．超音波エラストグラフィはその考え方をもとに開発された手法であり，組織を加圧した際のひずみ分布を計測して相対的な硬さ分布を画像化するstrain elastographyと，組織を加振した際のせん断波の伝播速度分布を計測するshear wave elastography（SWE）の2つが主流となっています[2, 3]（表1）．本項では，外部からの用手的圧迫が不要であり定量的な評価が可能であるSWEについて解説します．

用語解説　ひずみ

　ひずみとは外力が加わったときの物体の圧縮率であり，値が小さいほど硬いということを示します．

表1 strain elastographyとshear wave elastographyの特徴

	strain elastography	shear wave elastography
励起法	・手動による加圧	・音響放射力による加振
評価方法	・ひずみ分布のパターン	・せん断波伝播速度 ・せん断弾性係数 ・ヤング率
長所	・高フレームレートによるリアルタイム性	・加圧が不要で検査者の技量に依存しにくい ・定量的
短所	・プローブを加圧する検査者の技量に依存 ・定性的 ・応力不均一によるアーチファクト	・低フレームレート ・強力な超音波を照射 ・せん断波の反射・屈折によるアーチファクト

文献 1-3) より引用改変

COLUMN　超音波エラストグラフィの実用化[2, 3]

　エラストグラフィの研究は20年以上前から行われていましたが，2003年になってstrain elastographyが乳がんや前立腺がんの診断において実用化され，続いてshear wave elastographyの実用化がなされました．現在，超音波エラストグラフィは，Bモード画像，ドプラ画像計測法とともに第3の超音波診断技術として研究や臨床現場で広く用いられています．

SWEによる組織の硬さのパラメータとして，組織内部に発生させたせん断波の伝播速度をもとに算出した，せん断弾性係数（以下，弾性係数，kPa）が多く用いられています（**図1**）。SWEによる弾性係数には，個々の筋の硬さ（筋硬度）を簡便に定量化できる非常に高い有用性があります。また筋の弾性係数は，発揮筋力の増大に伴って上昇すること[4, 5]や（**図2**），筋が伸長されるに従い上昇し[6]（**図3**），筋腱移行部の移動量と強く相関すること[7]が報告されています。そのことから，個々の筋の発揮張力や伸長量を推定できる指標にもなると考えられています。

図1 shear wave elastography

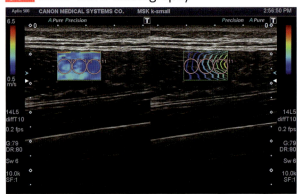

図2 発揮筋力と弾性係数の関係

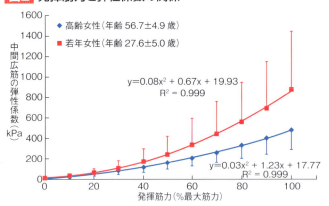

高齢女性，若年女性ともに，発揮筋力の増大に伴い弾性係数が高くなります。また，安静時（0 ％最大筋力）では高齢女性と若年女性とで弾性係数に差がありませんが，筋収縮時では高齢女性で小さく，発揮筋力の増大に従ってその差が大きくなります。

文献5）より引用

図3 筋の伸長による弾性係数の変化

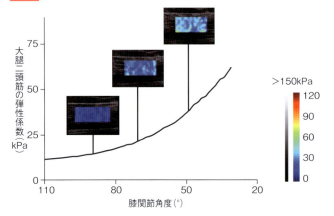

股関節屈曲110°で膝関節を他動的に伸展させたときの大腿二頭筋の弾性係数の変化を示します。

文献6）より引用

5 超音波画像装置を用いた筋の硬さの評価：エラストグラフィ

COLUMN SWEによる組織の硬さの指標

SWEによる組織の硬さの指標としては，せん断波伝播速度（shear wave speed），せん断弾性係数（または弾性率，shear modulus），およびヤング率（Young's modulus）があり，すべて値が大きいほど組織が硬いということを示します。ヤング率とは硬さを示す弾性係数の一種であり，軟部組織ではポアソン比（Poisson's ratio）が0.5に近いことからせん断弾性係数の約3倍の値となります[2, 3]。そのためヤング率はせん断弾性係数を3倍することによって算出し用いられてきましたが，この3倍というのは均一性，等方性の組織であることを前提とした値ですので[2]，骨格筋のような異方性媒質では，ヤング率ではなくせん断弾性係数を用いるほうがよいと指摘されています[8]。

II 加齢による筋弾性係数の変化

　筋の弾性係数を若年者と高齢者で比較した研究はいくつかされていますが，弾性係数は加齢変化を示さないとする報告が多くなっています[5, 9, 10, 11]。Ebyら[12]は，21歳から94歳までを対象に，利き手の上腕二頭筋の弾性係数を短縮位（肘関節屈曲90°位）と伸長位（肘関節最大伸展位）で測定しました。結果，短縮位では年齢と弾性係数に相関はみられませんでしたが，伸長位では60歳以降において両者に正の相関があったと報告しています（**図4**）。このことから，弾性係数は筋が伸長されていなければ加齢による変化はありませんが，伸長位では60歳ごろから高く（筋が硬く）なり始める可能性があることが示されました。また，筋の弾性係数は安静時では若年者と高齢者との間で差はありませんが，筋収縮時では高齢者のほうが小さく，発揮筋力が大きくなるに従いその差が大きくなることも報告されています（**図2**）[5]。

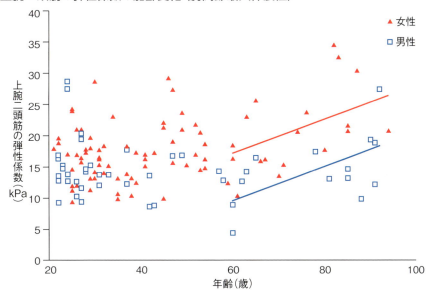

図4 上腕二頭筋の弾性係数の加齢変化（肘関節最大伸展位）

男性，女性とも60歳以上で年齢と弾性係数に正の相関があり，60歳以降に筋が硬くなり始めることが示唆されます。

文献12）より引用

III 疾患による筋弾性係数の変化

近年では，SWEを用いて疾患や症候群の筋評価を行った研究が増えてきています。Crezeら[13]がまとめた論文によると，脳性麻痺[14, 15]，Duchenne型筋ジストロフィー[16]，Parkinson病[17]，シンスプリント[18]や遅発性筋肉痛[19]では，せん断波伝播速度，弾性係数またはヤング率が高くなるとの報告や，膝蓋大腿疼痛症候群ではヤング率が低下するとの報告[20]，主観的な肩こりの症状と弾性係数には関連がないとの興味深い報告[21]もされています（表2）。

表2 疾患および症状による筋の硬さをSWEによって評価した研究

報告者（年）	対象筋	患者群の対象者数（年齢）	疾患または症状	パラメータ	コントロールと比較した結果
Akagai (2015)[21]	僧帽筋，頭板状筋，肩甲挙筋	男性13名（21±1歳）	肩こり	弾性係数	差がない
Akiyama (2016)[18]	腓腹筋内側頭・外側頭，ヒラメ筋，長腓骨，前脛骨筋	男性24名（21.9±6.4歳）	シンスプリント	せん断波伝播速度	上昇
Botanlioglu (2013)[20]	外側広筋，内側広筋	女性11名（30.8±8.2歳）	膝蓋大腿疼痛症候群	ヤング率	内側広筋で低下
Brandenbourg (2016)[14]	腓腹筋外側頭	12名（女性6名・男性7名）（5±1歳）	脳性麻痺	弾性係数	上昇
Carpenter (2015)[22]	大腿直筋，腓腹筋内側頭・外側頭，肩甲挙筋	8名（女性4名・男性4名）（27〜33歳）	GNEミオパチー	せん断波伝播速度	低下
Du (2016)[17]	上腕二頭筋	46名（男性27名・女性19名）（47.9±2.8歳）	Parkinson病	ヤング率	上昇
Eby (2016)[23]	上腕二頭筋	9名（男性7名・女性2名）（58.3歳）	慢性脳卒中	弾性係数	反対側のトルク発揮時および伸長時に上昇
Lacourpaille (2014)[19]	上腕二頭筋，上腕筋	16名（男性11名・女性5名）（23.6±3.2歳）	遅発性筋肉痛	弾性係数	上昇
Lacoupaille (2015)[16]	腓腹筋内側頭，前脛骨筋，外側広筋，上腕二頭筋，上腕三頭筋，小指外転筋	14名（13.3±5.9歳）	Duchenne型筋ジストロフィー	弾性係数	上昇
Lee (2016)[15]	腓腹筋内側頭，前脛骨筋	8名（女性3名・男性5名）（9.4±3.7歳）	脳性麻痺	せん断波伝播速度	上昇
Leong (2016)[24]	僧帽筋	男性26名（23.6±3.3歳）バレーボール選手	腱障害	弾性係数	上昇
Rosskopf (2016)[25]	棘上筋	44名（女性22名・男性22名）（20〜60歳）	腱障害	せん断波伝播速度	低下
Zhang (2016)[26]	外側広筋，大腿直筋	男性36名（22.8±4.2歳）バレーボール・バスケットボール選手	腱障害	弾性係数	外側広筋で上昇

文献13）より引用改変

近年の研究でKawaiら[27]は，膝関節術後早期の患者を対象とし，大腿直筋・外側広筋・内側広筋の弾性係数，筋厚および羽状角を，安静時および筋収縮時（大腿四頭筋セッティング）で計測しています。結果，弾性係数は安静時では3筋とも術側・非術側の間で差がありませんでしたが，筋収縮時では外側広筋と内側広筋で術側が有意に低かったとしています（**図5**）。一方，筋厚や羽状角はすべての筋で，安静時・筋収縮時とも術側・非術側間の違いがなかったとしています。このことから筋の弾性係数は，筋厚や羽状角では把握できない膝関節術後の大腿四頭筋収縮能力の低下を反映する有益な指標になりうる可能性があります。

図5 膝関節術後患者の弾性係数

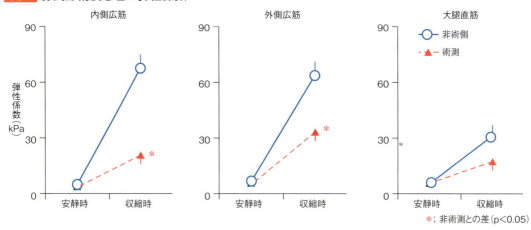

筋収縮時において，術側の内側広筋と外側広筋の弾性係数は非術側より低い値となっています。

文献27）より引用

Ⅳ SWEを用いたストレッチングに関する研究

　従来，ストレッチングを行っているときにターゲットとする筋が十分に伸長されているかどうかの判断は，対象者の自覚（伸長を感じる部位）や解剖学的視点に基づいていました。SWEによる筋の弾性係数には，伸長量を反映するという特性があり，ストレッチング中に弾性係数を測定することで個々の筋の伸長量を定量化することが可能となります。Umegakiら[28]は，股関節屈曲90°位から膝関節を伸展するスタティック・ストレッチング（static streching：SS）を異なる股関節内旋・外旋角度で実施しました。その結果，SS中の弾性係数は内側・外側ハムストリングスとも安静時と比べて高くなりますが，股関節内旋・外旋角度による違いはなかったと報告しています。中村ら[29]は，2種類のSS（股・膝関節屈曲90°位からの膝関節伸展と，膝関節伸展位での股関節屈曲）を行っているときの大腿二頭筋の弾性係数を比較した結果，筋の近位部・中部・遠位部すべてにおいて，2つの方法で違いがなかったとしています。またUmeharaら[30]は，小胸筋の弾性係数は，肩関節屈曲や肩甲骨のリトラクションよりも肩関節水平外転によるSSのほうが高く，小胸筋のストレッチングには肩関節を水平外転させることが有効であると報告しています（**図6**）。

 スタティック・ストレッチング（static stretching）
反動をつけずに関節を最終域まで動かして保持するストレッチング方法で，安全に行えることから臨床でも多く用いられています。

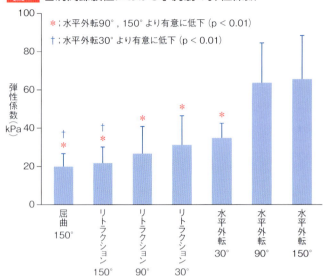

図6 各肩関節肢位における小胸筋の弾性係数

*；水平外転90°，150°より有意に低下（p < 0.01）
†；水平外転30°より有意に低下（p < 0.01）

角度は肩関節の屈曲角度を示します。例えば、水平外転30°は肩関節屈曲30°位からの水平面上での外転、リトラクション30°は肩関節屈曲30°位での上腕骨長軸方向への肩甲骨リトラクションを表します。

文献30）より引用改変

　SSを行う前後での筋弾性係数の変化を調べた研究も行われており、腓腹筋やハムストリングス、肩関節周囲筋の弾性係数が数十秒～数分間のSS直後に低下すること、すなわち筋の柔軟性が向上することが示されています。腓腹筋に関する研究では、SS後の弾性係数の低下には内側頭と外側頭で違いがないことや[31]、SS後の弾性係数の低下は15分後まで継続するが20分後には元の状態（SSを行う前と有意差のない値）まで戻ること[32]（図7）、若年者と高齢者ではSSによる弾性係数の低下に違いがなく、SSによって同等の効果が得られること[11]が報告されています。近年の研究でNojiriら[33]は、30秒×4セットのSSによる腓腹筋の弾性係数の低下には、30秒の休息を挟む条件と休息を挟まずにSSを繰り返す条件とで差はなかったと報告しています。セット間の休憩時間が最小限でもよいというこの研究結果は、臨床現場において短時間で効果を得るストレッチング方法のための重要な示唆といえます。また、ハムストリングスに関しては、股関節屈曲90°位で膝関節を伸展するSS後の弾性係数の低下は、半腱様筋や大腿二頭筋と比べて半膜様筋で大きかった

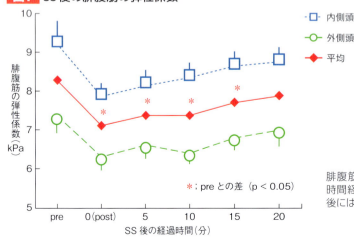

図7 SS後の腓腹筋の弾性係数

*；preとの差（p < 0.05）

腓腹筋の弾性係数はSS直後に低下しますが、時間経過に伴い徐々に高くなっていき、20分後にはSS前と有意差のない値まで戻ります。

文献32）より引用

46

との報告[34]がなされています。肩関節に関する研究では，肩関節を伸展位で内旋するSSによる棘下筋の弾性係数の低下はSSの開始後20秒で認められること[35]，cross-body stretch（肩関節水平内転）で棘下筋の弾性係数を低下させるには肩甲骨を固定する必要があること[36]が報告されています（図8）。さらに，ストレッチングの即時的な効果だけでなく，数週間の長期的なストレッチング介入を行うことによって筋弾性係数が低下することを示した報告[37-39]もなされています。

ここまで述べたように，SWEの筋弾性係数を用いた研究報告は近年で飛躍的に増えてきています。しかし，加齢や疾患による筋の硬さの特徴はまだ不明な点が多く，またストレッチング研究もほとんどが健常若年者のみに限局した報告にとどまっています。このようにSWEによる筋弾性係数の研究は緒に就いたばかりであり，今後，高齢者や有疾患者の筋の硬さの特徴や，疾患や筋に応じた効果的なストレッチング方法が明らかになることが期待されています。

図8 肩甲骨の固定による弾性係数の変化の違い

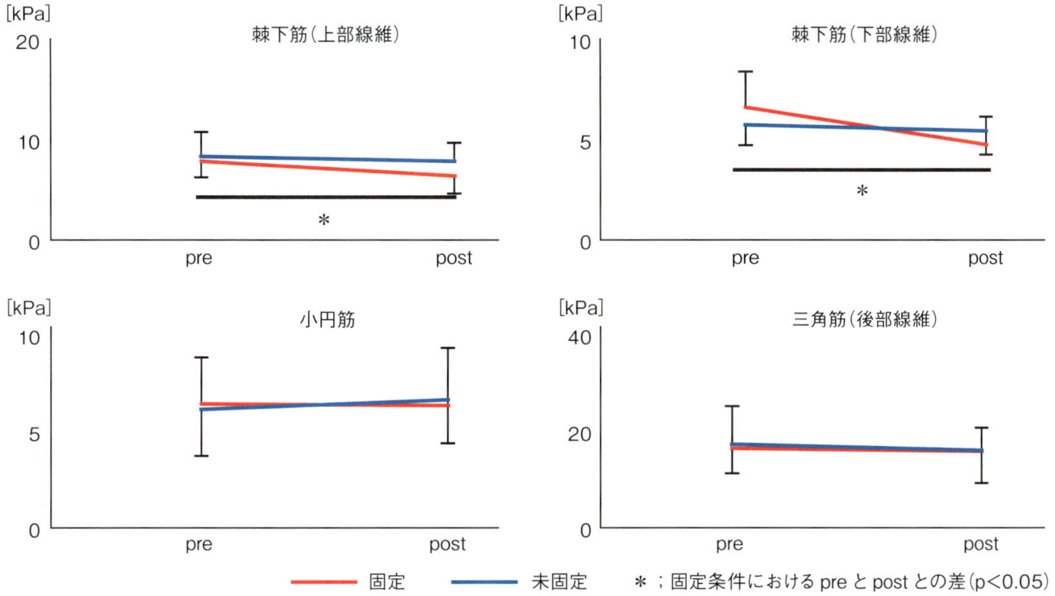

棘下筋（上部線維・下部線維）ではストレッチング中に肩甲骨を固定したほうが弾性係数の低下が大きくなります。一方，小円筋と三角筋（後部線維）の弾性係数には肩甲骨の固定の有無は影響しません。

文献36)を元に作成

V SWEを用いるにあたっての留意点

組織を加振するためにプローブから照射された超音波パルスは，表層の皮膚や皮下脂肪などを通過し対象となる組織に到達するまでに減衰していくと考えられています。SWEによる肝硬変の評価においては，体表から肝表面までの距離が2 cm以上になると肝硬度を正しく評価できない可能性が指摘されています[40]。また，Yoshitakeら[41]は，検体を用いた研究で，皮膚および皮下脂肪を除去することによって筋弾性係数が50 ％も低下し，そこからさらに筋膜を除去しても弾性係数は低下しなかったと報告しています。これらのことから，弾性係数は皮膚や皮下脂肪といった表層組織の厚みによる影響を受けると考えられ，深層筋の弾性係数を評価・解釈するにあたって十分注意する必要があります。

筋弾性係数はBモード画像での筋厚や筋輝度と同様，プローブの接触方法によっても影響を受けます。Kotら[42]は，大腿四頭筋および膝蓋腱の弾性係数は，プローブによる圧迫を強くするに従い高くなると報告しています。また筋や腱は異方性媒質であるため，せん断波の伝搬方向によって弾性係数が変わってきます。Gennissonら[43]は，上腕二頭筋の縦断画像上での弾性係数は筋収縮力や筋伸長量に応じて高くなっていくが，横断画像上ではこれらによる変化がなかったとしています。せん断波の伝搬方向が筋の走行と一致したほうが筋の性状をより正しく把握できると考えられ，筋にSWEを用いる際はプローブを筋の走行に平行となるよう正確に接触することが推奨されています。

文献

1) 椎名　毅：超音波で硬さを測る：超音波エラストグラフィの理論と実際. 成人病と生活習慣病, 42(7)：769-778, 2012.
2) 椎名　毅：超音波診断総論　硬さ診断の臨床―エラストグラフィー. JOHNS, 32：1436-1440, 2016.
3) 山川　誠：超音波エラストグラフィの原理. 日本バイオメカニズム学会誌, 40(2)：73-78, 2016.
4) Yoshitake Y, et al.：Muscle shear modulus measured with ultrasound shear-wave elastography across a wide range of contraction intensity. Muscle Nerve, 50(1)：103-113, 2014.
5) Cong-Zhi Wang, et al.：Shear modulus estimation on vastus intermedius of elderly and young females over the entire range of isometric contraction. PLoS One, 9(7)：e101769, 2014.
6) Le Sant G, et al.：Elastography study of hamstring behaviors during passive stretching. PLoS One, 10(9)：e0139272, 2015.
7) Nakamura M, et al.：Shear elastic modulus is a reproducible index reflecting the passive mechanical properties of medial gastrocnemius muscle belly. Acta Radiol Open 5(4)：2058460115604009, 2016.
8) Royer D, et al.：On the elasticity of transverse isotropic soft tissues (L). J Acoust Soc Am, 129(5)：2757-2760, 2011.
9) Domire ZJ, et al.：Feasibility of using magnetic resonance elastography to study the effect of aging on shear modulus of skeletal muscle. J Appl Biomech, 25(1)：93-97, 2009.
10) Debernard L, et al.：Analysis of thigh muscle stiffness from childhood to adulthood using magnetic resonance elastography (MRE) technique. Clin Biomech, 26(8)：836-840, 2011.
11) Nakamura M, et al.：Acute effects of static stretching on the shear elastic moduli of the medial and lateral gastrocnemius muscles in young and elderly women. Musculoskelet Sci Pract, 32：98-103, 2017.
12) Eby SF, et al.：Shear wave elastography of passive skeletal muscle stiffness：Influences of sex and age throughout adulthood. Clin Biomech, 30(1)：22-27, 2015.
13) Creze M, et al.：Shear wave sonoelastography of skeletal muscle: Basic principles, biomechanical concepts, clinical applications, and future perspectives. Skeletal Radiol, 47(4)：457-471, 2018.
14) Brandenburg JE, et al.：Quantifying passive muscle stiffness in children with and without cerebral palsy using ultrasound shear wave elastography. Dev Med Child Neurol, 58(12)：1288-1294, 2016.
15) Lee SS, et al.：Use of shear wave ultrasound elastography to quantify muscle properties in cerebral palsy. Clin Biomech, 31：20-28, 2016.
16) Lacourpaille L, et al.：Non-invasive assessment of muscle stiffness in patients with duchenne muscular dystrophy. Muscle Nerve 51(2)：284-286, 2015.
17) Du LJ, et al.：Ultrasound shear wave elastography in assessment of muscle stiffness in patients with parkinson's disease：A primary observation. Clin Imaging, 40(6)：1075-1080, 2016.
18) Akiyama K, et al.：Shear modulus of the lower leg muscles in patients with medial tibial stress syndrome. Ultrasound Med Biol 42(8)：1779-1783, 2016.
19) Lacourpaille L, et al.：Time-course effect of exercise-induced muscle damage on localized muscle mechanical properties assessed using elastography. Acta Physiol (Oxf), 211(1)：135-146, 2014.
20) Botanlioglu H, et al.：Shear wave elastography properties of vastus lateralis and vastus medialis obliquus muscles in normal subjects and female patients with patellofemoral pain syndrome. Skeletal Radiol, 42(5)：659-666, 2013.
21) Akagi R, et al.：Comparison between neck and shoulder stiffness determined by shear wave ultrasound elastography and a muscle hardness meter. Ultrasound Med Biol, 41(8)：2266-2271, 2015.
22) Carpenter EL, et al.：Skeletal muscle in healthy subjects versus those with gne-related myopathy: Evaluation with shear-wave us--a pilot study. Radiology, 277(2)：546-554, 2015.
23) Eby S, et al.：Quantitative evaluation of passive muscle stiffness in chronic stroke. Am J Phys Med Rehabil, 95(12)：899-910, 2016.
24) Leong HT, et al.：Increased upper trapezius muscle stiffness in overhead athletes with rotator cuff tendinopathy. PLoS One, 11(5)：e0155187, 2016.
25) Rosskopf AB, et al.：Quantitative shear-wave us elastography of the supraspinatus muscle：Reliability of the method and relation to tendon integrity and muscle quality. Radiology, 278(2)：465-474, 2016.

26) Zhang ZJ, et al. : Increase in passive muscle tension of the quadriceps muscle heads in jumping athletes with patellar tendinopathy. Scand J Med Sci Sports, 27(10) : 1099-1104, 2017.
27) Kawai M, et al. : Estimation of quadriceps femoris muscle dysfunction in the early period after surgery of the knee joint using shear-wave elastography. BMJ Open Sport Exerc Med 48(1) : e000381, 2018.
28) Umegaki H, et al. : The effect of hip rotation on shear elastic modulus of the medial and lateral hamstrings during stretching. Man Ther, 20(1) : 134-137, 2015.
29) 中村雅俊 ほか：ストレッチング方法の違いにより大腿二頭筋の伸長部位を変化させることができるか？―せん断波エラストグラフィー機能を用いた検討―. 理学療法学, 44(2) : 124-130, 2017.
30) Umehara J, et al. : Shoulder horizontal abduction stretching effectively increases shear elastic modulus of pectoralis minor muscle. J Shoulder Elbow Surg, 26(7) : 1159-1165, 2017.
31) Akagi R, et al. : Acute effect of static stretching on hardness of the gastrocnemius muscle. Med Sci Sports Exerc, 45(7) : 1348-1354, 2013.
32) Taniguchi K, et al. : Acute decrease in the stiffness of resting muscle belly due to static stretching. Scand J Med Sci Sports, 25(1) : 32-40, 2015.
33) Nojiri S, et al. : Effect of static stretching with different rest intervals on muscle stiffness. Journal of Biomechanics, 90 : 128-132, 2019.
34) Umegaki H, et al. : Acute effects of static stretching on the hamstrings using shear elastic modulus determined by ultrasound shear wave elastography : Differences in flexibility between hamstring muscle components. Man Ther, 20(4) : 610-613, 2015.
35) Kusano K, et al. : Acute effect and time course of extension and internal rotation stretching of the shoulder on infraspinatus muscle hardness. J Shoulder Elbow Surg, 26(10) : 1782-1788, 2017.
36) Umehara J, et al. : Effect of scapular stabilization during cross-body stretch on the hardness of infraspinatus, teres minor, and deltoid muscles: An ultrasonic shear wave elastography study. Musculoskelet Sci Pract, 27 : 91-96, 2017.
37) Akagi R, et al. : Effect of a 5-week static stretching program on hardness of the gastrocnemius muscle. Scand J Med Sci Sports, 24(6) : 950-957, 2014.
38) Ichihashi N, et al. : The effects of a 4-week static stretching programme on the individual muscles comprising the hamstrings. J Sports Sci, 34(23) : 2155-2159, 2016.
39) Yamauchi T, et al. : Effects of two stretching methods on shoulder range of motion and muscle stiffness in baseball players with posterior shoulder tightness : a randomized controlled trial. J Shoulder Elbow Surg, 25(9) : 1395-1403, 2016.
40) 矢田典久 ほか：Real-time tissue elastography, shear wave measurement を用いた非侵襲的肝病態診断：一本のプローブで身近なものに. メディックス, 63 : 13-17, 2015.
41) Yoshitake Y, et al. : The skin acts to maintain muscle shear modulus. Ultrasound Med Biol 42(3) : 674-682, 2016.
42) Kot BC, et al. : Elastic modulus of muscle and tendon with shear wave ultrasound elastography: : variations with different technical settings. PLoS One, 7(8) : e44348, 2012.
43) Gennisson JL, et al. : Viscoelastic and anisotropic mechanical properties of in vivo muscle tissue assessed by supersonic shear imaging. Ultrasound Med Biol, 36(5) : 789-801, 2010.

第2章

部位に特有の症状と効果的なアプローチ
超音波解剖に基づく部位の静態と動態

1 肩関節

2 腰部

3 股関節

4 大腿部

5 膝関節（関節動態に関与する脂肪組織）

6 下腿部（下腿三頭筋，KFP）

第2章 部位に特有の症状と効果的なアプローチ　超音波解剖に基づく静態と動態

1 肩関節

動画はこちら

肩関節の運動療法を効果的にする3step

　肩関節は，自由度3の球関節であり，表面積が約6 cm²の関節窩に上腕骨頭が適合しています[1]。約4 kgの上肢を支えるのは，関節窩と上腕骨の凹凸による第1の安定化機構，関節包と回旋筋腱板（腱板）による第2の安定化機構，肩関節複合体（肩甲胸郭関節を含む）による第3の安定化機構[2]で保持しています。

　超音波画像が参考になるのは，第2の安定化機構である関節包と腱板の作用です。特に腱板の収縮と弛緩による関節と関節包などの軟部組織の動態を観察し，安静時と運動時の変化を把握することが重要です。

Ⅰ 肩甲骨面挙上

Step 1 立体的に解剖を知ろう（図1）

棘上筋
- 起始　肩甲骨棘上窩，棘上筋膜
- 停止　上腕骨大結節（superior facet），肩関節包
- 解剖学的特徴　肩関節外転，上腕骨頭の関節窩への引き付け，関節包を緊張させます。

三角筋中部線維
- 起始　肩峰
- 停止　上腕骨三角筋粗面
- 解剖学的特徴　挙上時は中部線維が作用し，外転2/3以降に前部，後部線維，肩甲棘部が作用

医師からのアドバイス

肩関節の解剖（棘上筋腱）
肩関節の前上方走査は，腱板断裂の好発部位である棘上筋腱上腕骨付着部を観察できる重要な走査です。この筋腱移行部は，棘上筋に対して棘下筋の線維が覆いかぶさるように存在するという特徴があります[3]。腱板断裂の場合，腱板実質での腱の欠損像や低エコー像，およびperibursal fatの平坦化などの異常所見が認められます。

図1 肩峰周囲の解剖
- a 体表からみた肩峰周囲の解剖
- b 肩峰周囲における超音波画像
- c 肩峰周囲における超音波解剖

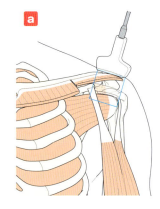
a

1 肩関節

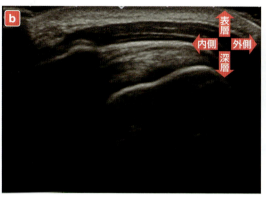
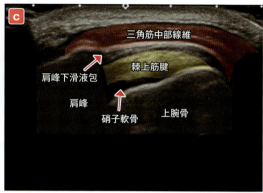

　肩関節前上方を観察すると，表層から皮下組織，三角筋中部線維，筋膜を介して肩峰，棘上筋腱，上腕骨大結節（superior facet）が描出されています（図1b，c）。三角筋中部線維と棘上筋腱の間には，肩峰下滑液包が存在します。棘上筋腱を観察している部分は，棘上筋の筋腱移行部に加えて，棘下筋の線維，前方を覆う烏口上腕靱帯，深層に存在する関節包[4]を含んでいます。それぞれの組織が，関節角度の変化に応じて弛緩－緊張することによって，関節窩に骨頭を引き付けています。

図2 肩峰周囲の解剖

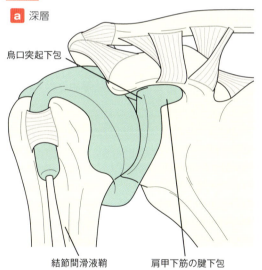
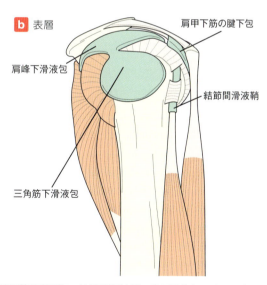

a　深層　関節腔と交通している組織は，烏口突起下包，肩甲下筋の腱下包，結節間滑液鞘，烏口腕筋包の4つです。
b　表層　肩峰下滑液包は単房性で，大結節まで覆っているtypeⅡが多いですが，個体差があります[2]。肩峰下滑液包と三角筋下滑液包は，80％の確率で交通していることが報告[5]されています。

医師からのアドバイス

肩関節の滑液包の観察
　滑液包の病変は，炎症部位を特定する貴重な情報です。例えば，滑液包の腫脹や水腫形成を認めることがあります。これらの所見があるときは，腱板損傷，インピンジメント症候群，および上腕二頭筋腱鞘炎などの疾患が疑われます。

> **COLUMN** 研究から臨床に役立つポイント

肩関節インピンジメント

棘上筋筋腱移行部の特に前方1/3（anterior tendinous band：ATB）において他の部位より肥厚し、腱板損傷の好発部位（critical zone）[7]とされています（図3）。
肩関節の力学モデルを用いた研究[6]において、断裂数の多いモデルでは三角筋前部と中部の筋力が増加し、肩甲下筋の筋力が減少すると報告されています。

図3 棘上筋筋腱移行部前方1/3の超音波画像
a 腱板不全断裂症例　　b 腱板断裂症例

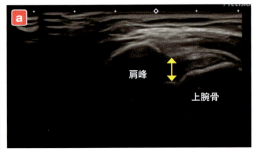
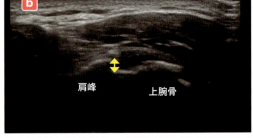

棘上筋腱は残存していますが、腱板の平坦化が認められます（↕）。

肩峰と上腕骨頭が接近し、筋腱移行部が消失しています（↕）。

Step 2　動きを知ろう

肩甲骨面挙上を理解するための超音波解剖は、筋腱移行部、肩峰近位、棘上窩に着目します。

> **用語解説　肩甲骨面挙上**
>
> 上肢の挙上は、肩関節外転と屈曲に加えて、上腕骨長軸と肩甲骨関節窩（臼蓋）が垂直になる肢位[8]とされる肢位での挙上があります。この肢位では、挙上30°まで肩甲上腕関節の関与が大きく、120°以上では肩甲骨の動きが大きくなると報告されています。

筋腱移行部（図4）

挙上時に棘上筋腱は、棘上筋の収縮により肩峰下に引き込まれます。棘上筋の収縮が先行し、続いて三角筋中部線維の筋厚が増大し、肩峰と上腕骨が互いに近づく動態が観察されます。

肩峰下滑液包は、個体差があり正常では観察が困難である場合が多いですが、関節液の貯留によりその部位を特定できます[9]。

図4 筋腱移行部での動態
a 安静下垂位　**b** 肩甲骨面挙上30°

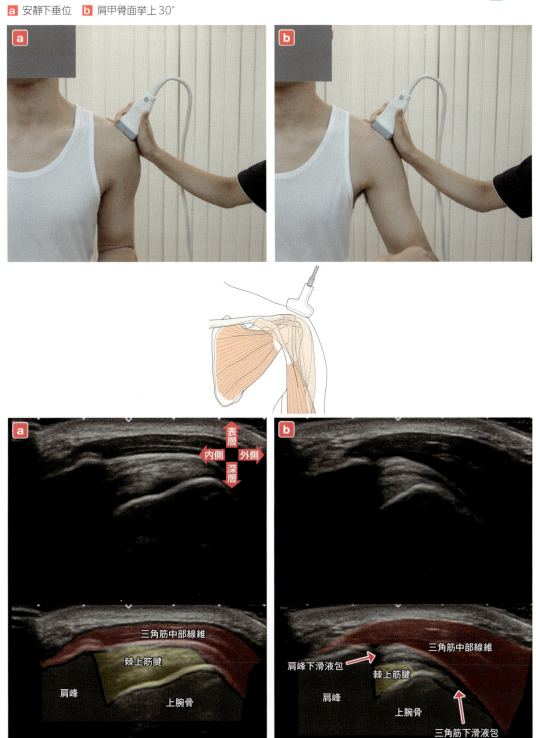

安静下垂位（**a**）から肩甲骨面挙上を30°まで行うと肩峰下滑液包が観察できる場合があります（**b**）。

肩峰近位端（図5）

　座位または背臥位にて，棘上筋腱から肩峰を近位方向にたどり，近位端を観察します。表層から皮下組織，近位に僧帽筋上部線維，遠位に肩峰近位端，深層に棘上筋が観察可能です。棘上筋の収縮により，筋腹が近位方向へ引き寄せられます。棘上筋は僧帽筋上部線維と棘上窩の形状に沿って近位方向へと引かれます。

図5　肩峰近位端での動態　　▶ 1-2
ⓐ 安静下垂位　ⓑ 肩甲骨面挙上30°

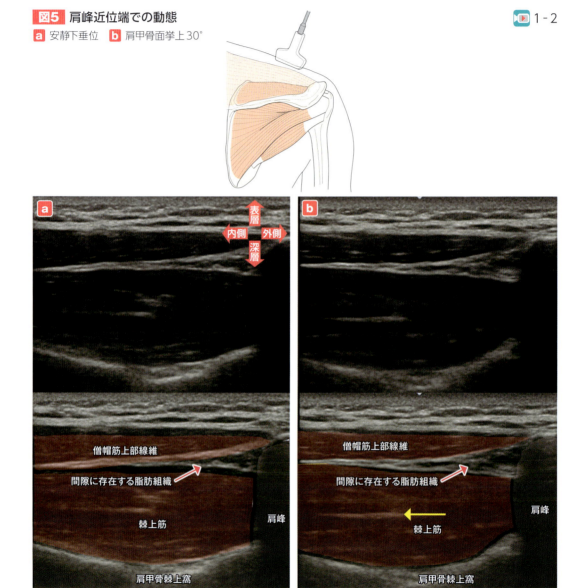

肩甲骨面挙上を安静下垂位（ⓐ）から30°まで行うと棘上筋の筋腹が近位に引きつけられる様子が観察できます（ⓑ）。

棘上窩（図6）

　座位または背臥位にて，肩峰近位端から肩甲骨上角を観察します．表層から皮下組織，僧帽筋上部線維，棘上筋の筋腹が観察可能です．肩甲骨上角を描出し，安静時から肩関節外転の自動運動を促し，動態を観察します．棘上筋の収縮により近位10％部位を中心として筋厚が増大します[10]．

図6　棘上窩での動態
a 安静下垂位　　**b** 肩甲骨面挙上30°

 1-3

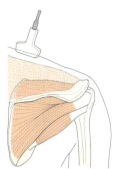

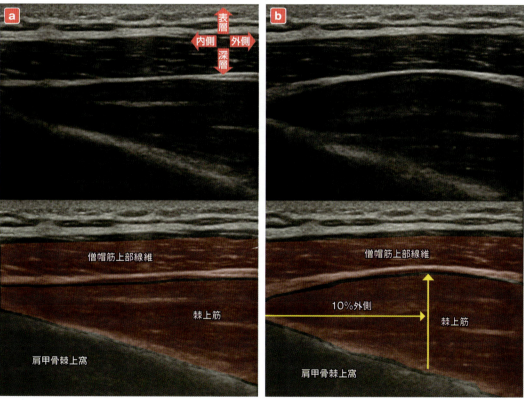

安静下垂位（**a**）から肩甲骨面挙上を30°まで行うと棘上筋腱の収縮により，上角から10％外側の部位において筋厚の増大が認められます（**b**）．

Step 3　症状による変化を知ろう

肩関節の挙上制限に出会ったら，肩前面の棘上筋腱と三角筋の滑走を評価しましょう．

診断名	左肩腱板不全断裂
症　状	夜間時疼痛　肩関節挙上時に肩甲帯挙上　頭を洗えない
評価の ポイント	☑ 肩峰下滑液包の腫脹，棘上筋腱の厚みを観察→Ⅰ肩関節肩甲骨面挙上 step1 ☑ 棘上筋の筋腱移行部の動態→Ⅰ肩関節肩甲骨面挙上 step2 筋腱移行部 ☑ 肩峰下インピンジメント→図11a
超音波画像 静の評価 動の評価	☑ 肩峰下滑液包は腫脹があり，棘上筋腱は付着部に高エコー像 ☑ 挙上する際の棘上筋と三角筋の滑走をエコー観察 ☑ 第1肢位から外転45°，内外旋の疼痛のない範囲を確認

医師からのアドバイス

腱板不全断裂の治療

腱板断裂の治療には，保存療法と手術療法があります．まずは保存療法を選択します．保存療法には，病態の教育，薬物治療，滑液包への注射による炎症症状の軽減，および運動療法があります．運動療法は，損傷の程度に合わせて，リスク管理しながら実施します．一般的に，運動療法を3カ月程度行っても改善が認められない場合，手術療法を検討することがあります．

手術後の状態を経時的に観察した研究では，腱板修復術後の超音波画像を観察すると，経時的に組織間の境界エコーが正常像に近づく傾向を認めたと報告されています[11]．このように手術部位の改善を評価することも可能です．

研究者からのアドバイス

棘上筋の腱端部を評価することは，腱の状態や疾患進行の指標として有用です．健常者の棘上筋腱端部の厚さは，6.6mm程度であることが報告されています[12]．腱障害を有する者では，健側と比較し，患側の棘上筋腱端部の腫脹（厚さの増加）が認められます[13]．

エコーによる棘上筋腱と三角筋の滑走の評価（図7）

夜間時疼痛がある場合のエコーによる肩関節前面の評価

　肩関節前上方に炎症症状があると考えられます．Step1（図4）正常例を参考として，肩関節外上方走査により棘上筋腱を観察します．

観察結果
安静時：棘上筋腱と三角筋の間に高エコー像の肩峰下滑液包と peribursal fat を観察
外転時：肩峰下での棘上筋腱の滑走不全により上腕骨大結節の引き込みが減少
　　　　挙上角度の増大に伴う三角筋の筋厚増大が減少（図7b）
　　　　挙上30°から下垂位さらに内転方向への運動時は，棘上筋腱の引き出しが減少

　観察結果から，治療アプローチとして，①棘上筋健の滑走，②上腕骨頭の上方変位，③棘上筋の収縮が必要であると考えられます．

1-4

図7 超音波による評価
a 安静時下垂位　b 肩甲骨面挙上30°

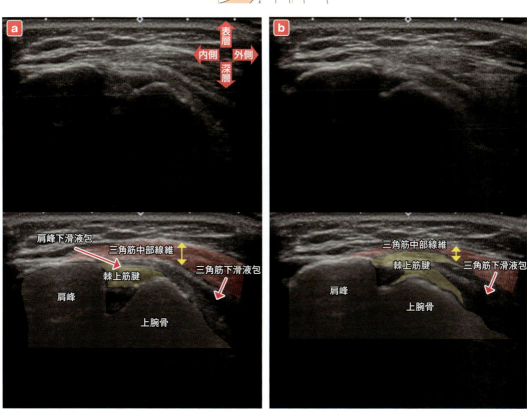

安静下垂位では，表層の三角筋と棘上筋腱の間に肥厚した肩峰下滑液包が観察できます（a）。安静下垂位（a）から軽度挙上（30°）を行うと，肩峰下における棘上筋腱の滑走が不十分であり，上腕骨大結節が肩峰下に引き込まれません（b）。結果として上腕骨大結節が肩峰に接近し，これ以上関節運動を誘導するとインピンジメントを誘発する可能性があります。この肩峰下への上腕骨大結節の引き込みの程度が運動療法を安全に誘導する手がかりとなります。

用語解説　peribursal fat

肩峰下滑液包の表層にある脂肪組織です。正常例ではわかりにくいですが，肩峰下滑液包の滑液貯留によって境界線が明確となります。

滑走改善へのアプローチ

①上腕骨の肩峰下への滑走誘導

　棘上筋，三角筋中部線維を伸張位に誘導し，わずかに収縮するように促します．挙上0〜30°付近までは烏口肩峰アーチと大結節の関係（図8）を考えながら，上腕骨の内旋外旋角度を変化させ，三角筋肩峰部と棘上筋との滑走を促します（図9）．

図8 肩関節挙上時と大結節の運動軌跡

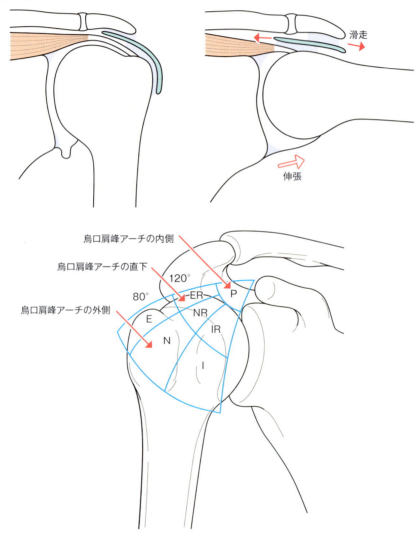

N：neutral path（中間域）
I：anterior path（内旋域）
E：posteo-lateral path（外旋域）
R：rotational glide（80〜120°）
P：post-rotational glide（120°以降）
N，I，Eのみ記載の箇所はpre-rotational glide（0〜80°）となります．
肩関節挙上時の烏口肩峰アーチに対する大結節の軌跡を7つに区分しています．

文献14）より引用

1 肩関節

　肩関節挙上時の棘上筋腱と肩峰下滑液包の滑走，大結節の軌跡を考慮し，肩峰下の円滑な運動を確認します．肩峰下の動態を評価する際に超音波画像を活用すると，肩峰下インピンジメントの一部を観察することができます（COLUMN 肩関節インピンジメントと超音波画像，p63）．
　超音波画像を用いて肩関節の内旋および外旋を制御することで，肩峰下インピンジメントのリスクを回避することができます．

図9　上腕骨の肩峰下への滑走誘導
a　安静下垂位　b　肩甲骨面挙上30°

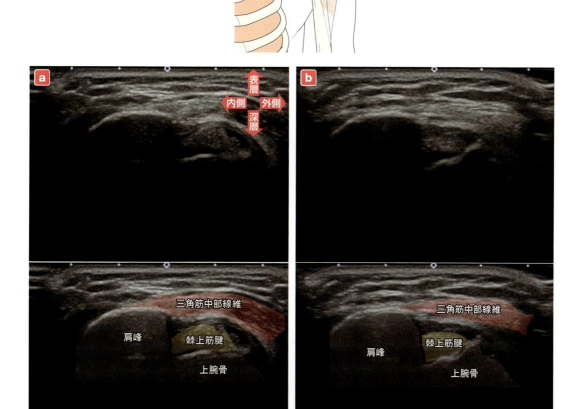

安静下垂位（a）から棘上筋や三角筋がわずかに収縮するように上腕骨の内旋・外旋角度を変化させながら，軽度挙上を行います（b）．

②上腕二頭筋の弛緩と伸張

　肩峰下に対する上腕骨頭の接近は，肩峰下滑液包および棘上筋腱への機械的な圧迫刺激となり，組織の損傷を引き起こします。上腕二頭筋長頭腱による骨頭引き下げ作用を誘導するため，肘関節屈曲を促します。肘関節屈曲の他動および自動運動を反復し，上腕骨頭を肩峰下へ誘導します（図10）。

図10 上腕二頭筋に対するアプローチ　　　1-6

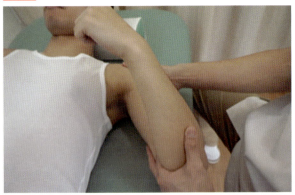
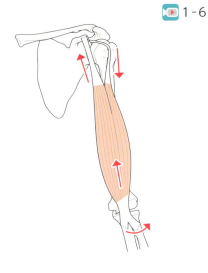

肩関節の内外旋角度を制御したうえで，肘関節の屈曲自動運動を促します。上腕二頭筋長頭腱の骨頭引き下げ作用によって，肩峰下の滑走を円滑にします。

③棘上筋の収縮を促す場合

　棘上筋の収縮は肩峰近位端（図5），棘上窩（図6）を参考として，収縮方向に誘導します。

　特に臨床現場では，肩甲帯の位置に注意が必要です。肩関節疾患を有する対象者は僧帽筋の過剰な収縮が認められます。肩甲帯の挙上や前傾などの肢位変化があり，対象ごとに弛緩位とし，近位10％の筋腹を誘導できる肢位とした後に筋収縮を促します。

棘上筋の収縮－弛緩を促す方法
1）伸長位からの等尺性収縮の促進
2）相反神経抑制を使った拮抗筋の収縮後に棘上筋の収縮を誘導
3）エコー画像で対象筋の深度を確認し，治療用超音波（深度1～3cm）を併用した自動他動運動を誘導

> **研究者からのアドバイス**
>
> 単純X線や核磁気共鳴画像（magnetic resonance imaging：MRI）検査の代替手法として，超音波診断装置による肩峰下スペースの評価が行われています。超音波画像上で，肩峰下スペースは肩峰下端と上腕骨頭の距離として表され[15]，健常者では肩峰骨頭間距離が7mm以上あることが報告されています[16]。

COLUMN 肩関節インピンジメントと超音波画像

肩関節インピンジメントは，関節外と関節内のインピンジメントに分けられ，特に関節外インピンジメントは超音波画像にて観察可能であり，肩峰下および烏口下インピンジメントの一部を観察することができます。

表1 組織間の機械的圧迫による有痛性肩障害

		部位	軟部組織	運動方向	超音波による観察
関節外インピンジメント[17]	肩峰下インピンジメント	肩峰，烏口肩峰靱帯～大結節	棘上筋および棘下筋停止部	外転 屈曲（＋内旋）	可能
	烏口下インピンジメント	烏口突起～小結節	肩甲下筋停止部	内旋 水平内転	一部可能
関節内インピンジメント[18]	インターナルインピンジメント	関節窩後上縁～大結節	棘下筋停止部 後上方関節唇	水平外転 ＋外旋	困難
	前上方インピンジメント	関節窩前上縁～小結節（結節間溝部）	上腕二頭筋長頭腱 肩甲下筋停止部 前上方関節唇	屈曲＋内旋 （＋内転）	困難

図11 腱板不全断裂の症例　　1-7, 1-8

a 肩峰下インピンジメント　　**b** 烏口下インピンジメント

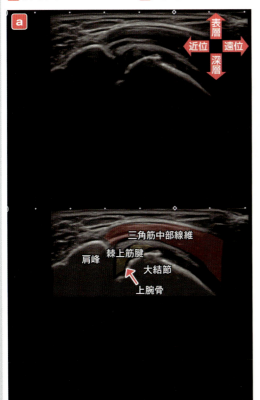 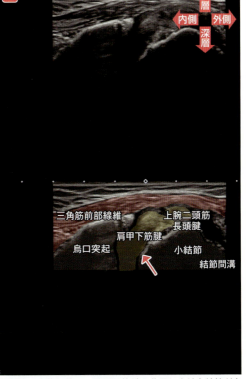

肩関節の外転に伴い，棘上筋腱の作用によって大結節が肩峰に近づきます。棘上筋腱の骨頭を押し下げる作用が不十分となり，大結節と上腕骨骨頭の間に棘上筋腱が挟まれる様子が観察されます（→）。
撮影は肩関節内外旋中間位とし，座位での上肢下垂位から外転30°までの自動運動で行いました。

肩関節の内旋に伴い，肩甲下筋腱の作用により小結節が烏口突起に近付きます。肩甲下筋腱の烏口突起下への引き込み作用が不十分となり，烏口突起と小結節の間に肩甲下筋腱が挟まれる様子が観察されます（→）。
撮影は肩関節中間位，肘90°屈曲位とし，仰臥位での内旋および外旋45°までの自動運動で行いました。

> **COLUMN** 肩関節内旋・外旋の動態

ポイント1　主動作筋の解剖

肩関節内旋および外旋は，主動作筋である肩甲下筋と棘下筋，小円筋，周囲の軟部組織に関する立体的な解剖を知ると理解しやすいです（**図12**）[19]。

図12 肩関節内旋・外旋に作用する筋と周囲の軟部組織の解剖

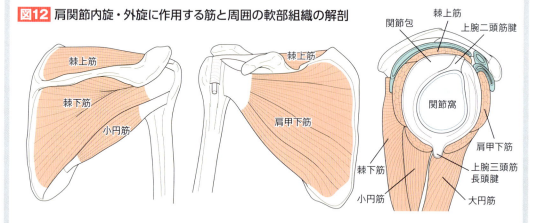

ポイント2　フォースカップルの働き

ある方向に関節を動かす筋力と，関節の運動軸を保つ筋力の組み合わせ，つまり2つ以上の筋が活動して1つの運動を遂行する機能のことをフォースカップルといいます（**図13**）。

図13 肩甲下筋と棘下筋・小円筋のフォースカップル

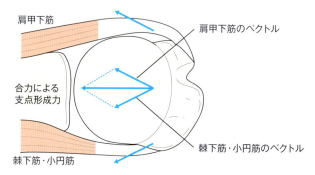

Ⅱ 肩関節内旋

Step 1 立体的に解剖を知ろう（図14）

肩甲下筋
起始 肩甲骨（肋骨面）肩甲下窩
停止 上腕骨小結節（middle facet）
舌部は小結節上部（上腕二頭筋長頭腱の後面）に停止
解剖学的特徴 肩関節前方を支持する筋で肩関節内旋，上腕骨頭を関節窩に引きつける作用があります。
下垂位では上方（腱成分が多い），外転位では斜走線維（筋線維が多い）が働きます。
多羽状筋として5筋束から起始し，第1〜4筋束は小結節，第5筋束は腱板に参加せず，小結節稜上部[20]，前下方の関節包に付着します[21]。
肩甲下筋は内旋時に前方関節包を挟み込まないように引き付けます。

三角筋前部線維
起始 鎖骨外側1/3
停止 上腕骨三角筋粗面
解剖学的特徴 肩関節屈曲に作用します。
下垂位にて外旋位にある肩関節を内旋します。

医師からのアドバイス

肩関節前面の超音波画像から読み解くこと
肩関節前面の観察により，上腕二頭筋腱の亜脱臼の有無[22]，腱周囲の低エコー像，腱の肥厚，腱板疎部および肩甲下筋腱の内外旋に伴う動態を把握することができます。特に上腕二頭筋腱の脱臼は，腱板損傷の原因となります。

図14 肩関節前面の解剖
a 背臥位における肩関節前面の解剖
b a での断面の解剖
c 肩関節前面における超音波画像
d 肩関節前面における超音波解剖

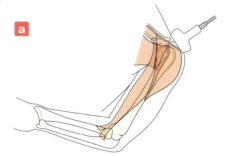

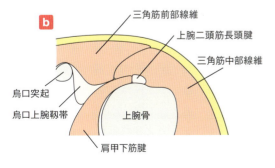

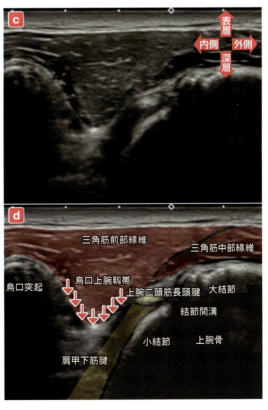

COLUMN 肩甲下筋の付着部の特徴

肩甲下筋の停止部である小結節に停止しているのは筋の尾側2/3であり，肩甲下筋腱の最頭側部1/3は小結節の上部に停止します。この停止部からさらに上外側に小さく薄い舌部（腱性組織）が上腕骨頭窩に停止します[22]。より詳細な研究では，上部が肩甲下筋の腱成分，下部は肩甲下筋の筋線維が停止することが報告されています（図15）[23]。下部は関節包と筋線維が大きく接していることがわかります。

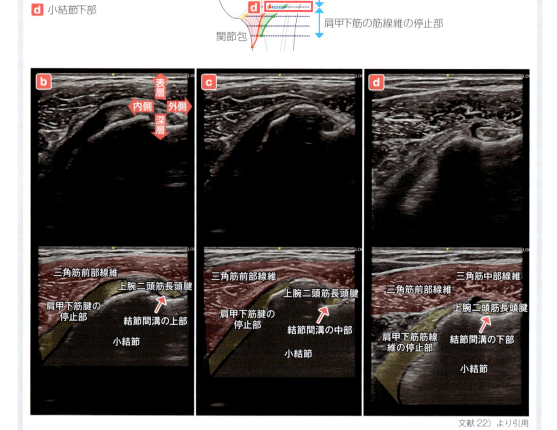

図15 肩甲下筋の停止部の解剖
a プローブの位置
b 小結節上部
c 小結節中部
d 小結節下部

文献22）より引用

下方にある第5筋束が関節包に付着する部分が多く，結節間溝付近をエコーで観察すると肩甲下筋腱の上部および舌部を映し出しています。

Step 2 動きを知ろう

肩甲下筋の動態（図16）

　肩甲下筋の作用により，上腕骨が内旋し，小結節が烏口突起下に引き込まれます。
　内旋とともに烏口上腕靱帯は弛緩し，烏口突起外側（図16a：烏口突起右側）にて折りたたまれます。肩甲下筋の下部線維は関節包が挟まれないように引きつけています。

1 肩関節

図16 肩甲下筋の動態
a 内旋位　**b** 外旋位

1-10

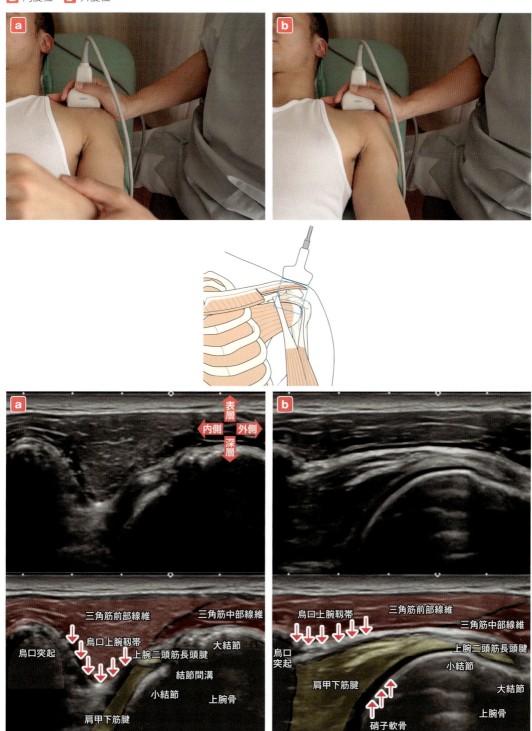

肩甲下筋の作用により，上腕骨が内旋し，小結節が烏口突起下に引き込まれます．内旋とともに烏口上腕靱帯は弛緩し，烏口突起外側で折りたたまれます（**a**）．

> **COLUMN** 実際のエコー観察　的確な評価につながるプローブの使い方

臨床現場では，プローブの当て方を工夫することで，短時間に的確な静と動の評価が可能となります．肩関節の観察は，前方と外上方走査を中心に行います．

前方は，母指にて烏口突起を触診し，母指球にて上腕骨頭の丸みを触知します．母指に沿ってプローブを当てると肩甲下筋腱の長軸像が観察できます（図17a）．

外上方は，前方の観察部位から，母指を内転し第2指に合わせ，プローブを移動させると，棘上筋腱が観察できます（図17b）．

図17　プローブの走査法
a 肩関節前方　　b 肩関節外上方

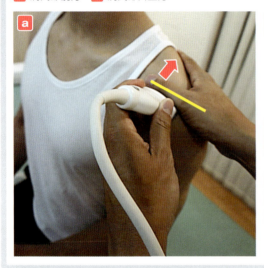
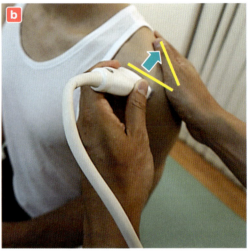

内旋時の拮抗筋動態（棘下筋）（図18）

　内旋時にフォースカップルを形成するのは，拮抗筋である外旋筋（棘下筋，小円筋）です．棘下筋は大結節に直接作用し，小円筋は関節包に付着する筋線維が存在するため（p.72），肩関節の肢位によって伸張される筋が変化します．また，肩関節肢位の影響や拮抗筋の伸張に伴い，後上方や後下方の関節包の伸張が生じます．

　超音波画像（動の評価）は，骨頭の回旋と後方組織の伸張を観察し，回旋軸の変化（obligate translation，p.70COLUMN）に注意します．

1 肩関節

図18 フォースカップルの超音波解剖
a 内旋位　b 外旋位　　1-11

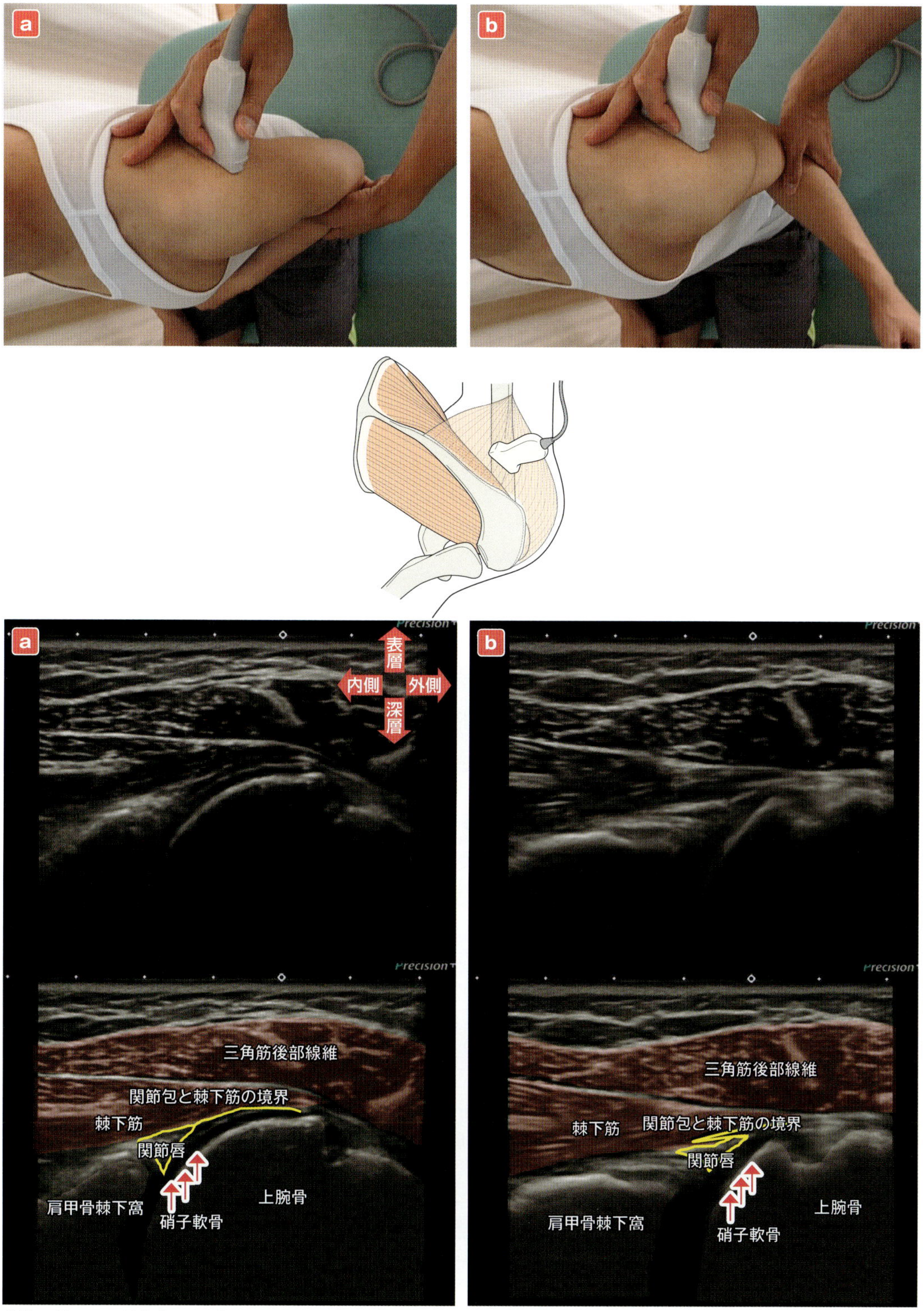

内旋に伴って，外旋筋および後方の関節包は伸張され，骨頭の回旋を安定させています（a）。

69

> **COLUMN** obligate translation

骨頭に対して後方および下方の関節包や腱板の伸張性低下を要因として骨頭が前上方に変位する状態[19]をobligate translationといいます。

正常（図19a）では，関節運動において関節包・関節上腕靱帯が伸張され，組織が緊張することで骨頭の求心力が高まり関節が安定します。拘縮が生じて伸張性が低下すると，関節包・関節上腕靱帯が過度に緊張することで，上腕骨頭の回旋中心を反対側に押し出す力（図19b）が働きます。

図19 関節運動に伴う上腕骨頭の動き

- a 正常
- b 拘縮（obligate translationの状態）
- P：上腕骨頭の回旋中心を反対側に押し出す力

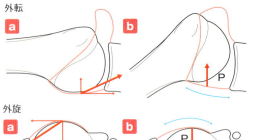

外転

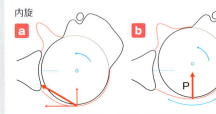

内旋

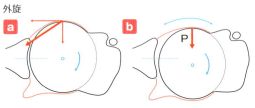

外旋

Step 3 症状による変化を知ろう（図20）

内旋時に上腕骨頭が前面に突出したときは，烏口突起周囲の滑り込みを確認しましょう。

診断名	肩関節周囲炎
症　状	反対の腕を洗おうとすると前面に疼痛がある（内旋40°，外旋40°）

 医師からのアドバイス

肩関節疾患の前面における診断
肩関節周囲炎は，腱板を含む軟部組織の炎症と拘縮が治療対象となります。エコーによる前面の観察では，烏口突起に対する上腕骨頭の位置が前方に出るobligate translationを観察できます。内旋位にて伸展が制限された棘下筋により，骨頭が前方に押し出されることによって生じます。実際には，後方組織や他の部位と比較することで，腱板のどの部分に問題があるか判断します。

評価の ポイント	☑ 上腕骨の回旋軸（obligate translationの状態）→COLUMN obligate translation ☑ 肩甲下筋および筋腱移行部の動態→Ⅱ肩関節内旋 step2 肩甲下筋の動態
超音波画像 静の評価 動の評価	☑ 烏口突起に対して，上腕骨頭が前面に突出（前方へのobligate translation） ☑ 肩関節の内旋時に，肩甲下筋は烏口突起方向へ張力伝達される様子を観察

1 肩関節

図20 肩関節周囲炎の評価
a 内旋位　b 外旋位

1-12

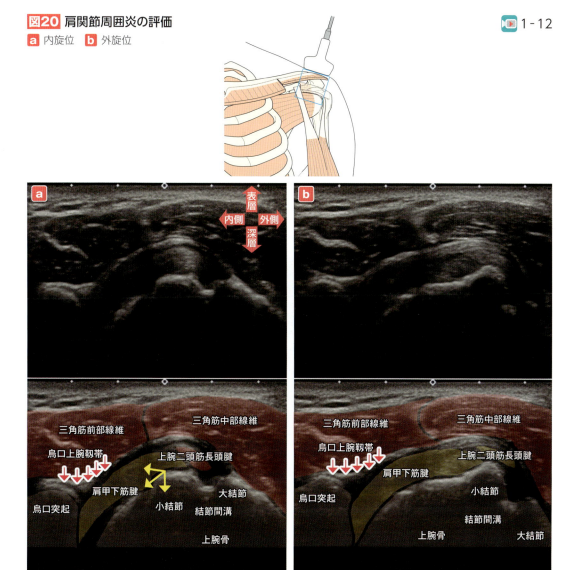

　安静時には，結節間溝が烏口突起より前方へ突出した状態が認められます。内旋すると，骨頭の回旋に伴って肩甲下筋が前方へ押し出されます。関節窩への求心性ベクトルではなく，小結節が烏口突起の方向に向かうベクトルが作用します（図20a）。外旋に伴い肩甲下筋腱が引き出されますが，烏口上腕靱帯の伸張が不十分な動態が観察されます（図20b）。

　臨床現場では，超音波画像の観察によって，上記の要因をobligate translation（図19）の可能性と考える場合が多いです。しかし，肩甲帯の前傾が出現する可能性があることを考慮する必要があります。

上腕骨頭の回旋を一定にするアプローチ（図21）

肩甲下筋の収縮弛緩による滑走と外旋筋の伸張性に着目しましょう。
①肩甲下筋の滑走
上腕骨と骨頭を触知し，回旋に合わせて，烏口突起下へ肩甲下筋を潜り込ませます。同時に後面組織の伸張性を確認しましょう。
②烏口上腕靱帯の伸張
外旋とともに骨頭を回旋し，烏口上腕靱帯を伸張し，上腕骨頭の前方に突出する方向への移動を制御しましょう。

図21 上腕骨頭の回旋に対するアプローチ

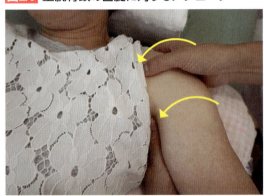
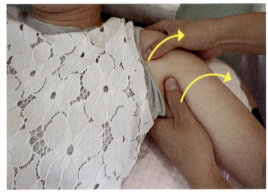

Ⅲ 肩関節外旋

Step 1 立体的に解剖を知ろう（図22）

棘下筋
- **起始** 横走線維：肩甲棘下面に起始し背側を横走する線維
  斜走線維：肩甲骨棘下窩に起始し腹側を斜上走する線維
- **停止** 大結節（middle facet），関節包
- **解剖学的特徴** 大部分が大結節後方部へと停止し，上部と下部は停止腱の皮膚側面に終わる筋腹があります。筋収縮による張力は大結節に直接作用して上腕骨頭の関節窩への求心性を高めています。

小円筋
- **起始** 上部筋束：肩甲骨外側縁下背側
  下部筋束：肩甲骨背側，棘下筋との間にある腱性の筋膜組織状の中隔
- **停止** 上部筋束：上腕骨大結節後縁下部
  下部筋束：上腕骨外科頸に線状に停止，関節包
- **解剖学的特徴** 停止部付近の筋線維が直接関節包に付着し，外旋に伴う後下方部の関節包の挟み込みを防いでいます[25]。

三角筋後部線維
- **起始** 肩甲棘の下縁
- **停止** 上腕骨三角筋粗面
- **解剖学的特徴** 三角筋後部線維の作用は，肩関節伸展，内転です。肩関節が内旋位にあるときには，外旋に作用します。

1 肩関節

医師からのアドバイス

棘下筋と小円筋の観察
肩関節後面は，棘下筋と小円筋の観察が可能です．長軸像ではそれぞれの筋の動態，短軸像では棘下筋と小円筋の肢位による働きの違いを観察します．特に，三角筋と棘下筋，および小円筋の間にある筋膜は拘縮の原因になる可能性があり，観察時重要となります．

図22 肩関節後面の解剖
a プローブ伝達
b aでの断面の解剖
c 肩甲上腕関節付近の超音波画像
d 肩甲上腕関節付近の超音波解剖

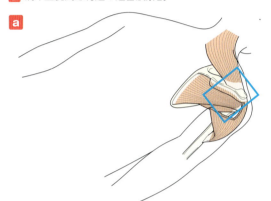

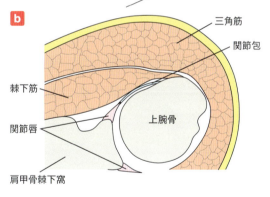

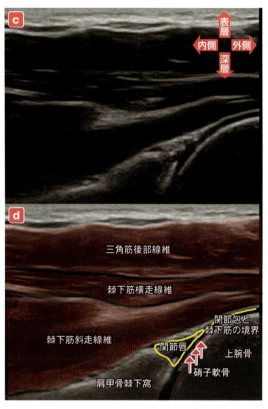

Step 2 動きを知ろう

肩関節後面（第1肢位）（図23）

　外旋時，棘下筋の作用により，上腕骨頭は求心位を保ち回旋します（図23）．
　棘下筋の張力伝達作用によって，上腕骨頭を近位および前方（図23b）へ引きつけられます．三角筋後部線維は通常収縮はわずかであり動態は観察できません．しかし，外旋最終域において収縮が強くなるとき，最大内旋位（図23a）から外旋する（図23b）ときに収縮する動態を観察できます．

73

図23 第1肢位における棘下筋の動態
a 内旋位　b 外旋位

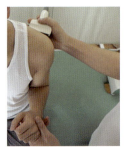
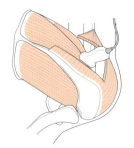
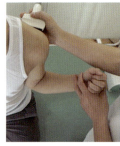
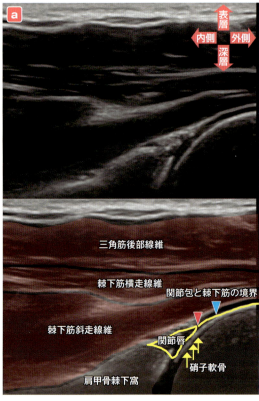
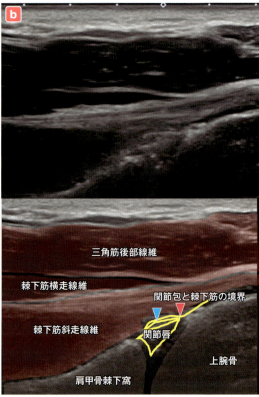

肩関節後面（第3肢位）（図24）

　第3肢位では，小円筋が主として肩関節外旋筋として働きます．表層から三角筋後部線維，小円筋があり，上腕三頭筋長頭の起始部（関節下結節部）と腱成分を観察することができます（図24a）．内旋位からの外旋運動では，小円筋の作用により上腕骨頭の回旋が観察され，最終域では三角筋後部線維も筋厚が増大します．また，関節唇周囲では，関節包が関節唇の表層へ滑走する様子を観察することができます（図24b）．

1 肩関節

図24 第3肢位における小円筋の動態   1-15
a 内旋位　b 外旋位

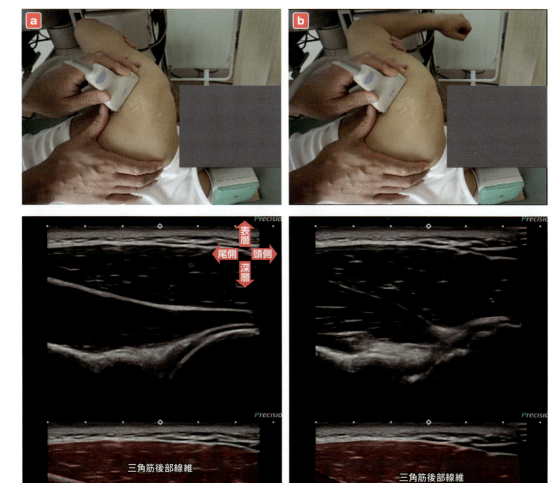

肩甲骨棘下窩（図25）

　棘下筋斜走部の付着部である肩甲骨内側縁では，棘下筋の筋厚が増大します。内旋位（図25a）から外旋（図25b）を行うと，運動初期から棘下筋の収縮が観察されます。

図25 肩甲骨内側縁における棘下筋の動態
a 内旋位 　**b** 外旋位

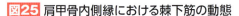

▶ 1-16

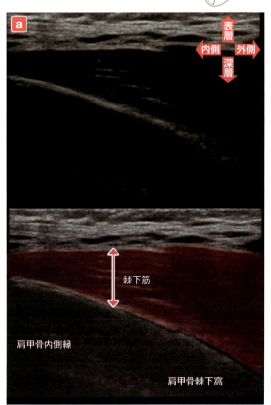
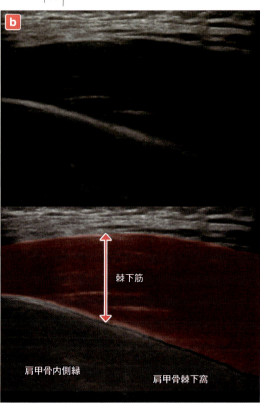

Step 3 症状による変化を知ろう（図26）

肩関節後面の疼痛の治療を行う際は，肩後面の三角筋と小円筋の滑走を確認しましょう。

診断名	右肩関節周囲炎
症　状	車の後部座席の物を取るときに肩の後面に疼痛がある

🗨 医師からのアドバイス

肢位別の腱板の働き
肩関節における腱板の動態は，肩関節の運動方向によって動態が異なります。外旋に関しては，第1肢位では棘下筋，第3肢位では小円筋が主として働きます。エコーで観察する際は，ターゲットになる腱板の動態を把握し，他の筋や筋膜などの軟部組織と滑走ができているかを評価します。

1 肩関節

評価の ポイント	☑ 棘下筋と三角筋後部線維の滑走→Ⅲ肩関節外旋step2 ☑ 後方関節包の動態→Ⅲ肩関節外旋step2
超音波画像 静の評価 動の評価	☑ 三角筋，棘下筋，小円筋とも筋輝度が高く，非収縮性組織の割合が増大 ☑ 第3肢位では，三角筋後部線維が運動初期から収縮し，小円筋の収縮を圧迫 ☑ 小円筋の収縮不全は，関節唇周囲の関節包の折り返しの減少を引き起こす

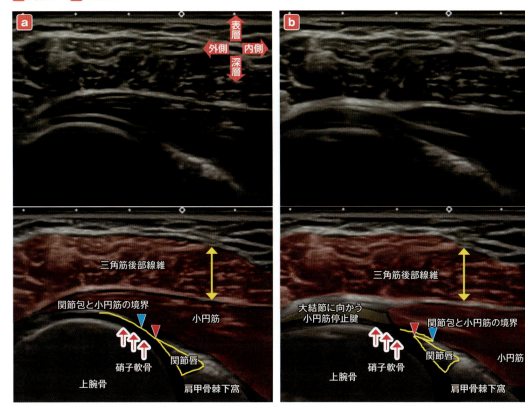

図26 肩関節周囲炎患者における右肩関節後面の動態（長軸像）　▶ 1-17
a 内旋位　b 外旋位

　安静時は，三角筋，小円筋ともに筋輝度が高く，非収縮性組織の増大が考えられます（図26a）。外旋時は，小円筋の滑走と三角筋後部線維が同時に収縮し，小円筋の収縮が圧迫されます（図26b）。小円筋の収縮不全により，関節唇周囲の関節包の起始部方向への折りたたむような動態が減少している様子が観察されます（図26a，b）。

小円筋の滑走を改善するアプローチ

①三角筋後部線維プレスアウトストレッチ
　三角筋後部線維を抑制し，小円筋の十分な伸張と軽微な収縮を反復します（図27）。

②小円筋の収縮方向への誘導
　外旋時，小円筋は腹側へ移動する[26]とされます。側臥位において第3肢位の内旋位とすることで小円筋が前方へ移動するように開始肢位を設定します。内旋位から外旋を促し，小円筋の収縮を反復します（図27）。

図27 第3肢位での小円筋滑走を改善するアプローチ　　▶ 1-18

a 安静時　**b** 誘導時

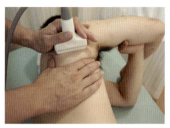
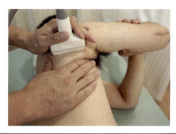
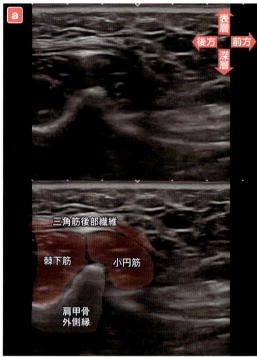
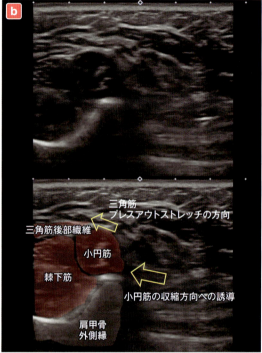

症例での治療効果をみてみよう

症例1

70歳代，女性

診断名 左腱板不全断裂
症状 転倒し左肩を強打。内旋時に前面に疼痛，後ろに手を回すと前面に疼痛出現

超音波画像による観察（図28） 安静時に烏口突起に対する上腕骨の位置が画面上方（前方）にあります（**図28a**）。肩峰下滑液包の腫脹および烏口上腕靱帯の弛緩が不十分となり，内旋時に肩甲下筋腱と烏口突起間に肩峰下滑液包が挟まれるように腫脹部分が大きくなります。三角筋中・前部線維と肩甲下筋が同時に滑走します（**図28a**）。

医師からのアドバイス

この症例では，エコーで観察された肩峰下滑液包の腫脹は，肩甲下筋腱舌部の損傷の疑いがあります。関節包内にも腫脹が認められる場合，腱板完全断裂の可能性が考えられます。肩甲下筋への負担になる烏口下インピンジメントを軽減する治療アプローチが必要です。

1 肩関節

 研究者からのアドバイス

腱板筋の萎縮や脂肪浸潤は超音波画像上での筋断面積やエコー輝度を用いてそれぞれ評価することが可能です[27]。腱板筋の萎縮や脂肪浸潤は，肩関節機能の低下や腱修復後の再断裂につながるため注意すべき特徴です[28]。

図28 症例1の超音波による評価（治療前）　1-19
a 内旋位　b 外旋位

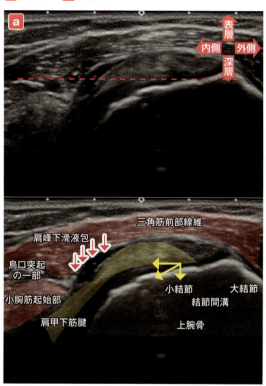
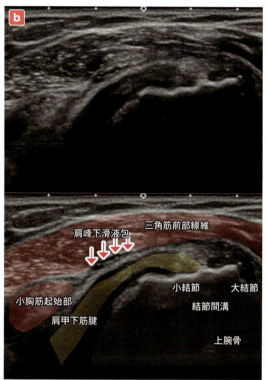

肩峰下滑液包の腫脹 (a, b, →) と烏口下インピンジメントが観察できます (a)。烏口突起に対して上腕骨頭が前方へ突出し，obligate translation が認められます (a 上段の破線)。内旋時に肩甲下筋の張力は小結節を烏口突起に近づけるように作用しています (a, ⇒)。

図29 肩関節内外旋に対するアプローチ　1-13
a 内旋位　b 外旋位

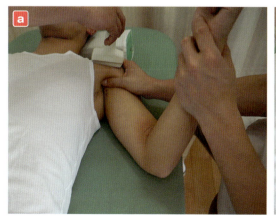
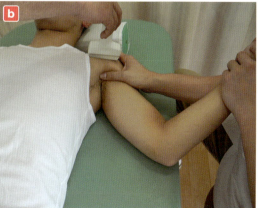

図30 治療前後での肩関節内旋における超音波画像の比較　　　▶ 1-19, 1-20
a 治療前　**b** 治療後（3カ月後）

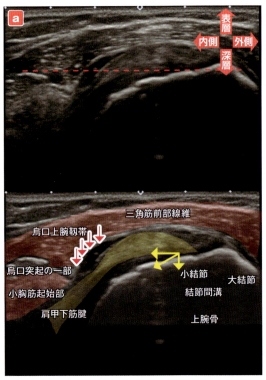
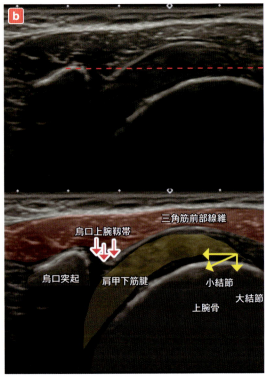

安静時の烏口突起に対する上腕骨の位置が後方に改善し（**a, b**上段），肩峰下滑液包の腫脹は減少しました（**b**）。内旋時に肩甲下筋腱が烏口突起下に引き込まれ，烏口上腕靱帯が弛緩します。三角筋と肩甲下筋腱の滑走は一部改善しています。肩峰下滑液包の腫脹が改善し，筋の滑り込みが改善しています。

症例2

50歳代，女性
診断名 左肩関節周囲炎
症状 後ろに手を伸ばすときに疼痛が出現し受診，車の後部座席の物を取ろうとすると後面に疼痛

超音波画像による観察 側臥位とし，第3肢位にて安静時の観察を行います。肩関節後面は，三角筋，小円筋ともに高エコー像であり，非収縮性組織の増大が認められます。第3肢位での外旋時は，三角筋後部線維が先行して収縮し，小円筋の収縮不全が認められます。小円筋の関節包を引きつける作用が減少しています。

 医師からのアドバイス

エコーで観察された小円筋の滑走不全は，棘下筋と小円筋の間にある筋膜の滑走不全が原因となることがあります。運動療法によって肩関節肢位の違いを観察し，それぞれの筋の働きが円滑か，運動療法によって変化が認められるか観察する必要があります（**図31**）。

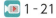

図31 症例2の超音波による評価（治療前）　　1-21
ⓐ 内旋位　ⓑ 外旋位

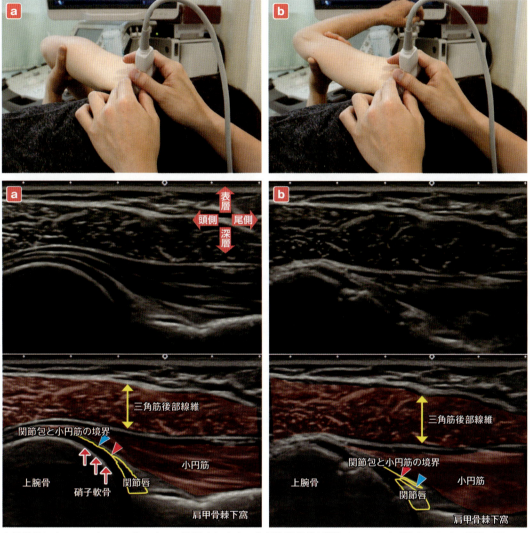

安静肢位において，高エコー像であり，筋輝度も高く，非収縮性組織が増加していると考えられます．動態に関して，肩関節第3肢位での内旋位から外旋への自動運動では，小円筋に先行して三角筋後部線維が収縮します（**a**）．外旋運動による関節唇周囲の関節包は，折りたたむような動きが少なく，外旋の制限因子となっています（**b**）．

運動療法

　エコー観察から，第3肢位での外旋時の三角筋後部線維の過剰な収縮により，関節運動の軸が変位していると考えました．

　問題点としては，①三角筋後部線維の過剰な収縮，②関節唇周囲の関節包の滑走不全，③外旋関節可動域制限が挙げられ，①から優先的にアプローチを行いました．

図32 治療前後での肩関節外旋における超音波画像の比較　　▶ 1-21，1-22
a 治療前
b 治療後（1週間後）

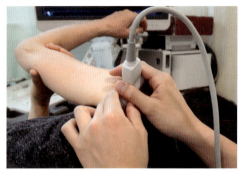

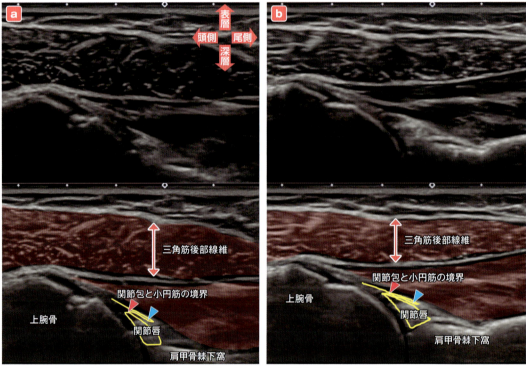

小円筋が先行して収縮し，上腕骨頭の回旋が円滑に行われます。関節唇周囲の関節包が折りたたまれる様子が観察できます（**b**）。

肩関節の運動療法の注意点

臨床現場では，超音波画像（動の評価）と肩関節の外旋を誘導する際は，以下の内容に注意しています。

①他の筋（特に三角筋）の収縮が過剰

肩関節，肩甲帯の肢位により，対象でない筋が過剰に収縮してしまいます。症例2では，肩関節第3肢位の屈曲角度を90°より減じて運動を開始し，徐々に90°へと屈曲角度を変化させます。

②疼痛が出現する肢位

疼痛は日によって出現する場合があります。また，「疼痛が出現しそうな感じ」の訴えとともに防御性収縮が生じます。症例2では，日によって肩関節第3肢位が取れず，第1肢位から徐々に関節角度を調整することもありました。

文献

1) Kahle VW, ほか：解剖学アトラス第3版．越智淳三（訳），文光堂，p58-59，1990．
2) 筒井廣明，ほか：肩関節の安定化機構．肩関節，15：13-17，1991．
3) 皆川洋至，ほか：腱板を構成する筋の筋内腱 - 筋外腱移行形態について．肩関節，20：103-109，1996．
4) Clark JM, et al：Tendons, ligaments, and capsule of the rotator cuff. Gross and microscopic anatomy. J Bone Joint Surg Am, 74：713-725，1992．
5) 井樋栄二，ほか：棘上筋腱前方 1/3（anterior tendinous band）の働き．日本整形外科學會雜誌，71：S161，1997．
6) 木下直己，ほか：肩関節筋骨格モデルを用いた腱板断裂時における上腕挙上筋力の推定．バイオメカニズム学会誌，38：143-149，2014．
7) 神島保：超音波画像診断装置の特性版．理学療法，2014．
8) 建道寿教，ほか：Open MRIを用いた肩甲骨面での肩甲骨・肩甲上腕関節の動態解析．肩関節，24：259-264，2000．
9) 高橋美沙，ほか：棘上筋トレーニングが棘上筋筋厚に及ぼす効果．理学療法学 Supplement，2012；48102030-48102030，2013．
10) Katthagen Bernd-Dietrich：Ultrasonography of the shoulder: technique, anatomy, pathology, p8, Thieme Medical Pub, 1990．
11) 村上成道，ほか：MRI、超音波検査による術後腱板の経時的評価．肩関節，27：237-240，2003．
12) Jan MB, et al：Tendon thickness and depth from skin for supraspinatus, common wrist and finger extensors, patellar and achilles tendons: ultrasonography study of healthy subjects. Physiotherapy. 89(6): 375-383, 2003.
13) Joensen J, et al：Increased palpation tenderness and muscle strength deficit in the prediction of tendon hypertrophy in symptomatic unilateral shoulder tendinopathy: an ultrasonographic study. Physiotherapy. 95(2): 83-93, 2009.
14) 信原克哉：肩－その機能と臨床，第2版．医学書院，1987．
15) Desmeules F, et al：Acromio-humeral distance variation measured by ultrasonography and its association with the outcome of rehabilitation for shoulder impingement syndrome. Clin J Sport Med. 14(4): 197-205, 2004.
16) Seitz AL, et al：Ultrasonographic measures of subacromial space in patients with rotator cuff disease: a systematic review. J Clin Ultrasound. 39(3): 146-154, 2011.
17) CHARLES S NEER II：Anterior acromioplasty for the chronic impingement syndrome in the shoulder: a preliminary report, JBJS, 54：41-50，1972．
18) Walch G, et al：Impingement of the deep surface of the supraspinatus tendon on the posterosuperior glenoid rim: an arthroscopic study. Journal of shoulder and elbow surgery. 1: 238-245, 1992.
19) Kahle VW, ほか：解剖学アトラス第3版．越智淳三訳，p70-71，文光堂，1990．
20) 高濱 照，ほか：肩関節疾患に対する理学療法：-機能解剖と臨床応用．理学療法学，40：269-272，2013．
21) Allen GM：Shoulder ultrasound imaging-integrating anatomy, biomechanics and disease processes. Eur J Radiol, 68：137-146，2008．
22) Lee C. J., et al：The relationship of the anterior articular capsule to the adjacent subscapularis: An anatomic and histological study. Orthopaedics & Traumatology: Surgery & Research, 103：1265-1269, 2017.
23) 望月智之：1．肩関節の解剖の新知見：腱板筋群の構造と停止部の新しい解剖知見．別冊整形外科，29：7-11，2010．
24) 福吉正樹，ほか：肩甲上腕関節の拘縮からみた肩関節インピンジメント症候群に対する運動療法：その評価と治療のコツ．臨床スポーツ医学，30：467-472，2013．
25) 林 典雄，ほか：後方腱板（棘下筋・小円筋）と肩関節包との結合様式について．理学療法学，23：522-527，1996．
26) 工藤慎太郎：運動療法の「なぜ」がわかる超音波解剖：Web 動画付版，p44-45，医学書院，2014．
27) Khoury V, et al：Atrophy and fatty infiltration of the supraspinatus muscle: sonography versus MRI. AJR Am J Roentgenol. 190(4): 1105-1111, 2008.
28) Gladstone JN, et al：Fatty infiltration and atrophy of the rotator cuff do not improve after rotator cuff repair and correlate with poor functional outcome. Am J Sports Med. 35(5): 719-728, 2007.

第 2 章 部位に特有の症状と効果的なアプローチ　超音波解剖に基づく静態と動態

2 腰部

腰部の運動療法を効果的にする3step

　われわれが行う動作は，そのほとんどが抗重力の状態にあり，姿勢保持の中心となるのは身体重心（center of gravity）が存在する腰部から骨盤帯です。特に腰椎は，胸椎のように肋骨に囲まれた胸郭による支持がなく，骨格筋と胸腰筋膜など非収縮性組織のバランスによって保持されています。

　この腰部の問題となるのが腰痛です。平成28年度の厚生労働省の国民生活基礎調査[1]によると，生活に影響を及ぼす疾患の1位と報告され，有訴率は男性1位，女性2位であり，運動療法の対象となる可能性が高い疾患です。腰痛は，生涯発生率が84％であり，かつ，初回の腰痛以降44〜78％が再発を経験するとされています[2]。腰痛に対する運動療法は，腰部の安定性がどのように変化しているのかを把握することが重要です。

　腰部は，骨格筋の形態，機能から，腹筋群と腰部固有背筋に大別されます（図1a〜c）。腹筋群は，表層から外腹斜筋，内腹斜筋，腹横筋があり，内腹斜筋と腹横筋が胸腰筋膜を介して腰部の安定化に関与しています（図1b）。腰痛によって腹横筋の筋厚が選択的に低下[3]するとされ，超音波画像にて観察する必要があります。また，腰部固有背筋は，多裂筋を中心に後方靱帯系システムとともに脊柱後方の安定性に関与しています。

　ここでは，この2つの筋群を中心に，腰部の安定化の仕組みについて超音波画像を用いて観察し，運動療法の方法について考察します。

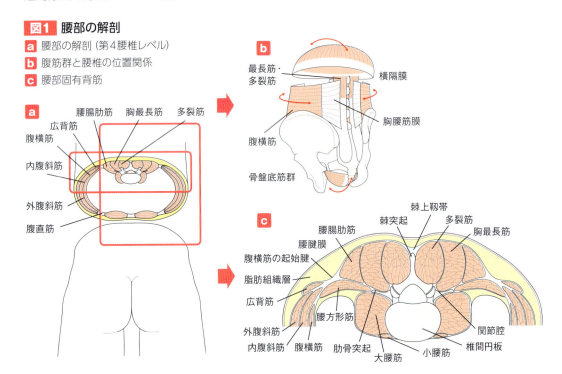

図1 腰部の解剖
a 腰部の解剖（第4腰椎レベル）
b 腹筋群と腰椎の位置関係
c 腰部固有背筋

Step 1 立体的に解剖を知ろう

腰部後面（図2, 3）

腰部後面の筋は，脊柱を中心に，内側深層と外側浅層に分けて解剖学的特徴を把握します。

多裂筋
- 起始 腰椎棘突起，横突起
- 停止 腰椎副突起，仙骨後面，上後腸骨棘
- 作用 両側性：腰椎伸展，一側性：反対側への回旋
- 解剖学的特徴 多裂筋は，脊柱を中心に内側深層にあります。脊柱棘突起と横突起の間にあり，腰部から頸部まで存在し，腰部で最も筋腹が大きくなります。下位腰椎，仙骨位置では胸腰筋膜の直下に多裂筋の筋腹が認められます。

胸最長筋
- 起始 第2〜5腰椎棘突起，腸骨稜，仙骨後面，胸腰筋膜（腰腸肋筋共通の起始腱）
- 停止 全胸椎横突起，第1〜5腰椎肋骨突起および副突起，第3〜12肋骨
- 作用 両側性：体幹の伸展，一側性：同側への側屈，回旋
- 解剖学的特徴 胸最長筋は，多裂筋の外側にあります。最長筋は腰部・胸部・頸部の3つに分けられますが，境界は不明瞭です。最長筋の筋腹は下位胸椎から上位腰椎付近において厚くなります。筋の停止部は，内側は横突起，外側は肋骨にあり，脊椎と胸郭の運動に関与します。

腰腸肋筋
- 起始 腸骨稜，仙骨，上後腸骨棘，胸腰筋膜（胸最長筋共通の起始腱）
- 停止 第4〜12肋骨
- 作用 両側性：体幹の伸展，一側性：同側への側屈，回旋
- 解剖学的特徴 腰腸肋筋は，さらに胸最長筋の外側にあり，腰部・胸部・頸部の3つに分けられますが，境界は不明瞭です。上位腰椎部分で最も筋厚が大きくなります。停止部は肋骨にあり，胸最長筋とともに肋骨を引き下げる作用があります。

医師からのアドバイス

観察すべき組織①

腰部の後面では，多裂筋，脊柱起立筋の観察が可能です。これらの筋は，加齢や疾患によって萎縮したり，筋組織の脂肪変性によりエコー輝度が変化します。超音波画像によってこれらの変化を把握することで動態を理解することにつながります。

図2 第4腰椎レベルの超音波解剖の比較（短軸）
a 健常成人男性（30歳代）　**b** 腰部脊柱管狭窄症術後（80歳代）

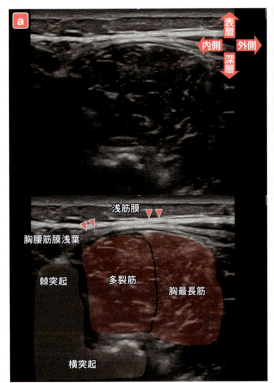
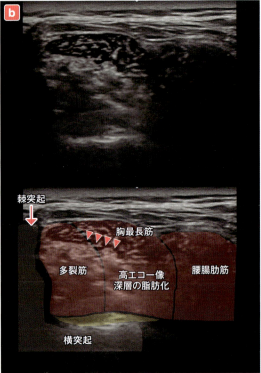
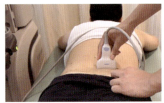

腰部術後の画像（**b**）では，多裂筋の筋厚低下に加え，深層において加齢に伴う脂肪浸潤が生じ，高エコー像となっています。

図3 第4腰椎レベルでの解剖（背部）
a 横断面　b 超音波画像　c 超音波解剖

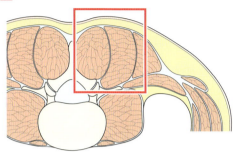

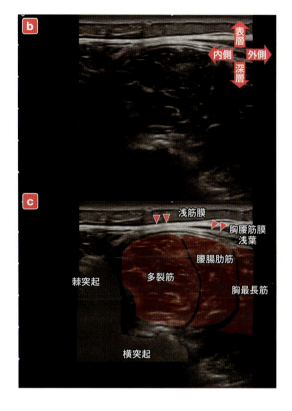

多裂筋には，回旋筋が含まれます（b, c）。

体幹側面（図4）

体幹側面は，表層から外腹斜筋，内腹斜筋，腹横筋の順に解剖学的特徴を把握します。

腹横筋
起始 第7〜12肋骨の内面，腸骨稜の内唇，鼠径靱帯，胸腰筋膜（深葉）
停止 腹直筋鞘を介して白線
作用 胸腰筋膜を引き緊張を高める（腹圧の調整）
解剖学的特徴 腹横筋の筋線維は，起始部から横走します。内腹斜筋とともに胸腰筋膜から起始し，腹圧を高める作用があります。また，横隔膜と腱成分を介して筋連結しており，収縮によって横隔膜を押し上げ，呼気を行います。

内腹斜筋
起始 鼠径靱帯，腸骨稜の中間線，胸腰筋膜（深葉）
停止 第10〜12肋骨下縁，腹直筋鞘を介して白線
作用 両側性：体幹屈曲，胸腰筋膜を引き緊張を高める（腹圧の調整）
解剖学的特徴 内腹斜筋の筋線維は，下後方から前上方へ走行します。起始部から停止部にかけて面上に広がる形状をしています。腰椎の肋骨突起から続く胸腰筋膜からも起始し，内腹斜筋の収縮による胸腰筋膜の張力を腰椎に伝達する作用があります。

外腹斜筋
起始 第5〜12肋骨の外側面
停止 腸骨稜の外唇，鼠径靱帯，腹直筋鞘を介して白線
作用 両側性：体幹屈曲，一側性：反対側への回旋
解剖学的特徴 外腹斜筋の筋線維は，下位肋骨の起始部の外側後上方から内側下前方へ走行します。起始部から臍レベルにて筋腹は大きくなります。起始部の側方（第5〜9肋骨）では広背筋と前方（第10〜12肋骨）では前鋸筋と筋連結しています。

医師からのアドバイス

観察すべき組織②
体幹側面の筋群の観察によって，腹斜筋群および腹横筋を観察することが重要です．運動療法を効果的に進めるために，表層から深層への筋の形態，その働きを把握することで，選択的に腹横筋の運動を促すことが可能になります．

図4 第4腰椎レベルでの解剖（背外側部）
a 横断面 **b** 超音波画像 **c** 超音波解剖

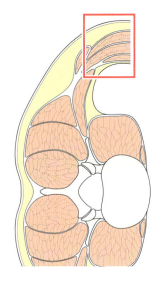
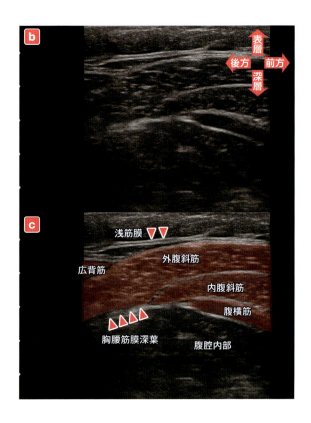

　脊柱の安定化機構[4]には，後部靱帯系システム（posterior ligament system：PLS）および腹腔内圧（intra-abdominal pressure：IAP）メカニズムがあります．

　PLSは，脊柱周囲にある棘上帯，棘間帯，脊柱関節突起関節包，胸腰筋膜を包括したもの[4]を指します．これらの非収縮性組織は，伸張されたときに力を伝達することができます．後部靱帯の伸張に関与するのは，胸腰筋膜の深葉に付着する腹横筋と内腹斜筋による能動的関与（図5），脊柱屈曲運動による受動的関与，脊柱起立筋と胸腰筋膜の付着による水圧ポンプ作用の3つがあります．

　また，IAPは，腹横筋や内外腹斜筋が腹直筋鞘を引くことで内臓を圧迫し，横隔膜と骨盤間の内圧を高めることを表します．内圧に関与する筋は，腹腔を構成する腹横筋，内・外腹斜筋などの同時収縮で増加し，腰椎の支持性に貢献します．IAPは，脊柱に強い伸展モーメントが加わる運動の際に不随意で上昇するとされており，日常生活動作からスポーツ動作まで，腰部に関する障害予防の観点から重要な因子です．

　超音波画像で確認できるのは，これらメカニズムに関連する筋の動態です．続くStep 2では，

後面の内側深層にある下肢伸展時の多裂筋，および腹腔内圧を上昇させる腹筋群（腹横筋，内腹斜筋）の動態に焦点を絞り，解説します。

図5 胸腰筋膜の自動的役割
a 胸腰筋膜に加わる張力　b 胸腰筋膜の構造

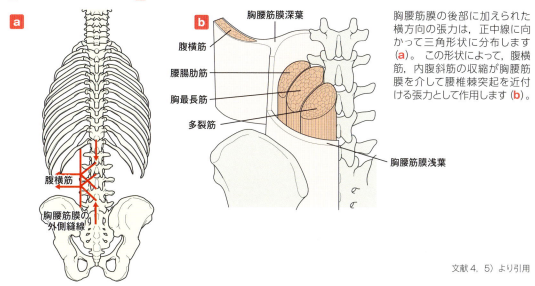

胸腰筋膜の後部に加えられた横方向の張力は，正中線に向かって三角形状に分布します（a）。この形状によって，腹横筋，内腹斜筋の収縮が胸腰筋膜を介して腰椎棘突起を近付ける張力として作用します（b）。

文献4, 5）より引用

> **研究者からのアドバイス**
>
> 腰痛によって，体幹筋群のなかでも特に腰部多裂筋が筋萎縮や筋内脂肪浸潤の増加を生じやすいとする研究が多く報告されています。

COLUMN　臨床に役立つ研究

　腰痛と腰部固有背筋に関する画像所見に関するレビューでは，骨格筋の変性は，①筋の大きさの減少，②画像の放射線密度（radiographic density）の減少，③脂肪浸潤の増加の3つの徴候が主なものとされています[6]。腰部術後患者に対する運動介入の後ろ向き研究[7]では，術後介入を行った患者は，脂肪化を伴う多裂筋の萎縮が減少していました。一方，介入できなかった症例は脂肪化と筋萎縮が進行しました（図6）。

図6 多裂筋の脂肪化

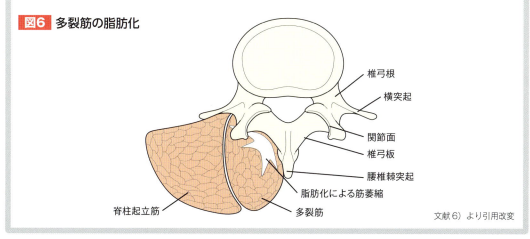

文献6）より引用改変

> **用語解説** radiographic density
>
> radiographic densityは，コンピューター断層撮影（computed tomography：CT）によって測定されるmuscle density（骨格筋密度）を示します[7]。筋線維の密度を評価するためにHounsfield unit（HU）が使用され，CT値とよばれています。CT値は水が0，空気が−1,000に設定された条件下で，CT撮影された組織の密度を，原点となる水に対する相対値として表現しています。例えば，水に浮かぶ油をイメージすると，脂肪組織は0よりも低いマイナスの値を示し，骨などの硬い組織では高いCT値を示します。

Step 2　動きを知ろう

腰部後面（PLSと筋の動態）

　腰椎に対して伸展方向の作用をもつ多裂筋を観察します。多裂筋は腰椎の近傍に付着し，張力伝達に重要な腰椎の安定性に関与していると考えられます。

股関節伸展による多裂筋の動態

2-1

　股関節の伸展に伴う腰部固有背筋（多裂筋）は，脊柱の安定化に重要です。

　超音波画像では，大殿筋レベル，上後腸骨棘レベル，第4腰椎レベル，第3腰椎レベルにおいて観察し，多裂筋と他の筋群との関連を把握します。

大殿筋レベル（図7）

　この部位では，表層から皮下組織，浅筋膜，胸腰筋膜，皮下組織を介して，大殿筋，多裂筋の順に観察できます。多裂筋の表層に大殿筋が覆うように存在します。

　股関節伸展に伴い，大殿筋は筋厚が増大し筋腹は内側方向へせり上がるように移動します。多裂筋は深層にあり，先行した収縮によってわずかに筋厚が増大する様子が観察できます。

2 腰部

図7 多裂筋の動態（大殿筋レベル）
a 安静時　b 股関節伸展（自動運動）時

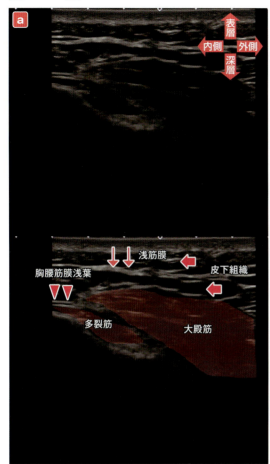
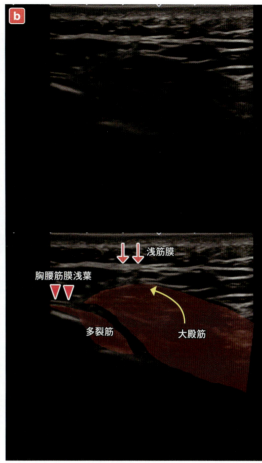

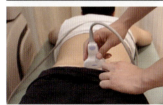

股関節伸展に伴い，大殿筋は筋厚が増大し筋腹は内側方向へせり上がるように移動します。多裂筋は深層にあり，先行した収縮によってわずかに筋厚が増大する様子が観察できます（b）。

上後腸骨棘レベル（図8）

　この部位では，上後腸骨棘の内側に胸最長筋の起始部，多裂筋，外側に大殿筋が観察できます。

図8 多裂筋の動態（上後腸骨棘レベル）
a 安静時　b 股関節伸展（自動運動）時

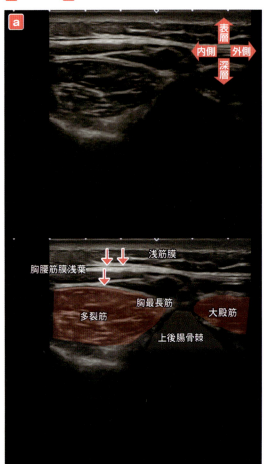
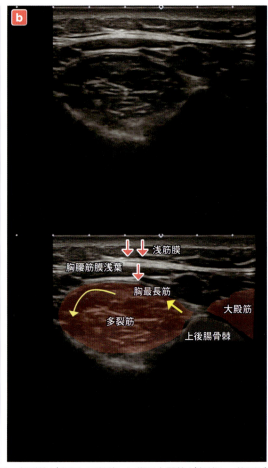

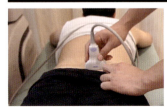

股関節伸展時の動態は，多裂筋が先行して収縮した後に大殿筋が収縮し，筋厚が増大します（b）。

第4腰椎レベル（図9）

　この部位は，表層に皮下組織，浅筋膜，胸腰筋膜（浅葉）があり，内側から多裂筋，胸最長筋，腰腸肋筋が観察可能です。多裂筋と胸最長筋の筋横断面積の割合が同程度となる部位です。股関節伸展に伴い，多裂筋が先行して表層から深層にかけて縦長方向に収縮し，胸最長筋が収縮し浅層に向かって筋厚が増大します。起始部が停止部を引きつけるとする筋収縮の原則から考えると，多裂筋と胸最長筋は逆方向に走行していることになります。

図9 多裂筋の動態（第4腰椎レベル）
a 安静時　**b** 股関節伸展（自動運動）時

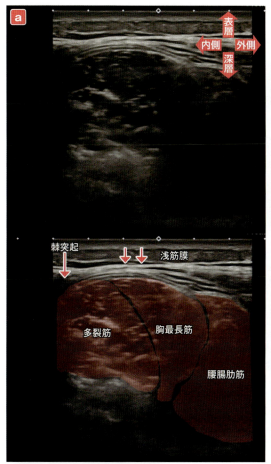
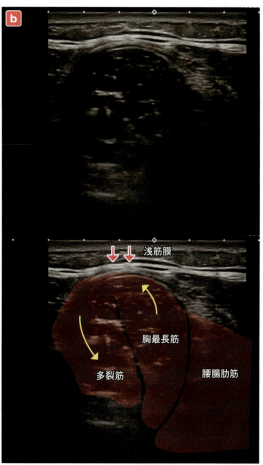
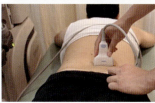

超音波画像では，多裂筋は内側深層，胸最長筋は表層へ筋厚が増大する様子が観察されます（**b**）。

第3腰椎レベル（図10）

　この部位は，表層から皮下組織，浅筋膜，胸腰筋膜（浅葉），胸最長筋の深層に多裂筋，外側に腰腸肋筋が観察可能です。股関節伸展時に多裂筋は先行して深層に潜り込むように移動し，胸最長筋が覆いかぶさるように筋厚が増大します。腰腸肋筋は内側浅層に向かって筋厚が増大します。

図10 多裂筋の動態（第3腰椎レベル）
a 安静時　**b** 股関節伸展（自動運動）時

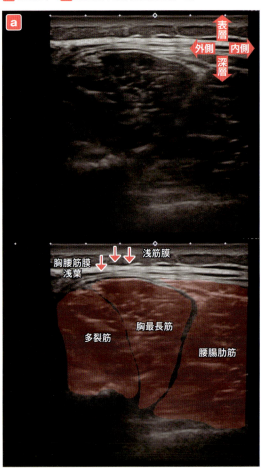
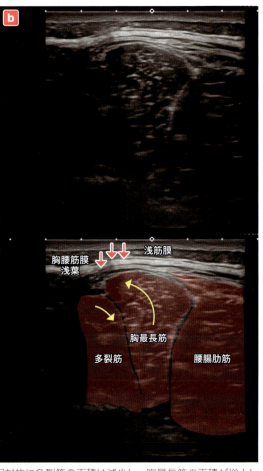

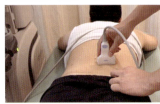

第3腰椎レベルでは，相対的に多裂筋の面積は減少し，胸最長筋の面積が増大します（**a**）。腰腸肋筋が胸最長筋の表層に覆いかぶさるようになります（**b**）。

体幹側面（IAPメカニズムと筋の動態）

　IAPメカニズムとその動態を把握するために，脊柱を安定させる役割のある腹横筋および腹筋群の協働した働きについて説明します。

体幹筋（ドローインによる収縮）（図11，12）

　ドローインとは，腹部を凹ますことにより，腹横筋の収縮を促す方法です。腹横筋は多様な動作（例えば立位で手を挙げる際）で先行して収縮するとされています[8]。ドローインに関する研究では，腰痛患者の腹横筋において先行した収縮が遅延するとされています[8]。また，慢性腰痛症患者への3カ月のドローインによる介入によって，腹横筋および多裂筋の筋厚が増大したと報告されています[9]。これらのことから，腹横筋の先行した収縮による脊柱の安定化は重要な要素であり，腰部および体幹側面の深層を評価し，腹横筋の機能を把握する必要があります。

図11 ドローインによる腹横筋の動態（体幹前外側，臍レベル）　▶ 2-2
a 安静時　　**b** ドローイン時

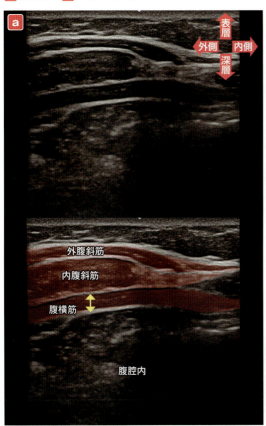
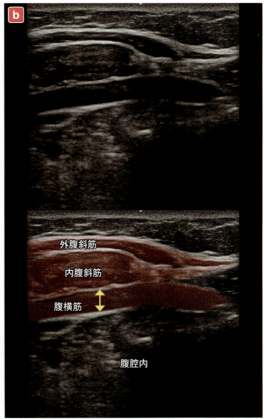
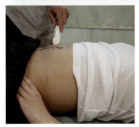
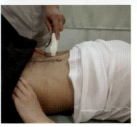

臍レベルでは腹横筋が内腹斜筋より内方へ走行することがあります（**a**）。腹横筋の先行した収縮の後（**b**，⇔），内腹斜筋が収縮します。外腹斜筋の筋厚はあまり変化しません（**b**）。

ドローインを超音波画像によって観察するために，①臍部から体幹前外側において腹筋群の動態，②体幹側方において腹筋群と胸腰筋膜の動態の2つを確認できる部位を設定します。

　①では，対象者は背臥位となり，臍部の外側部分にプローブを当てます。表層から皮下組織，浅筋膜，外腹斜筋，内腹斜筋，腹横筋の順に観察できます（図11）。

　動態の観察は，吸気から呼気とともに腹部を凹ますよう指示します。吸気によって腹筋群は表層に向かって移動し，伸張され筋厚が減少します。呼気とともに腹部をゆっくり凹ますように促し，腹横筋の先行した収縮を確認します。

　②では，対象者は背臥位となり，臍部からさらに外側部分にプローブを当てます。表層から皮下組織，浅筋膜，外腹斜筋，内腹斜筋，腹横筋，腹横筋から後面に続く高エコー像の胸腰筋膜の深葉の順に観察できます。

　ドローインによる腹横筋の先行した収縮によって，胸腰筋膜が近位方向に引かれる様子を観察します。

図12 ドローインによる腹横筋の動態（体幹側方） ▶2-3
a 安静時　**b** ドローイン時

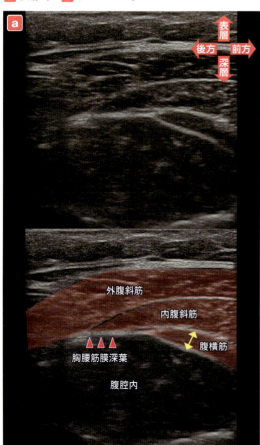
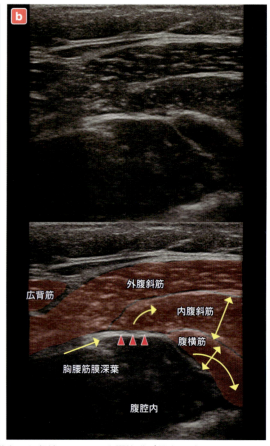

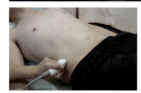

ドローインによる腹横筋の先行した収縮によって，胸腰筋膜が前方へ引かれる様子を観察します（**b**）。

体幹筋（腹圧を高める方法による収縮）（図13，14）

　腹部を膨らまして腹圧を高める方法は，腹部を凹ます方法（ドローイン）と比較して，IAPを高めるための効果的な方法です。ブレーシング法による内腹斜筋と腹横筋の収縮は胸腰筋膜の緊張を保ち，腰部の安定性に関連すると考えられます。先行研究では，腹部を膨らまして腹圧を高める方法（ブレーシング）は，腹部を凹ます方法（ホローイング，ドローインと同義）と比較してIAPが増大するとされています。また，IAPの変化は，体幹筋活動の大きさに比例して増加したと報告されています[10]。これらのことから，前述した脊柱安定化機構（p88）の不全状態では，筋の動態を観察したうえで，2つの方法を使い分ける必要があると考えられます。

　IAPを超音波画像によって観察するために，①臍部から体幹前外側において腹筋群の動態，②体幹側方において腹筋群と胸腰筋膜の動態の2つを確認できる部位に設定します。

　①では，対象者は背臥位となり，臍部の外側部分にプローブを当てます。ドローイン時と同様に静態の腹筋群を観察します（図13a）。

　動態の観察は，吸気から呼気とともに腹部を膨らますように指示して行います。吸気によって腹筋群は表層に向かって移動し，伸張され筋厚が減少します。呼気とともに腹部を膨らました状態で腹圧を高めるように促し，腹横筋の先行した収縮に続く内・外腹斜筋の筋厚増大を確認します（図13b）。

図13 ブレーシング法による腹横筋の動態（体幹前方）
a 吸気時　**b** ブレーシング時　▶ 2-4

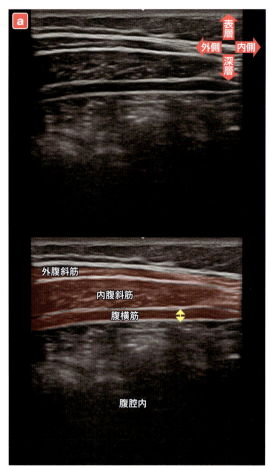
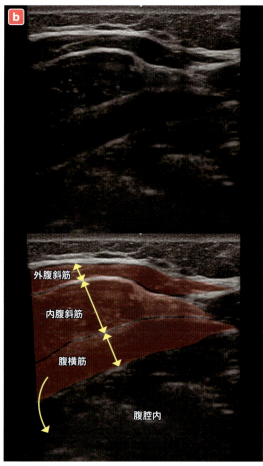
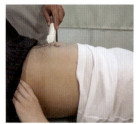
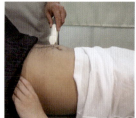

外腹斜筋の筋外膜の位置は変わりませんが，腹横筋の位置は深層に移動します（**b**, →）。腹筋群の協働により腹圧を高めることができます（**b**, ⇔）。

②では，対象者は背臥位となり，臍部からさらに外側部分にプローブを当てます。まず，腹筋群の静態を確認します（図14a）。

ブレーシング法により腹圧を高め，腹横筋の先行した収縮とそれに続く腹筋群の筋厚増大を観察します。その際，腹横筋に加えて内腹斜筋の収縮によって，胸腰筋膜（深葉）が近位かつ深層方向に引かれる様子を観察します（図14b）。

2 腰部

図14 ブレーシング法による腹横筋の動態（体幹側方）
a 吸気時　b ブレーシング時　　2-5

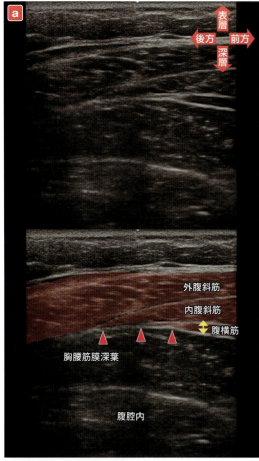
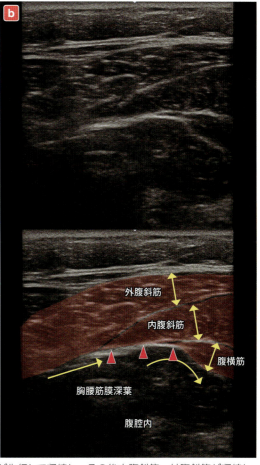

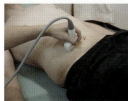

ブレーシング時は，腹横筋が先行して収縮し，その後内腹斜筋，外腹斜筋が収縮し，胸腰筋膜深葉は体幹前方へ引きつけられます（b, ⇒）。

研究者からのアドバイス

体幹筋は筋力測定が困難なことから，筋収縮時に筋厚がどれくらい増大するかをもとにして筋活動の大きさを評価する場合があります。しかし，本項に記載のように，筋収縮時の動態（どの方向に筋のボリュームが大きくなるか，どの方向に筋が移動するか）は筋によって大きく異なるため，単に筋厚の増減だけでは筋活動を定量化することは妥当でないと考えられます[11]。実際，筋電図学的研究では，筋厚の変化量と筋活動量との関係は直線的でないとする報告が多くあります。

Step 3 ① 症状による変化を知ろう（図15, 16）

筋・筋膜性腰痛症の可能性がある場合は，腰部固有背筋の動きを把握しましょう。

診断名	変形性腰椎症，筋・筋膜性腰痛症
症 状	散歩をすると，腰痛が出現。上記診断を受けリハビリテーション開始となる。立位は矢状面から観察すると骨盤後傾位，歩行時は後方から観察すると体幹右に側屈が出現。

医師からのアドバイス

慢性腰痛と多裂筋
本症例は，慢性的な腰痛の訴えがあり，多裂筋の筋厚に左右差が生じています。股関節伸展時に，多裂筋の先行収縮を確認することが重要です。エコーを用いることで，多裂筋による腰部の安定を得るために，選択的に筋の運動療法を行うことが可能となります。

評価の ポイント	☑ 多裂筋，胸最長筋，腰腸肋筋の筋厚，輝度の観察→step1　腰部後面 ☑ 股関節伸展（自動運動）による腰部固有背筋の動態観察→step2　腰部後面
超音波画像 静の評価 動の評価	☑ 腹臥位にて健側→患側の順に安静位（図15a，16a）の観察後，股関節伸展（自動運動）位の動態（図15b，16b）を観察 ☑ 健側と比較して患側の多裂筋の筋厚は減少（図15a，16a） ☑ 健側は股関節伸展に先行して多裂筋が収縮し，筋厚が増大（図15b）。患側は収縮に先行した運動が遅延し，胸最長筋と同様に動く様子を観察（図16b） → 静と動の評価から多裂筋の先行した収縮が減少し，腰椎の安定性が低下したと考えられます。

図15 健側における多裂筋の収縮動態　　　　　　　　 2-6
ⓐ 安静時　ⓑ 収縮時

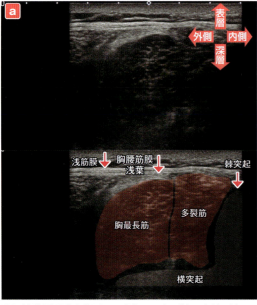
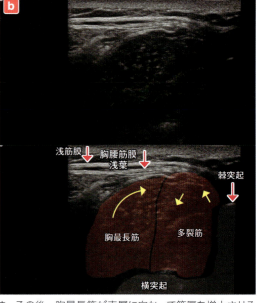

股関節伸展運動を促すと，先行して多裂筋の収縮が生じます。その後，胸最長筋が表層に向かって筋厚を増大させる様子が観察されます（**b**）。

図16 患側における多裂筋の収縮動態
a 安静時　b 収縮時

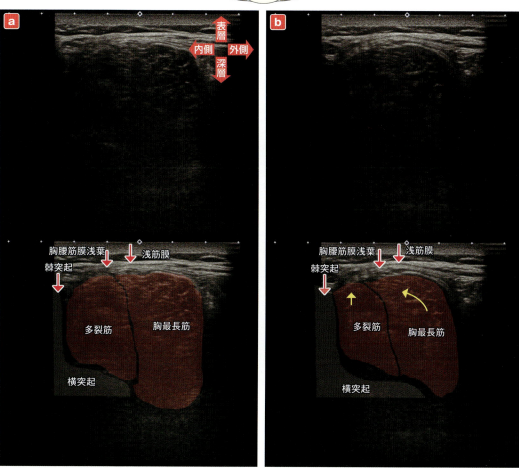

多裂筋全体の筋厚が減少し，棘突起の後方に膨隆した厚みが認められません（**a**）。股関節伸展運動を促した際の多裂筋の先行した収縮も認められません（**b**）。

COLUMN　腰痛症の特徴

慢性腰痛は，腰椎椎間板ヘルニアや胸腰椎の圧迫骨折など原因となる疾患が明確な特異的腰痛が全体の15%未満[2]，明らかな画像所見が見当たらない非特異的腰痛が全体の85%です。後者の非特異的腰痛のうち，姿勢による筋や筋膜の疲労，過緊張が生じている場合は，筋・筋膜性腰痛症と診断されます。

多裂筋と胸最長筋の動態を改善するアプローチ

筋の収縮方向への誘導

多裂筋と胸最長筋の動態を改善するために，それぞれの筋の収縮方向への誘導を行います（図17）。方法は腹臥位において多裂筋に対して棘突起から外側深層へ，胸最長筋に対して外側から内側への他動的な誘導を行います。その後，股関節伸展の自動運動を行い，腰椎の安定に必要な先行した収縮を促します。

図17 徒手誘導時の患側多裂筋の収縮動態　　2-8
a 安静時　　b 徒手誘導時

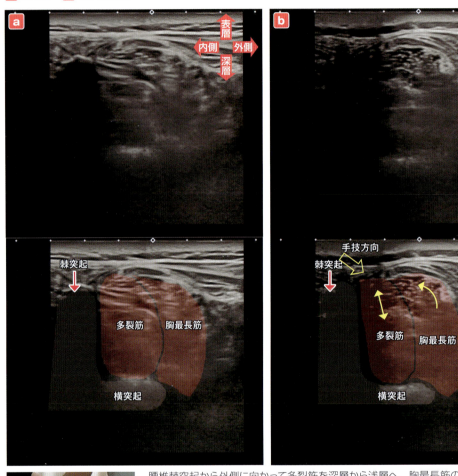

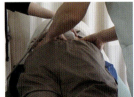

腰椎棘突起から外側に向かって多裂筋を深層から浅層へ，胸最長筋の外側から内側へ徒手誘導を行います。その後，股関節伸展運動を促し，自動運動に合わせて収縮方向に誘導します（b，⇧）。

Step 3-2 症状による変化を知ろう（図18, 19）

腰部疼痛がみられたときは，多裂筋の動きを把握しましょう．

診断名	変形性腰椎症
症状	歩行時に腰部疼痛が出現し，当院受診．単純X線検査を実施．腰椎の変形を呈し，周辺組織の短縮が疼痛の原因と考えられた．関節可動域の改善を目的に，運動療法を開始

 医師からのアドバイス

腰椎の変形と筋の変化
変形性腰椎症は，腰椎の経年性変化を主体とする疾患です．その腰椎の後面かつ棘突起の側面を支える多裂筋は腰椎の変性の影響を受け筋の可動の悪化が生じると考えられます．筋の可動の悪化は筋の硬さを伴う変化になる可能性があり，shear wave elastography機能によってその程度を観察することができます．

評価の ポイント	☑ 多裂筋の筋厚，輝度，せん断弾性係数の観察 ☑ 多裂筋の伸張と弛緩における動態
超音波画像 静の評価 動の評価	☑ 安静時，多裂筋の深部（回旋筋）高エコー像が観察され，非収縮性組織の増大（図18b） ☑ 多裂筋の伸張－弛緩動態を観察すると，弛緩時は多裂筋の深層が横突起間に移動（図19a） ☑ 胸腰筋膜（浅葉）は浅筋膜との間隙が大きくなり，たわむ様子を確認．伸張位は，多裂筋は遠位方向に伸張され羽状角が減少（図19b） → 胸腰筋膜（浅葉）は弛緩（画像上，たわんだ状態）から遠位に向けて伸張され，浅筋膜との間隙が減少します．

COLUMN　strain elastography と sear wave elastography　▶ 2-9

2つのエラストグラフィ機能は，加振方法と計測する物理量が異なります．sear wave elastographyは音響放射力によるせん断波の伝わる速度，strain elastographyは手動加圧による関心領域内の相対的なひずみを計測しています．

図18　腰部他動運動時のせん断波伝播速度の変化（長軸像）　▶ 2-10
a 短縮位（骨盤挙上）　**b** 安静位　**c** 伸張位（骨盤下制）

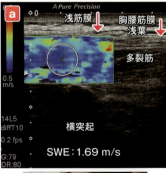
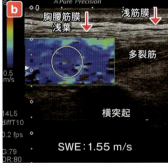
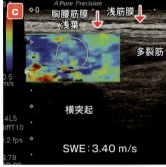
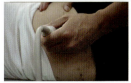
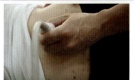
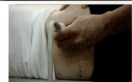

多裂筋深部の高エコー像を観察しています（**a～c**）．せん断弾性係数（SWE）は，カラーマップ上，組織が固くなると赤から青に近づきます．

図19 他動的伸張による多裂筋の動態　▶ 2-11
a 短縮位　**b** 伸張位

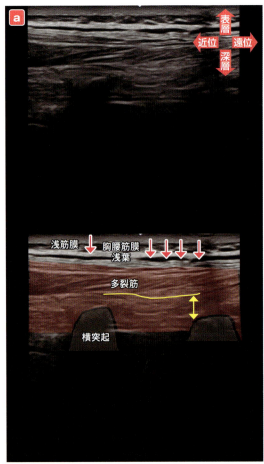
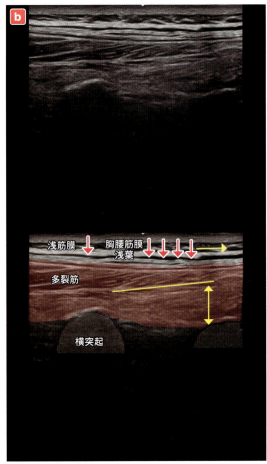

骨盤を介して多裂筋を他動的に伸張すると，多裂筋の深部および胸腰筋膜浅葉が伸張される様子が観察できます（**b**,→）。

多裂筋の伸張ー弛緩を促すアプローチ

側臥位ストレッチ

　本症例は，単純X線検査および超音波画像による観察（図18）から，多裂筋の短縮位の継続が問題となっていると考えました。

　多裂筋へのアプローチ方法は，側臥位にてアプローチ側の下肢を保持し，腰部の伸張を行います（図19）。shear wave elastography（SWE）を1秒間に1回測定する機能を用いて，伸張と弛緩をモニタリングしています（図20a）。多裂筋の伸張と弛緩を反復するアプローチを実施し（図20b），胸腰筋膜浅葉へのストレスを軽減するようにしました。

　介入前，伸張時のSWEの値は3.40 m/sでした（図18c）が，ストレッチによって，2.40 m/sとなりました。この結果から，短縮位で硬くなった部位が伸張しやすくなったと考えられます。SWEの臨床応用は発展が期待される領域であり（1章），検討が必要な部分があります。

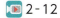

図20 多裂筋の伸張と弛緩を反復するアプローチ ▶ 2-12
a 安静位　　**b** 伸張位（骨盤下制）

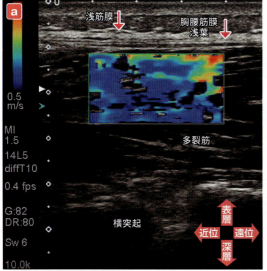
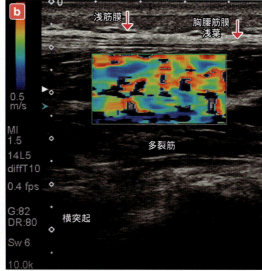

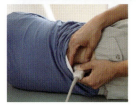
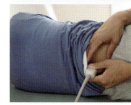

SWEを1秒間に1回測定する機能を用いて，多裂筋の伸張と弛緩を観察しています（**a**, **b**）。

症例での治療効果をみてみよう

症例　運動介入によって，筋輝度・筋の変位が改善した症例

70歳代，男性

診断名 廃用症候群

症状 腹部術後に在宅復帰したが，姿勢が保持できず，立ち上がりおよび歩行に困難感が出現。術創のある右腰部に運動時疼痛あり。

超音波画像による観察（図21） 側臥位，体幹に対して短軸像で観察すると，腹筋群が全体的に高エコー像を呈し，腹筋群すべてにおいて，筋厚の減少が認められます。呼吸に伴った腹筋群の動態は，吸気において伸張は可能，呼気において協働した収縮が減少していました。

 医師からのアドバイス

本症例は，内臓疾患の治療によって開腹術が施行されています。開腹術は，侵襲される部位を中心に拘縮が出現することがあります。超音波画像により，深層の腹筋群を把握し，筋を選択的に運動させることが可能となります。

図21 症例における腹筋群の超音波画像

a 体幹外側後方　b 体幹外側

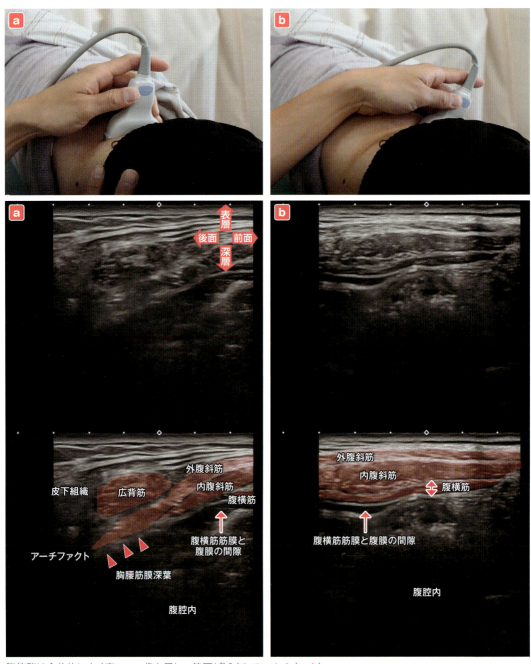

腹筋群は全体的に白く高エコー像を呈し，筋厚が減少しています（a, b）。

　介入前，超音波画像を用いて腹筋群の動態を観察（図22）すると，吸気時に腹筋群を伸張することは可能でした。呼気に伴う腹筋群の収縮は腹横筋の収縮がわずかにみられました。これらの動態から，動作に先行した腹横筋の収縮を促す必要があると判断しました。

図22 介入前の腹筋群の動態
a 安静時
b 呼吸に伴う腹筋群の収縮時

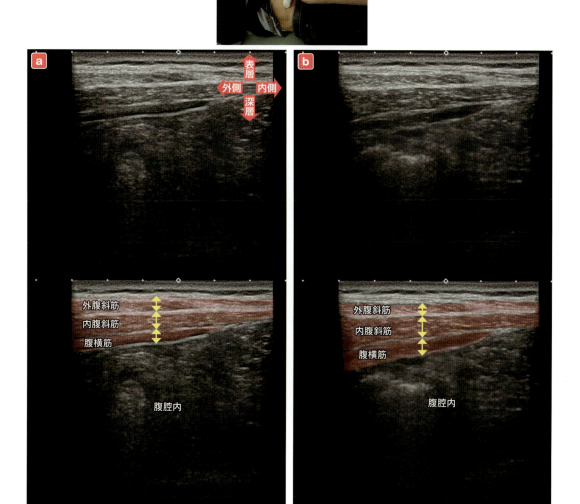

吸気から呼気を行うことで腹圧の上昇を促しますが，腹横筋がわずかに収縮する程度です。

治療アプローチ

図23での腹筋群の動態観察に基づき，腹筋群の協調した胸腰筋膜の引きつけによる腹圧の調整能力改善を目的としました。治療アプローチは，腹横筋のドローインの反復を行い，IAP法を考慮した腹圧上昇を組み合わせる方法を選択しました。

①ドローイン

腹横筋に対するアプローチとして，運動に先行した収縮を促すため，ドローインを実施します。方法は，背臥位にて腹部を凹ます方法から開始します。超音波画像で観察すると，吸気時に腹筋群の伸長が認められました（図23a）。呼気にて腹部をゆっくり凹ませ，腹横筋の先行した収縮を行

うことができる様子が観察されました（図23b）。また，腹横筋の先行した収縮に続いて，内腹斜筋，外腹斜筋の収縮も可能となる様子が観察されました（図23b）。運動方法は，背臥位からブリッジ運動，側臥位での体幹保持など難易度を調整しました。

図23 ドローインによる腹横筋の動態　▶2-15
a 安静時　b ドローイン時

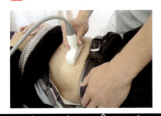
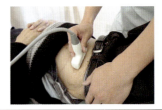
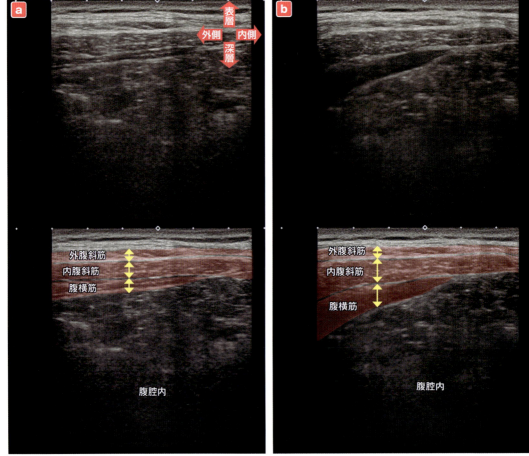

腹横筋の収縮が先行するように促します。腹筋群が伸張した状態から呼気時に腹部を凹ませます。この際，腹横筋の先行した単独収縮が行えています。また，腹横筋の収縮後に内・外腹斜筋の収縮が観察できます（b）。

②IAPメカニズムによるブレーシング法での腹圧上昇

　ドローインによる腹横筋の先行した収縮が可能となりましたので，ブレーシングによる腹圧上昇を促していきます．方法は，ドローインと同様に背臥位の状態で吸気を行い，お腹を膨らませます方法から開始します．超音波画像にて観察すると，吸気によって腹筋群の筋厚は減少し伸張されます（**図24a**）．そこから呼気を行うよう促し，腹横筋の収縮と呼気の最終までに腹圧を高めることで腹筋群全体の筋厚が増大します（**図24b**）．運動方法は，背臥位から座位，立位と抗重力位へと変化させ腹圧を高める方法が日常生活に汎化するように促します．

図24　IAPメカニズムによるブレーシング法を行った際の腹横筋の動態　▶ 2-16

a 吸気時　**b** ブレーシング時

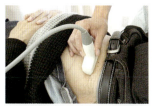
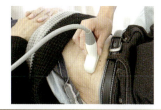
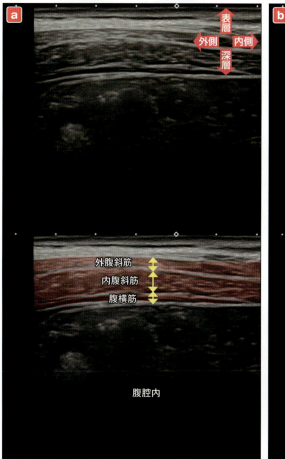
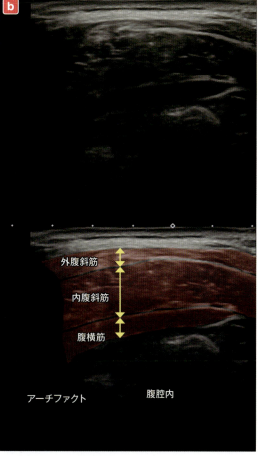

ブレーシング法によって腹部を膨らますように指示し，その後，腹圧を高める収縮を行います．腹横筋の先行した収縮に続いて，腹筋群の協働した運動を促します（**b**）．

運動介入後の腹筋群の収縮と胸腰筋膜の動態（図25）

　これまで述べてきたドローインとブレーシング法によって，腹筋群の収縮は，腹横筋の先行した収縮から，内・外腹斜筋の収縮による筋厚増大が可能となりました。ここでは，獲得した筋の収縮が胸腰筋膜に与える影響を超音波画像で観察します。

　体幹の外側後方にプローブを当て，ブレーシング法による腹圧上昇を観察します。吸気によって腹筋群の筋厚は減少し，腹部を膨らませます（図25a）。呼気と同時に腹横筋が先行して筋厚が増大し，深層へ移動します。内腹斜筋も筋厚を増大させながら，腹側かつ深層へ移動します。この腹筋群の運動は，腹横筋と内腹斜筋の起始である胸腰筋膜（深葉）を，ベルトを締めるように腹側かつ深層へ引きつけます（図25b）。腹筋群の動態が適切となることで，腰椎支持のメカニズムが改善すると考えられます。

図25 運動介入後の腹筋群と胸腰筋膜深葉の動態　　▶ 2-17

a 安静時
b 呼吸に伴う腹筋群の収縮時

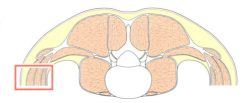
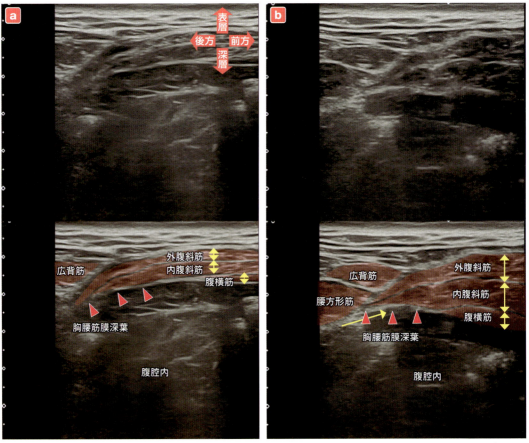

ブレーシング法によって，腹横筋，内腹斜筋の収縮が認められ，胸腰筋膜への張力伝達による前方への伸張が可能となります（b）。

文献

1) 厚生労働省政策統括官：平成 28 年 国民生活基礎調査版，第 2 巻 全国編 健康，介護．厚生労働統計協会，2018．
2) Airaksinen O, et al：Chapter 4 European guidelines for the management of chronic nonspecific low back pain. Eur Spine J, 15：s192-s300，2006．
3) 村上幸士，ほか：腰痛の有無にて比較した腹部筋群の筋厚―超音波画像を使用して―．理学療法科学, 25：893-897, 2010．
4) 鈴木貞興：脊柱．整形外科理学療法の理論と技術（山嵜 勉 編），p.144-153, メジカルビュー社，1997．
5) Gracovetsky S：The spinal engine. Springer-Verlag, 1988.
6) Kalichman L, et al：The association between imaging parameters of the paraspinal muscles, spinal degeneration, and low back pain. Biomed Res Int, 2017：2562957, 2017.
7) Woodham M, et al：Long-term lumbar multifidus muscle atrophy changes documented with magnetic resonance imaging：a case series. J Radiol Case Rep, 8：27-34, 2014.
8) Hodges PW, et al：Inefficient muscular stabilization of the lumbar spine associated with low back pain. A motor control evaluation of transversus abdominis. Spine(Phila Pa 1976), 21：2640-2650, 1996.
9) 太田 恵，ほか：慢性腰痛患者に対する運動療法が体幹筋筋厚に及ぼす影響．臨床整形外科, 46：109-113, 2011.
10) Tayashiki K, et al：Intra-abdominal pressure and trunk muscular activities during abdominal bracing and hollowing. Int J Sports Med, 37：134-143, 2016.
11) Whittaker JL, et al：Ultrasound imaging and muscle function. J Orthop Sports Phys Ther. 41(8)：572-580, 2011.

第2章 部位に特有の症状と効果的なアプローチ　超音波解剖に基づく静態と動態

3　股関節

動画はこちら

股関節の運動療法を効果的にする3step

　股関節は，下肢において最大の滑膜関節であり，大腿骨頭が，寛骨臼に嵌入する形になっています．正常な股関節では，寛骨臼が骨頭の約4/5を包み込んでおり，これにより関節を安定させています．この股関節の安定は，股関節周囲の骨格筋が機能することで，下肢の屈曲・伸展，外転・内転，外旋・内旋，さらに円運動も可能としています．

　股関節周囲の骨格筋は，球関節を保持するため，それぞれの関節運動に応じて，筋活動が生じます．本項では，股関節周囲筋（図1）の基本的な動態を把握するために，股関節屈曲・伸展にかかわる股関節前面，大転子周囲の動態，股関節外旋にかかわる筋の動態を超音波画像を用いて観察します．

図1 股関節周囲の軟部組織
a 表層　**b** 深層

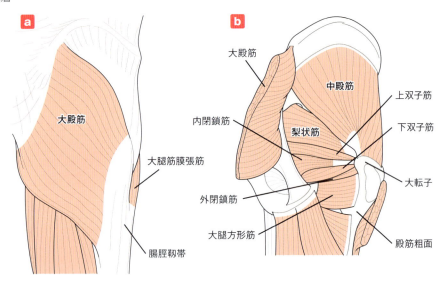

COLUMN　大腿骨寛骨臼インピンジメント症候群

日本の成人股関節疾患の多くは，寛骨臼形成不全症に起因した二次性変形性股関節症とされています[1]．近年，大腿骨寛骨臼インピンジメント症候群（femoroacetabular impingement syndrome：FAI）が，股関節の疼痛，クリック（clicking），ひっかかり（catching）を主たる症状とした症候群として，着目されています．FAIは変形性股関節症に進展する可能性が指摘されており[2]，股関節前面の評価は理学療法にとって重要です．

> **COLUMN** 超音波画像診断装置の種類

本項に関しては，運動器エコーの特徴である可搬性に優れた機器であるポータブル型エコー（sonon 300L，図2）を使用し，関節周囲の静態，動態の観察を行っています。高機能型と比較し，機能や画質は限定されます。最大の特徴は，タブレット端末のアプリを用いて簡便に画像を描出できる点であり，臨床やスポーツ現場での活用が期待されます。

図2 ポータブル型エコーによる観察

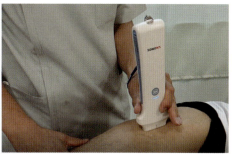

Wi-Fiを利用し，可搬性に優れた機器です。タブレット上で超音波画像を観察できます。

I 股関節前面

Step 1 立体的に解剖を知ろう

股関節前面の解剖と超音波解剖[3]（図3, 4）

股関節の前面は，体幹および骨盤帯から大腿骨に付着する骨格筋が存在します。

腸腰筋（大腰筋，腸骨筋）
- **起始** 第12胸椎〜第4腰椎の椎体と椎間円板，腰椎の肋骨突起，第12肋骨（大腰筋），腸骨窩全体（腸骨筋）
- **停止** 大腿骨小転子
- **作用** 股関節屈曲，腰椎を前尾方へ牽引
- **解剖学的特徴** 腰椎と大腿骨を直接つなぐ大腰筋と，骨盤と大腿骨をつなぐ腸骨筋の2筋からなります。矢状面から見ると，股関節に対して背側から起始し，股関節前面を頂点として小転子に付着します。

大腿直筋
- **起始** 寛骨の下前腸骨棘（direct head），寛骨臼の上縁（indirect head）
- **停止** 大腿四頭筋共同腱となり膝蓋骨の膝蓋骨底，脛骨粗面
- **作用** 股関節屈曲，膝関節伸展
- **解剖学的特徴** 骨盤と膝蓋骨をつなぎます。矢状面から見ると，股関節の直上かつ前方から起始し，股関節より背側である膝蓋骨に付着します。

大腿筋膜張筋
- **起始** 腸骨の上前腸骨棘
- **停止** 腸脛靱帯を介して脛骨の外側顆
- **作用** 股関節屈曲位での外転，内旋，膝関節伸展
- **解剖学的特徴** 上前腸骨棘から腸脛靱帯をつなぎます。矢状面および前額面から見ると，股関節の前方外側から起始し，大転子を頂点として，大転子遠位において腸脛靱帯へと続き，股関節より背側かつ外側に位置する脛骨外側顆に付着します。

 医師からのアドバイス

股関節観察のポイント
股関節周囲組織は，腰部脊柱管狭窄症などの神経疾患や変形性股関節症・大腿骨頸部骨折などの骨関節疾患によって，大きな影響を受けます。超音波画像にて観察すると，股関節周囲筋の筋萎縮や変性，収縮の悪化した組織が増加することがわかります。

図3 股関節前面の解剖
a 体表から見た解剖
b 超音波画像（短軸）
c 超音波解剖（短軸）

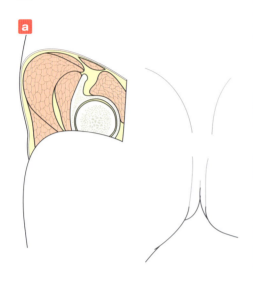
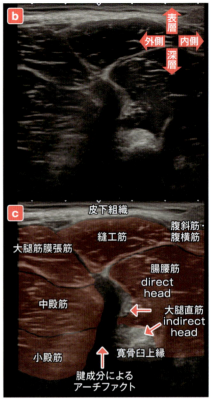

下前腸骨棘部位の短軸像では，表層から縫工筋，内側に腸腰筋，外側に大腿筋膜張筋とその深層に中殿筋，小殿筋，下前腸骨棘に大腿直筋の起始腱が観察できます（b，c）。

対象者は背臥位とし，下前腸骨棘から遠位方向に短軸像を観察します。

下前腸骨棘付近は，表層から皮下組織，外側に大腿筋膜張筋，深層に中殿筋と小殿筋，中央に縫工筋，深層に大腿直筋のdirect head，内側に腸腰筋を観察できます（図4a）。

遠位に移動すると，表層の縫工筋の深層に大腿直筋のdirect headとindirect headを観察可能です（図4b）。深層には高エコー像の股関節前面にある靱帯が描出されます。

さらに遠位に移動すると，表層の縫工筋，その深層に大腿直筋の筋腹が著明に大きくなり，腸腰筋は大腿直筋の深層に潜っていきます（図4c）。

3 股関節

図4 股関節前面の超音波解剖（短軸）
a 近位部　b 中間部　c 遠位部

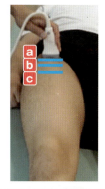

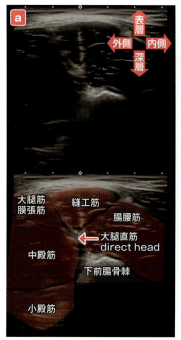
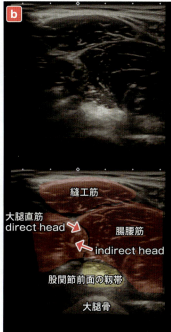
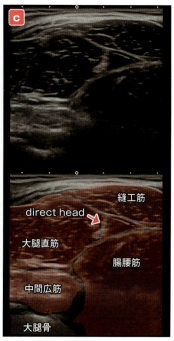

近位部（a）では，下前腸骨棘，中間部（b）は大腿骨頭，遠位部（c）は大腿骨をランドマークとして対象となる筋を観察します．

COLUMN 股関節前面の評価

運動療法の評価方法には，Thomas testによる腸腰筋の短縮の評価，anterior impingement testによるFAIの臨床症状である股関節屈曲，内旋制限を伴う疼痛の評価など，股関節前面に対する評価方法があります．

Step 2 動きを知ろう

股関節前面の動きを理解するための超音波解剖では，腸腰筋，大腿直筋の動きに着目します。

下肢伸展挙上（図5）

観察方法は対象者を背臥位とし，下前腸骨棘部位において，大腿骨に対して短軸方向にプローブを当てます。高エコー像の大腿直筋のdirect headを観察しながら，股関節屈曲と膝関節伸展の自動運動（下肢伸展挙上，straight leg raising：SLR）を行うよう指示します。

図5 SLR時の股関節前面の動態　　　3-1
a 安静時　**b** 自動運動時

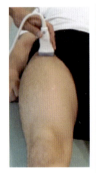
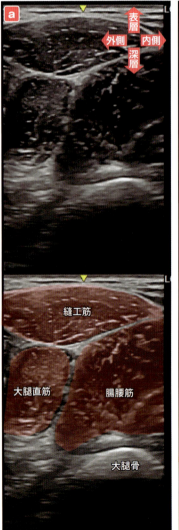
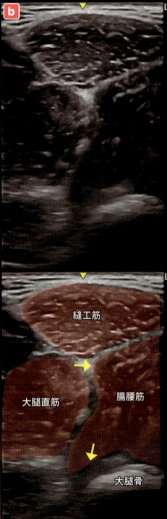
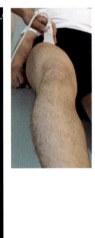

SLR時は，大腿直筋，縫工筋の収縮がみられ，大腿直筋のdirect headは内側へと腸腰筋の深層に潜り込むように移動します。腸腰筋は表層に向けて筋厚が増大し，筋腹は内側へ移動します（**b**，→）。

quadriceps setting（大腿四頭筋の等尺性収縮，図6）

　quadriceps settingは大腿四頭筋の筋力増強トレーニングの1つです．関節角度を変えることなく等尺性収縮を促すことができるため，術後症例にも活用されます．股関節の角度変化によって筋収縮に差が生じると報告[4]されています．

　観察方法は，対象者を背臥位とし，下前腸骨棘から大腿骨頭部位を短軸像にて描出します．direct head，indirect headを観察しながら，quadriceps settingを行うように指示します．quadriceps setting時は，大腿直筋，縫工筋が表層へ向けて筋厚を増大させ，腸腰筋は大腿直筋に押されるように内側深層に潜り込みます．

図6　quadriceps setting時の股関節前面の動態
a 安静時　b 自動運動時

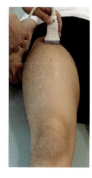
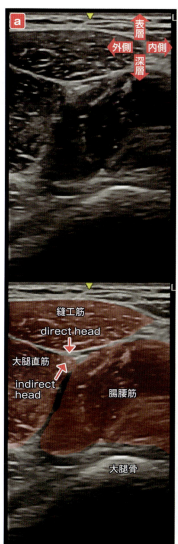
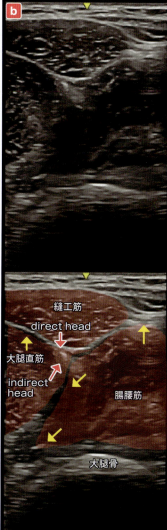

quadriceps setting時は，大腿直筋，縫工筋が表層へ向けて筋厚を増大させますが，腸腰筋の収縮はわずかで，大腿直筋に押されるように内側および深層に潜り込みます（b，→）．

膝関節伸展（単関節運動，図7）

　膝関節伸展の単関節運動は，大腿四頭筋に限定した負荷を設定できる方法です。リハビリテーションから一般的な筋力増強トレーニングまで用いられる方法です。

　観察方法は，対象者を背臥位とし，大腿骨（骨幹）部位にて短軸像を描出します。大腿骨上の大腿直筋を観察しながら，膝関節屈曲位から最終伸展まで運動するよう指示します。運動時は，開始肢位で大腿直筋は伸張位となり，膝伸展に伴って，隣接する筋との円滑な滑走を行いながら筋厚が増大します。

図7 膝関節伸展時の股関節前面の動態　　▶ 3-3
a 安静時　**b** 自動運動時

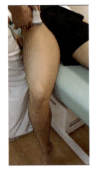
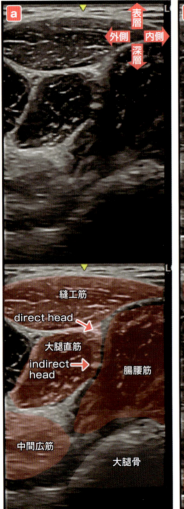
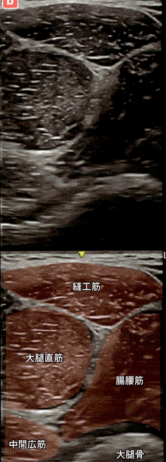
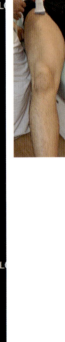

膝関節伸展時は，大腿直筋の筋厚変化が最も大きいのが特徴です。大腿直筋と腸腰筋の滑走，腸腰筋の内側への移動が円滑に生じます（b，→）。

　図5～7での股関節前面の超音波画像から，屈曲時に腸腰筋は内方，大腿直筋は前方へ筋厚を増大させ，移動する柔軟性が必要であると考えられます。

3 股関節

Step 3 ① 症状による変化を知ろう（図8, 9）

股関節前面に疼痛がある場合，腸腰筋と大腿直筋の動きを把握しましょう。

診断名	右大腿骨頸部骨折術後
症　状	転倒時に大腿骨頸部骨折を発症。股関節前面に疼痛，詰まった感じが出現

 医師からのアドバイス

変形性股関節症
　大腿骨頸部骨折後のリハビリテーションの場合，どのような手術がなされたかによって，リハビリテーションの仕方と注意の払い方が違います。γネイルなどの髄内釘手術の場合，大転子部近位が手術侵入部となるため，同部位に筋の癒着による筋の滑走の悪化が認められます。また，compression hip screw術の場合，大転子遠位部が手術侵入部となるので，同部位の筋癒着による問題が生じます。一方で，人工骨頭挿入術の場合，殿筋部が手術侵入部となりますから，同部位での筋萎縮や拘縮が生じることになります。これらの疾患は骨粗鬆症がベースに生じる疾患であるため，過度な力をかけることには注意が必要となります。

評価の ポイント	☑ 股関節前面（腸腰筋，大腿直筋）の筋形態，輝度→Ⅰ股関節前部step1 ☑ 腸腰筋と大腿直筋の動態→Ⅰ股関節前部step2
超音波画像 静の評価 動の評価	☑ 安静時，短軸像では全体に高エコー像であり，大腿直筋の起始部が著明に高エコー像を呈しています（図8a）。 ☑ SLR時は，腸腰筋はわずかに外側深層への移動がみられますが，大腿直筋起始部の表層への移動は減少しています（図8b）。

図8 右大腿骨頸部骨折術後のSLR時の動態
a 安静時　**b** 自動運動時

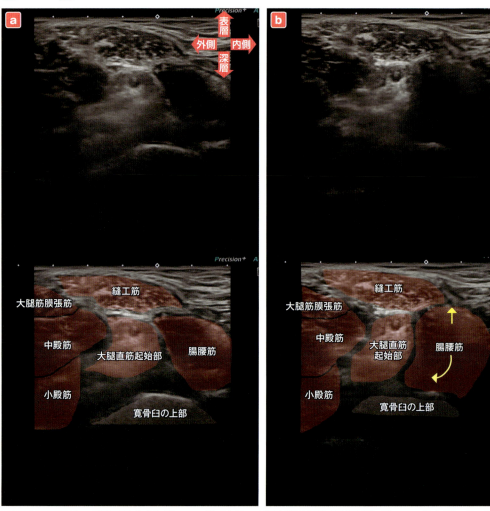

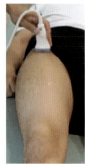

安静時は全体に高エコー像であり，大腿直筋の起始部が著明に高エコー像を呈しています（**a**）。SLR時は，腸腰筋がわずかに外側深層へ移動する様子が確認できます（**b**, →）が，大腿直筋の起始部の表層への移動は減少しています。測定の様子は健常者で示しています。

大腿直筋と腸腰筋に対するアプローチ

　本症例は，超音波画像による観察（**図8**）から，大腿直筋が浅層へ，腸腰筋の深層への移動が円滑に行われていないことが問題点であると考え，筋間の滑走を誘導するアプローチを行います。

3 股関節

大腿直筋，腸腰筋の間隙に対するアプローチ（図9）

　大腿直筋と腸腰筋の動態を改善するために，筋の収縮移動方向を誘導するようにアプローチします。患者は背臥位となり，収縮方向へ他動的に誘導する方法で行います。エコーガイド下で，縫工筋と大腿筋膜張筋の間隙から大腿直筋と腸腰筋の間隙を深層へ誘導します。

図9 大腿直筋と腸腰筋の滑走不全に対するアプローチ　　3-5
a 安静時　**b** 徒手誘導時

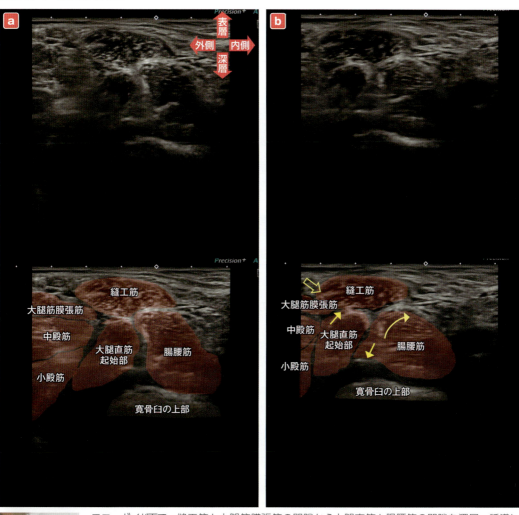

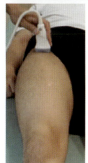

エコーガイド下で，縫工筋と大腿筋膜張筋の間隙から大腿直筋と腸腰筋の間隙を深層へ誘導し，筋収縮時の滑走を促します（**b**，➡）。アプローチの様子は健常者で示しています。

121

Step 3 -2 症状による変化を知ろう（図10〜13）

運動すべき時期を明確にするために運動器エコーを活用しましょう。

診断名	左腸骨筋筋損傷
症状	ラグビー中に後ろから引っ張られ，体幹過伸展となり，疼痛が出現。歩行時も疼痛が増大。他院受診にてMRIを撮影。腸骨筋剥離（血腫）を認め，3週間の運動制限を処方。

医師からのアドバイス

巨大な腸骨筋剥離（血腫）がエコーによって観察できます。本症例では，大腿皮神経を圧迫するような場合があり，大腿部前面の神経障害や筋萎縮を認めることがあります。
この疾患の場合は，無理に運動療法を進めるのではなく，エコーで観察しながら疾患外部分のリハビリテーションを優先します。

評価のポイント	☑ MRIと超音波画像の比較→図10 ☑ 経過観察と血腫減少と運動再開時期に必要な情報を観察→図11〜13
超音波画像 静の評価 動の評価	☑ MRIと比較し，超音波画像では，広範囲にわたる血腫の存在を確認（図10，11） 　→ 経過観察の結果，血腫の減少を確認し，運動方法の指導と具体的なプレーの再開時期を示します。 ☑ SLR時の動態の観察では，初診時と比較し，2週間後の筋厚変化は同程度。腸腰筋の収縮機能が改善傾向（図12，13） 　→ 3週間後，運動開始後の様子を観察し，具体的なプレー再開を検討する必要があります。

＊MRI：magnetic resonance imaging

図10 左腸骨筋筋損傷患者のMRIと超音波画像の比較
a MRI　**b** 超音波画像

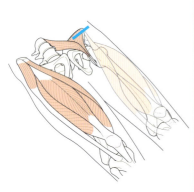
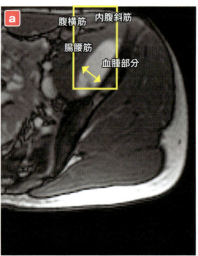
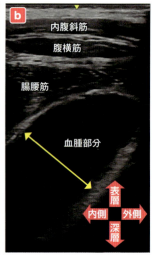

MRI（**a**）と比較し，超音波画像（**b**）では，広範囲にわたる血腫の存在が確認できます。

図11 初診時の左腸骨筋筋損傷患者の超音波による観察（上前腸骨棘〜腸骨窩部位，短軸）

3-6

a 腸骨窩部位　**b** 下前腸骨棘部位

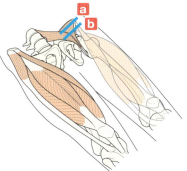

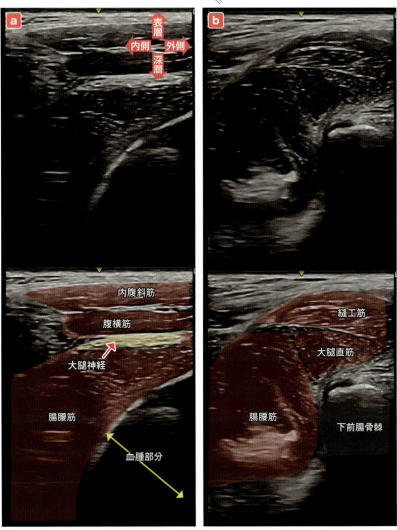

上前腸骨棘の内側から下前腸骨棘の内側へ短軸像で腸腰筋の走行に沿って画像を観察します。腸骨窩と腸腰筋の間隙に血腫と考えられる低エコー像がみられ（**a**），下前腸骨棘部位の深層に高エコー像の組織が認められます（**b**）。

図12 初診時と2週間後の超音波画像の比較（上前腸骨棘〜腸骨窩部位，短軸）  3-6，3-7
a 初診時　**b** 2週間後

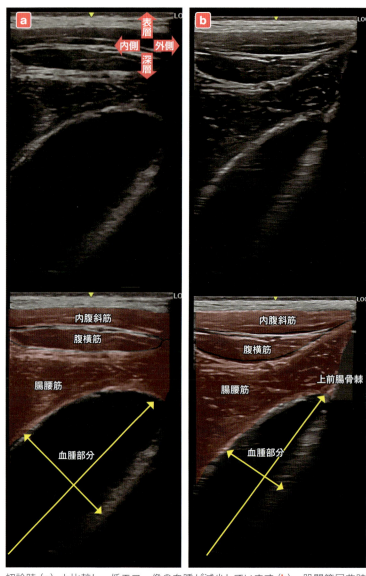

初診時（**a**）と比較し，低エコー像の血腫が減少しています（**b**）。股関節屈曲時の動態，腸腰筋の筋力を確認し，プレー再開について医師と相談します。

3 股関節

図13 初診時と2週間後のSLR動態の比較（下前腸骨棘部位，短軸）
a 初診時　b 2週間後

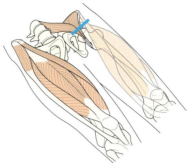
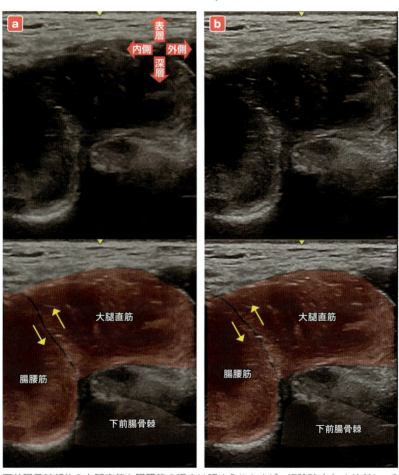

下前腸骨棘部位の大腿直筋と腸腰筋の滑走は認められますが，初診時（a）と比較し，2週間後においても同程度の筋厚の変化にとどまります（b）。

　初診時と2週間後は筋厚の差がありませんでしたが，下前腸骨棘部位の大腿直筋と腸腰筋の滑走が認められました（図13）。従って，これまでと同程度の運動制限が必要であると考えられます。このように，疾患の治癒過程の評価にエコーを用いることで患部の状態を経時的に把握することができます。リスク管理を行いながらリハビリテーション内容や運動開始時期の設定に活かすことができます。

Ⅱ 大転子周囲

Step 1 立体的に解剖を知ろう

　大転子周囲は大転子を中心として，近位の後方に大殿筋，前方に大腿筋膜張筋，その深層に中殿筋，小殿筋，遠位に外側広筋があります．大殿筋，大腿筋膜張筋と外側広筋は殿筋膜を介して相互に連結しています．超音波では，股関節の外側から観察します．

　整形外科の診療上，大転子周囲には滑液包が存在し，大殿筋が滑走するため，重要な部位です．

大殿筋
- **起始** 腸骨翼の外面・後殿筋線の後方，仙骨および尾骨外側縁，胸腰筋膜，仙結節靱帯
- **停止** 腸脛靱帯，大腿骨の殿筋粗面
- **作用** 股関節伸展，外旋
- **解剖学的特徴** 仙骨および尾骨の外側縁から大殿筋の筋厚によって頂点を形成し，大転子の後面を覆います．

大腿筋膜張筋
- **起始** 腸骨の上前腸骨棘
- **停止** 腸脛靱帯を介して脛骨の外側顆
- **作用** 股関節屈曲位での外転，内旋，膝関節伸展
- **解剖学的特徴** 大転子よりやや内側にある上前腸骨棘から起始し，大転子を頂点として腸脛靱帯へと続きます．

中殿筋
- **起始** 腸骨翼外面の前・後殿筋線の間，腸骨稜の外唇，殿筋膜
- **停止** 大腿骨大転子の上面，前面，外側面
- **作用** 股関節外転，内旋および屈曲（前部線維），外旋および伸展（後部線維）

小殿筋
- **起始** 腸骨翼外面の前・下殿筋線の間
- **停止** 大腿骨大転子の前面
- **作用** 股関節外転，内旋
- **解剖学的特徴** 腸骨翼の外面から起始し，筋厚によって頂点を形成し，前部において大転子上面と前面に付着し，後部は大転子後上端に付着します．

 医師からのアドバイス

大腿骨頸部骨折などの治療には，手術が適応となることがほとんどです．大腿骨頸部骨折後の手術（compression hip screw）では，大転子遠位の皮膚から侵入し，大腿筋膜張筋を分け，大腿骨に達することになります．手術侵襲によって，大転子部の軟部組織の拘縮や癒着が生じます．股関節周囲の観察によって，大転子と軟部組織の滑走は，股関節周囲組織の運動の滑らかさに関与していることが確認できます．

大転子前方周囲（図14）

　対象者を側臥位とし，腸骨稜から大転子方向に長軸像を観察します（図14）．腸骨稜付近では表層から皮下組織，殿筋膜，大腿筋膜張筋，中殿筋，小殿筋が観察できます．プローブを遠位に移動させると，大腿筋膜張筋と中殿筋は筋膜を介して大転子へ向かって走行しています．表層の殿筋膜と大腿筋膜張筋深層の筋膜は大転子付近で合流し，腸脛靱帯として大転子を越えて走行している様子が観察できます．

研究者からのアドバイス

変形性股関節症[5]や膝関節症[6]では，股関節周囲筋のなかで中殿筋の筋輝度が上昇しやすいことが報告されています．このため，変形性股・膝関節症では特に中殿筋に着目した評価やトレーニングが必要と考えられます．

3 股関節

図14 大転子前方周囲の超音波解剖（長軸）
- a 上前腸骨棘部
- b 臼蓋部
- c 股関節部
- d 大転子部

▶ 3-9

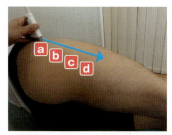

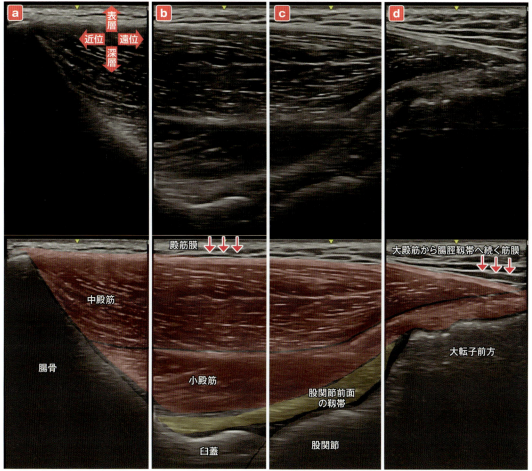

長軸像では，中殿筋の筋厚が大きいのが特徴です（a～d）。大転子部において殿筋膜と大腿筋膜張筋が合流し，腸脛靱帯となります（d）。

大転子中央周囲（図15）

　股関節を短軸像で観察すると（図15），腸骨稜付近では，表層から皮下組織，殿筋膜，大腿筋膜張筋，筋膜をはさんで中殿筋が観察できます。遠位方向に移動すると，大転子の近位前方では大腿筋膜張筋の筋腹が減少し，大転子直上で殿筋膜に深層の筋膜が合流し，腸脛靱帯となります。この部位では，腸脛靱帯へ続く筋膜と大転子の間隙に，低エコー像の滑液包が観察できます。大転子を越えて遠位に移動すると，外側広筋の筋腹が大腿骨の前外方にあります。

図15 大転子中央周囲の超音波解剖（短軸） ▶ 3-10
a 腸骨部
b 大腿骨頭部
c 大転子部

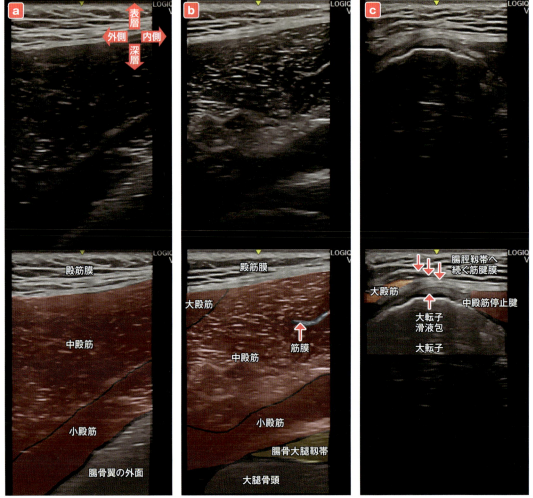

短軸像で観察すると，股関節を腸骨稜付近では，表層から皮下組織，殿筋膜，大腿筋膜張筋，筋膜を挟んで中殿筋が観察できます（**a〜c**）。

　大転子部を長軸像で観察すると，近位から表層の殿筋膜と大殿筋から続く筋膜が合流し，大転子を越えていく様子がみられます。中殿筋の停止腱が大転子の遠位へ伸びる様子が観察できます。

❸ 股関節

図16 大転子中央周囲の超音波解剖（長軸） ▶ 3-11
- a 腸骨部
- b 臼蓋部
- c 大腿骨頭部
- d 大転子部

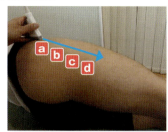

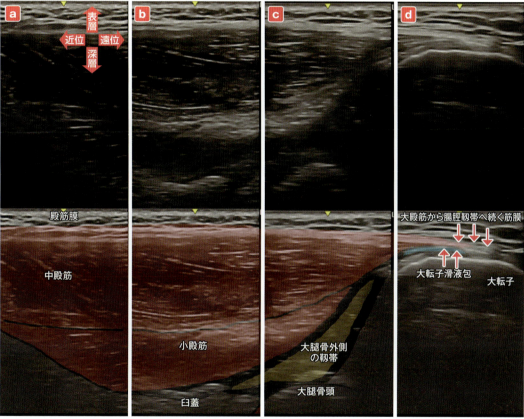

中殿筋は大転子を越えて，小殿筋は大転子近位から前方の停止部へ走行します（d）。

Step 2 動きを知ろう

股関節屈曲・伸展（図17）

　対象者を側臥位とし，大転子の近位側において大腿骨に対して短軸方向にプローブを当てます。高エコー像の大転子を観察しながら，股関節屈曲・伸展の自動運動を行うよう指示します（図17）。股関節伸展時は，殿筋膜が大転子の上部を後方へと通過し，大転子滑液包は圧迫される様子が観察されます。股関節中間位から股関節屈曲時は，殿筋膜が前方に移動し，大殿筋の筋腹が観察できます。

図17 屈曲・伸展自動運動時の大転子周囲の動態（短軸）　▶ 3-12
a 屈曲時　b 伸展時

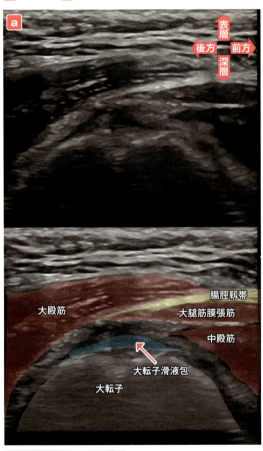
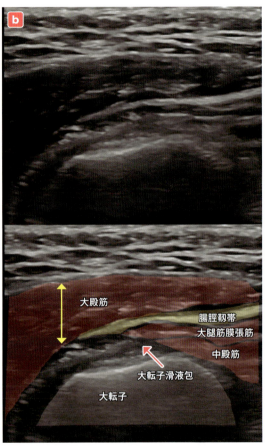

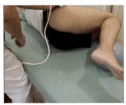
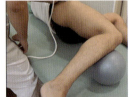

側臥位で，大転子の直上から股関節の屈曲・伸展時の大転子滑液包と表層の組織の動態を観察しています。屈曲位（a）と比較して，伸展位では滑液包が圧迫され，観察が困難となります（b）。

　これら大転子周囲の超音波画像から動態を観察すると，屈曲時に大腿筋膜張筋，中殿筋，小殿筋は前方へ移動し，伸展時に大殿筋は後方へ移動する必要があることがわかります。また，殿筋膜は大転子の上方を滑らかに移動する柔軟性が必要です。

股関節外転（図18, 19）

　中殿筋の収縮と筋厚の増大に関して，大転子の前方では前部線維，後方では後部線維の筋厚が有意に増大したと報告されています[6]。大転子前方の長軸像では，大腿筋膜張筋の筋厚が増大します。また，大転子前方の短軸像では，中殿筋の前部線維は外転時に筋厚を表層に向けて増大させ，後部線維は深層に潜り込むように移動する様子が観察できます。

図18 外転自動運動時の動態（長軸）
a 安静時　b 自動運動時

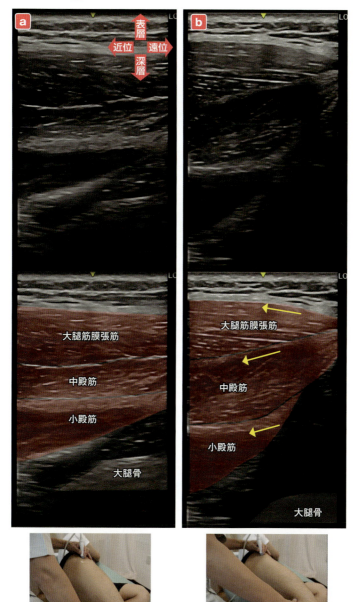

大転子前方の長軸像では，収縮時に大腿筋膜張筋の筋厚が増大します（b, →）。

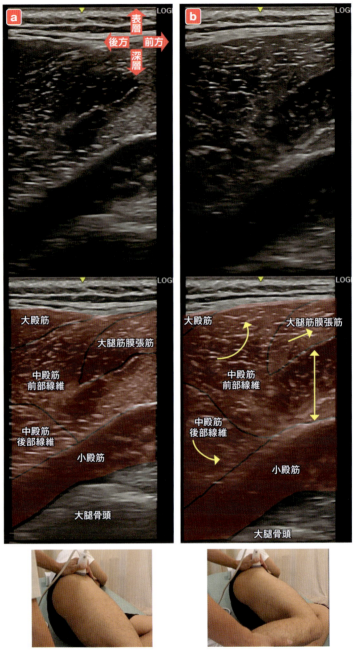

図19 外転自動運動時の動態（短軸） ▶ 3-14
a 安静時　**b** 自動運動時

中殿筋の前部線維は表層に向けて筋厚を増大させ，後部線維は深層に潜り込むように移動します（**b**，➡）。

3 股関節

| COLUMN | 大転子痛症候群 |

大転子部の疼痛を主訴とする大転子痛症候群は，大転子滑液包炎ともいわれます[8]。大転子痛症候群は，画像診断のほかに，股関節外側部の圧痛，片脚立位，腸脛靱帯の柔軟性（Ober test）により診断されます[9]。運動療法において，適切な運動負荷の管理[9]が必要とされます。

Step 3 症状による変化を知ろう（図20, 21）

股関節伸展制限を伴う患者の大転子周囲の組織滑走を把握しましょう。

診断名	左変形性股関節症
症状	股関節から大転子周囲に疼痛があり受診。レントゲン検査の結果，変形性股関節症と診断。股関節屈曲時および歩行の立脚期後半に股関節前面から大転子部に疼痛が出現

医師からのアドバイス

変形性股関節症の場合，長期間かけて変性する疾患のため，殿筋の萎縮(特に中殿筋)が見てとれます。また，股関節の関節可動域制限が併存する頻度が高い疾患でもあります。大転子部での筋の可動性を観察することで，可動域制限を把握する必要があります。

評価のポイント	☑ 大転子部の大転子滑液包の腫脹，殿筋膜から腸脛靱帯へ続く線維の状態，輝度→Ⅱ大転子周囲 step1 ☑ 大転子，大転子滑液包の表層にある殿筋膜から続く腸脛靱帯，大殿筋の動態→Ⅱ大転子周囲 step2
超音波画像 静の評価 動の評価	☑ 安静時，長軸像では，中殿筋の高エコー像が著明となり，大転子滑液包に腫脹が出現。中殿筋の筋厚が減少し，大転子と同程度の位置に筋腹が存在（図20）。短軸像では，大殿筋の萎縮がみられ，全体的に高エコー像を呈し，長軸像と同様に大転子滑液包は滑液が増大（図21）。 ☑ 股関節屈曲に伴い，短軸像では，大殿筋が前方へ移動（図21a）。一方，伸展時は，股関節伸展制限により，大殿筋の収縮による殿筋膜を介した腸脛靱帯へ続く線維を引きつける機能が低下（図21b）。

図20 左変形性股関節症患者の大転子周囲の観察（長軸） 　　3-15
a 大腿骨頭部　**b** 大転子部

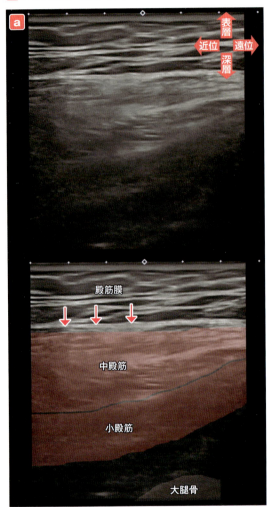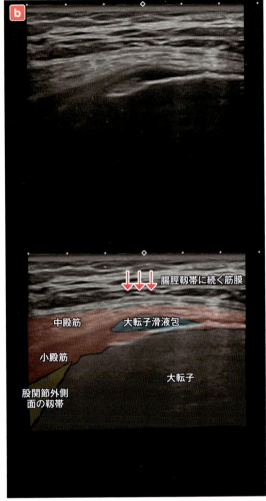

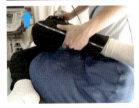

中殿筋の筋厚が減少し，大転子と同程度の位置で筋腹が確認できます（**a**）。中殿筋の高エコー像が著明となり，大転子滑液包に腫脹が出現しています（**b**）。

3 股関節

図21 左変形性股関節症患者の大転子部の動態（短軸）
a 股関節屈曲　b 股関節伸展　　3-16

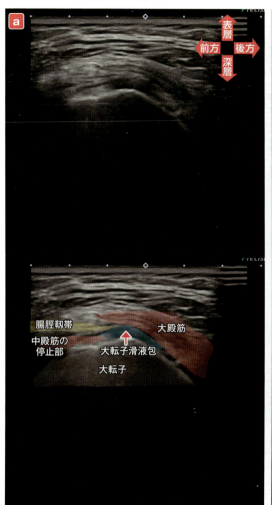
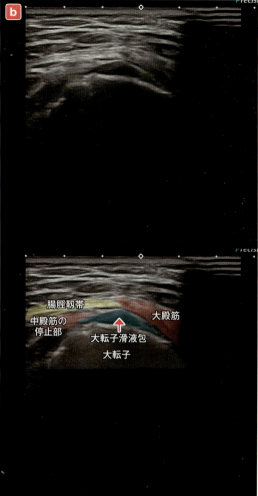
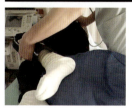
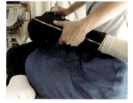

大殿筋の萎縮がみられ，全体的に高エコー像を呈しています（**a**）。大転子滑液包は滑液が増大しています（**a,b**）。股関節伸展制限があり，大殿筋の収縮による殿筋膜を介した腸脛靱帯へ続く線維を引きつける機能が減少しています（**b**）。

135

股関節屈曲・伸展時の大転子周囲へのアプローチ

　大転子周囲は，大殿筋，中殿筋の誘導を促します（図22）。股関節伸展時は，大殿筋とともに殿筋膜を後方へ，屈曲時は前方へ移動させます。

図22 股関節伸展・屈曲時の大転子周囲の誘導（短軸） 3-17
ⓐ 中間位　ⓑ 屈曲位　ⓒ 伸展位

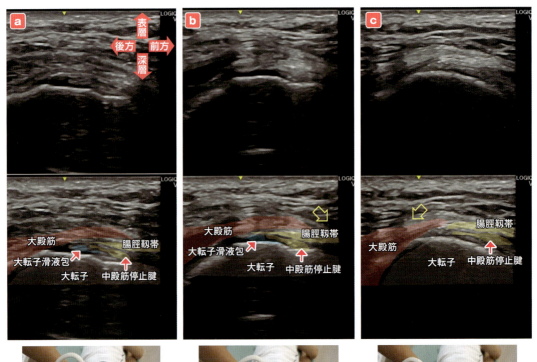

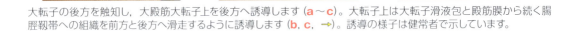

大転子の後方を触知し，大殿筋大転子上を後方へ誘導します（a〜c）。大転子上は大転子滑液包と殿筋膜から続く腸脛靭帯への組織を前方と後方へ滑走するように誘導します（b, c, →）。誘導の様子は健常者で示しています。

3 股関節

Ⅲ 股関節後面（深層外旋6筋）

Step 1 立体的に解剖を知ろう（図23）

　股関節の後面は，大殿筋の深層に深層外旋6筋があります。股関節のインナーマッスルとして，骨頭の回旋を制御する重要な部分です。深層外旋6筋とは，梨状筋，上双子筋，内閉鎖筋，下双子筋，外閉鎖筋，大腿方形筋の6筋の総称であり，股関節と大転子をつなぐ筋群です。

坐骨神経より表層

梨状筋
- 起始　仙骨前面，前仙骨孔の外側
- 停止　大転子先端の内側面
- 作用　股関節外旋，外転
- 解剖学的特徴　坐骨神経の表層にあり，股関節より上方に位置し，内側頭方から外側尾方へ走行します。

坐骨神経より深層（近位から順に）

上双子筋
- 起始　坐骨の坐骨棘
- 停止　転子窩
- 作用　股関節外旋
- 解剖学的特徴　内閉鎖筋の下に位置する下双子筋とともに転子窩に付着します。

内閉鎖筋
- 起始　寛骨内面，閉鎖膜
- 停止　転子窩，内閉鎖筋腱
- 作用　股関節外旋
- 解剖学的特徴　股関節の後方に位置し，小坐骨切痕付近で90°向きを変え，その上下に位置する上下双子筋とともに転子窩に付着します。

下双子筋
- 起始　坐骨結節の上部
- 停止　転子窩
- 作用　股関節外旋
- 解剖学的特徴　内閉鎖筋の上に位置する上双子筋とともに転子窩に付着します。

外閉鎖筋
- 起始　閉鎖孔の内側骨縁の外面，閉鎖膜
- 停止　転子窩
- 作用　股関節外旋，内転
- 解剖学的特徴　内閉鎖筋の深層に外閉鎖筋があり，股関節の内側から後下方を支えるように走行します。

大腿方形筋
- 起始　坐骨結節の外面前部
- 停止　転子間稜
- 作用　股関節外旋，内転
- 解剖学的特徴　股関節の下方に位置し，転子間稜に付着します。

医師からのアドバイス

股関節疾患と超音波画像の変化
梨状筋症候群など，坐骨神経が殿部において筋間で狭窄されることはまれであります。しかし，加齢と疾患が組み合わさることで，下肢機能低下が進行します。変形性股関節症，大腿骨頸部骨折，および腰部脊柱管狭窄症などの下肢神経疾患においては，深層外旋6筋の萎縮や変性，および可動性の悪化が生じます。超音波により，これら筋群の機能障害の部位や程度を確認することが可能となります。

　対象者を腹臥位とし，大転子の内側にプローブを当てます（図23）。坐骨結節の内側との間の画像を描出します。表層から皮下組織，大殿筋，大殿筋と深層外旋筋群の間に坐骨神経（梨状筋のレベルでは梨状筋の深層に坐骨神経が走行），深層に深層外旋6筋（大腿方形筋）が観察できます。

図23 深層外旋6筋と坐骨神経の位置関係
a 表層からの解剖図　**b** 超音波画像　**c** 超音波解剖

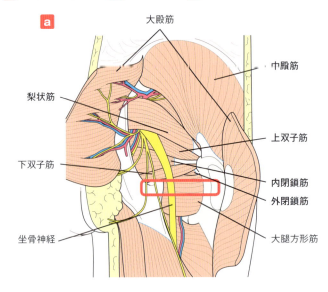

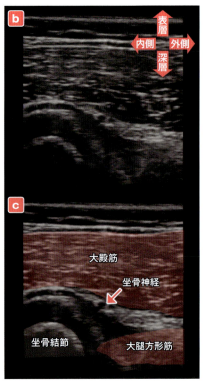

aの位置において，坐骨神経は深層外旋6筋と大殿筋の間に観察できます（b, c）。

Step 2　動きを知ろう（図24, 25）

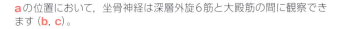

深層外旋筋群の動態の動きを理解するための超音波解剖は，大腿骨頭を支持する深層外旋6筋の動きに着目します。

対象者を腹臥位とし，大転子の内側にて深層外旋6筋の長軸方向にプローブを当てます（図24）。高エコー像の大転子を観察しながら，股関節内外旋の自動運動を行うよう指示します。

股関節外旋時は，深層外旋6筋が大転子を筋方向に引きつけ，回旋させる様子を観察することができます。また，外旋に伴い筋厚が大殿筋方向に増大します。

股関節内旋時は，大転子が内旋することで深層外旋6筋は深部へと引きつけられ，大腿骨頭を後方から支持する様子が観察可能です。深層外旋6筋の停止部は，転子窩および転子間稜であり，大腿骨頭の回旋と股関節の角度によって，6筋それぞれが大腿骨頭に後方支持の機能を発揮していると考えられます。

坐骨神経は，大殿筋と深層外旋6筋の間隙に低エコー像にて観察可能です。股関節内旋・外旋に動態に合わせて内側・外側へ移動します。

大転子部から坐骨結節を結んだ線上では，大殿筋の深層に深層外旋6筋の1つである大腿方形筋が観察できます。短軸像では股関節外旋に伴って，転子間稜を内側へ引きつけ大腿骨を内旋させる様子を観察できます（図25）。

3 股関節

図24 深層外旋6筋の動態（坐骨結節部）　3-18
a 中間位　b 外旋位　c 内旋位

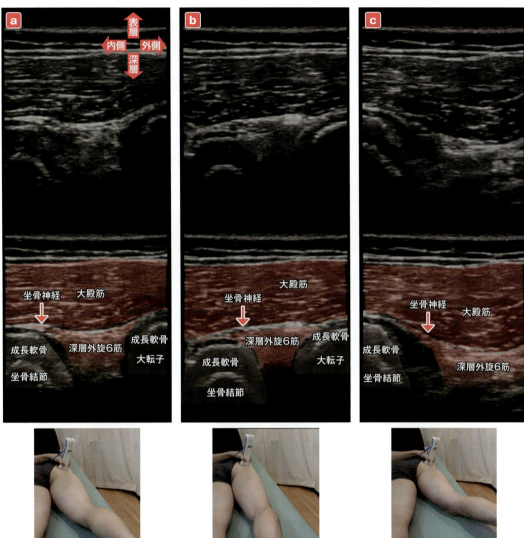

中間位（a）と比較して，外旋位では，深層外旋6筋の筋厚が後方へ増大します（b）。内旋位では，深層外旋6筋が深層に引きつけられ，大腿骨頭を後方から支持します（c）。

図25 深層外旋6筋の動態（大転子部） ▶ 3-19
a 外旋時　**b** 内旋時

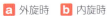
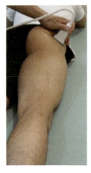
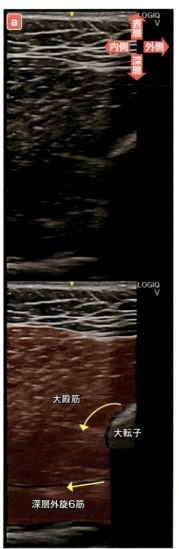
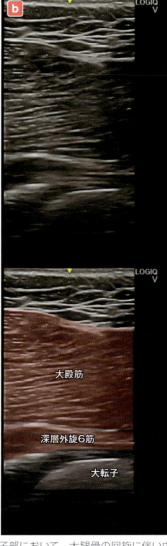
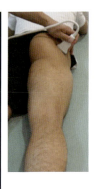

外旋時，深層外旋6筋の筋線維は大転子部において，大腿骨の回旋に伴い中央方向へ移動します（**a**，→）。内旋時，深層外旋6筋は深層に引きつけられ，大腿骨頭を後方から支持します（**b**）。

文献

1) Jingushi S, et al : Multiinstitutional epidemiological study regarding osteoarthritis of the hip in Japan. J Orthop Sci, 15: 626-631, 2010.
2) Griffin DR, et al : The Warwick Agreement on femoroacetabular impingement syndrome (FAI syndrome) : an international consensus statement. Br J Sports Med, 50: 1169-1176, 2016.
3) Molini L, et al : Hip : Anatomy and US technique. J Ultrasound, 14: 99-108, 2011.
4) 根地嶋誠, ほか：膝関節伸展位等尺性収縮時の股関節肢位と内側広筋筋活動. 理学療法学, 31：359-363, 2004.
5) Fukumoto Y, et al : Muscle mass and composition of the hip, thigh, and abdominal muscles in women with and without hip osteoarthritis. Ultrasound Med Biol 38 (9) : 1540-1545, 2012.
6) Taniguchi M, et al : Quantity and quality of the lower extremity muscles in women with knee osteoarthritis. Ultrasound Med Biol 41 (10) : 2567-2574, 2015.
7) 見供 翔, ほか：異なる運動方向への静止性股関節外転収縮が中殿筋前・中・後部線維の筋厚および筋腱移行部距離に及ぼす影響. 理学療法科学, 32：869-874, 2017.
8) Lievense A, et al : Prognosis of trochanteric pain in primary care. Br J Gen Pract, 55: 199-204, 2005.
9) Speers CJ, et al : Greater trochanteric pain syndrome : a review of diagnosis and management in general practice. Br J Gen Pract, 67: 479-480, 2017.

第2章 部位に特有の症状と効果的なアプローチ　超音波解剖に基づく静態と動態

4 大腿部

動画はこちら

大腿部の運動療法を効果的にする3step

　大腿四頭筋は，骨盤から膝蓋骨までを走行し，全下肢筋の総重量に対する各筋重量を百分率で示す相対重量値は大腿筋群が46.9%と最も大きく，そのうち大腿四頭筋が21.2%と最大となります[1]。この筋は，抗重力筋として，歩行，階段昇降など日常生活において，筋活動が上昇します[2]。しかし，骨格筋と加齢変化に関するレビューでは，筋横断面積，除脂肪量は加齢によって減少するとされています[3,4]（図1）。また，筋活動の指標である筋電図を用いた研究では，日常生活の活動水準（立位や階段昇降など）によって，骨格筋の働きに差が生じます。Nariciら[5]は，筋力トレーニングによって筋横断面積が変化するが，その程度は部位によって異なると報告しています。臨床上，変形性膝関節症における大腿四頭筋の筋力低下（図1）のように，下肢運動器疾患の筋機能の低下はセラピストが直面する課題です。日常生活に重要な抗重力筋における臨床課題を解決するためのリハビリテーションでは，大腿四頭筋の加齢による筋機能の変化と疾患による収縮と弛緩の動態変化を理解する必要があります。これら変化を観察できる超音波画像は，大腿部の筋形態，収縮・弛緩の動態を把握する手段となり，運動療法を効果的にする重要な知見を提供すると考えられます。

　本項では，大腿筋群の解剖学の知見に加えて，収縮・弛緩の特性，muscle damageの特徴を踏まえて，リハビリテーションの対象となる部位について概説します。大腿部前面には，近位に骨盤を起始とする縫工筋，大腿筋膜張筋，大腰筋，腸骨筋，内転筋群，大腿四頭筋があります。特に大腿四頭筋に着目し，Step1として立体的に解剖を理解し，Step 2として収縮・弛緩による動的変化を把握します。

図1 疾患による大腿部の変化
a 健常成人（20歳代）　　**b** 変形性膝関節症患者（70歳代）

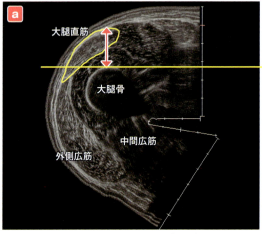
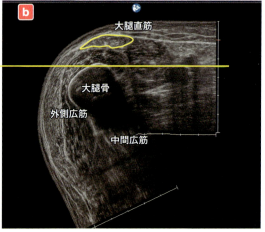

大腿前面中央50%部位のEFOV画像（**a**，**b**）
大腿骨を基準にすると筋厚の減少，大腿直筋の内方変位が認められます（**b**）。

4 大腿部

| 用語解説 | EFOV |

extended field of view（EFOV）とは，超音波画像診断装置のパノラマ画像機能を使った画像です。

Step 1 立体的に解剖を知ろう

大腿部前面（図2, 3）

大腿直筋
- **起始** 下前腸骨棘（direct head），寛骨臼上縁（indirect head），股関節包
- **停止** 大腿四頭筋共同腱を介して膝蓋骨，腱束を介して脛骨粗面
- **作用** 股関節屈曲，膝関節伸展
- **解剖学的特徴** 大腿四頭筋において唯一，股関節より近位で起始する筋です。起始部は2頭あり，direct headとして下前腸骨棘，indirect headとして寛骨臼上縁から起始します。direct headは表層の近位1/3程度，indirect headは，内側から筋中央の2/3程度まで線維が伸びます[6]。

中間広筋
- **起始** 大腿骨前面
- **停止** 大腿四頭筋共同腱を介して膝蓋骨，膝関節筋をつくり膝蓋上包
- **作用** 膝関節伸展
- **解剖学的特徴** 起始部は大腿骨前面にあり，大腿四頭筋腱の最深層を経て膝蓋骨に付着します。筋線維が大腿骨の周囲を平行に伸び，筋内の腱成分が少ないとされています。この形状によって，中間広筋の張力を剛体である膝蓋骨に直接伝達することが可能となっています。

医師からのアドバイス

筋萎縮と筋輝度
エコーによる大腿部前面の観察は，下肢抗重力筋で最大の筋である大腿四頭筋を主として行います。筋機能がどの程度改善できるのか，その可能性を把握します。静態に関して，大腿直筋と中間広筋の筋輝度や萎縮の程度を観察します。動態は，筋ごとの可動性と収縮の程度を観察します。大腿四頭筋は，加齢や疾患の影響を受けやすいため，個体差が生じます。左右下肢の比較によって，対象側の状況を把握する必要があります。

図2 大腿部前面の超音波画像（短軸）   4-1

- **a** プローブの位置
- **b** 起始部
- **c** 近位15%
- **d** 近位30%
- **e** 近位50%
- **f** 近位70%
- **g** 膝蓋骨直上

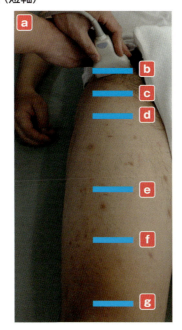

143

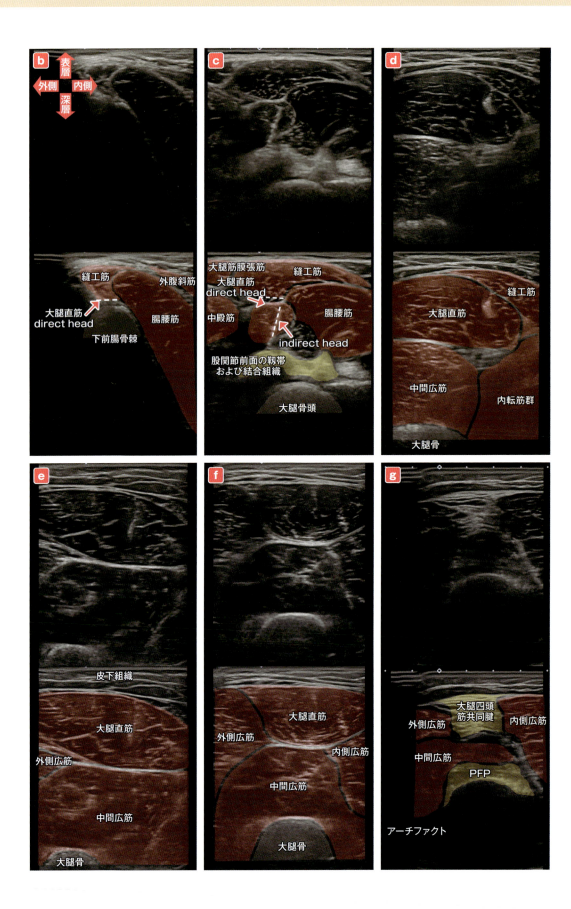

4 大腿部

図3 大腿前面の超音波画像（長軸） 　　4-2
a プローブの位置　**b** 起始部　**c** 近位15%　**d** 近位30%　**e** 近位50%　**f** 近位70%　**g** 膝蓋骨直上

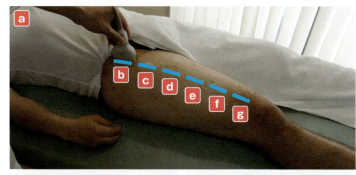

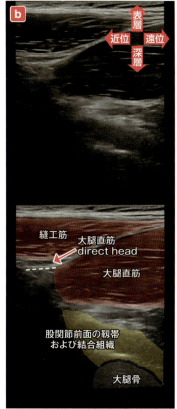
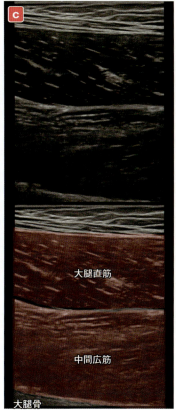
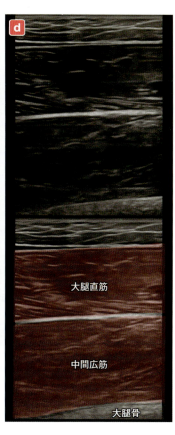

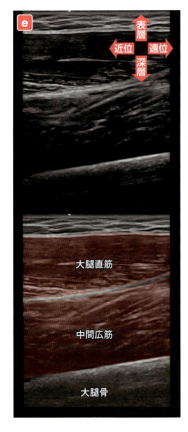 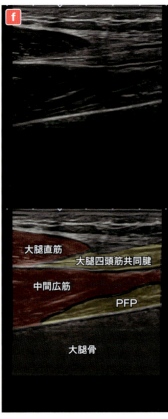 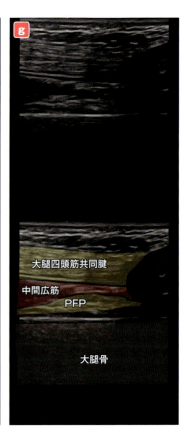

　超音波画像において，大腿直筋の前額面上の起始付近では，direct headとindirect headを明確に分けることはできませんが，indirect headが遠位に向けて筋内に存在する様子を描出できます。また，筋の全長の50%部位において筋厚が最大となります。一方，中間広筋は，大腿直筋と外側広筋の深層に位置することが確認できます。

> **用語解説　アーチファクト像**
>
> 生体へのプローブ接触角度や生体内の人工物，水腫などに対して，超音波が反射，吸収，散乱，拡散などを起こすことで特徴的な画像が描出されます。これをアーチファクトといいます。反射が大きい物体の深層が黒く映る音響陰影，深度について狭い範囲で強い反射が繰り返される多重反射などがあります。

 研究者からのアドバイス

> 大腿四頭筋は下肢筋のなかで加齢による筋萎縮が最も著しいことが知られていますが，4筋のなかでは加齢による萎縮の程度に違いがないことが報告されています[7]。このため，疾患を有さない高齢者の大腿四頭筋を評価する場合，比較的撮像しやすい大腿直筋部位を4筋の代表として撮像することが有用と考えられます。

大腿部外側（図4～6）

外側広筋
- **起始** 大腿骨粗線外側唇，大転子下部，大腿外側筋間中隔，腸脛靱帯裏面（外側広筋斜走線維）
- **停止** 膝蓋骨外側縁，外側膝蓋支帯
- **作用** 膝関節伸展
- **解剖学的特徴** 腸脛靱帯，大腿外側筋間中隔の多様な線維束から起始[8]することで，外側広筋によるコンパートメント圧を上昇させ，伸展作用の増強ができる形態となっています。

tensor of vastus intermedius (TVI) [9]
- **起始** 大腿骨大転子，大腿骨外側唇，小殿筋
- **停止** 膝蓋骨内側
- **作用** 膝関節伸展
- **解剖学的特徴** 外側広筋と中間広筋の間の存在する筋であり，起始は大腿骨の外側ですが，停止腱は膝蓋骨の内側へと付着します。

 医師からのアドバイス

外側広筋 muscle damage
外側広筋と腸脛靱帯の観察によって筋の萎縮の程度，動態を把握します。神経筋電気刺激によるmuscle damageの研究[10]では，外側広筋は内側広筋に比較し刺激後4日目にmuscle damageが大きく現れています（図4）。

図4 外側広筋のmuscle damageのMRI画像

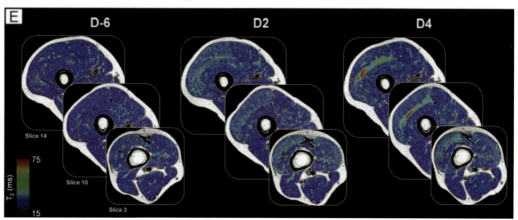

外側広筋と中間広筋の間隙にT2値（p159参照）の上昇がみられます。

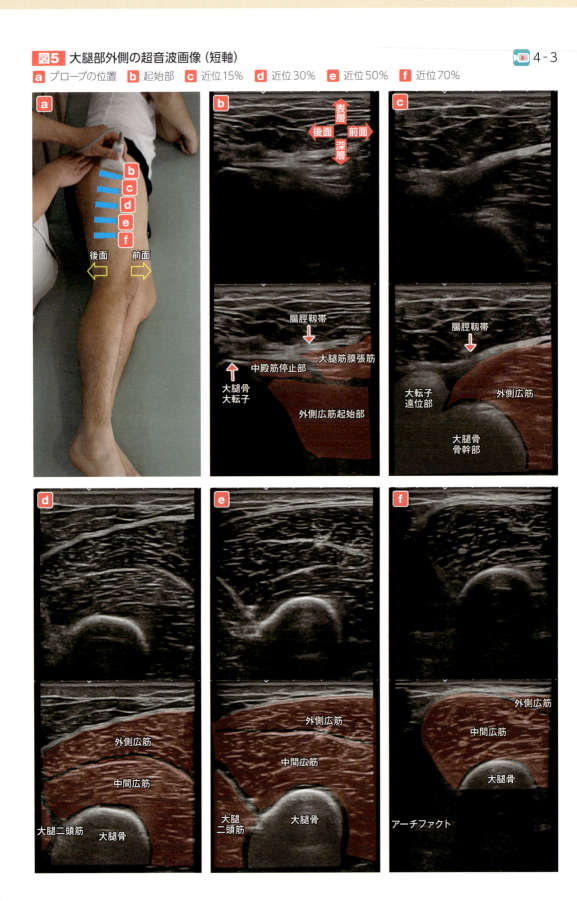

図5 大腿部外側の超音波画像（短軸）　4-3
a プローブの位置　b 起始部　c 近位15%　d 近位30%　e 近位50%　f 近位70%

図6 大腿部外側の超音波画像（長軸）

a プローブの位置　**b** 起始部　**c** 近位30%　**d** 近位50%　**e** 近位70%

▶ 4-4

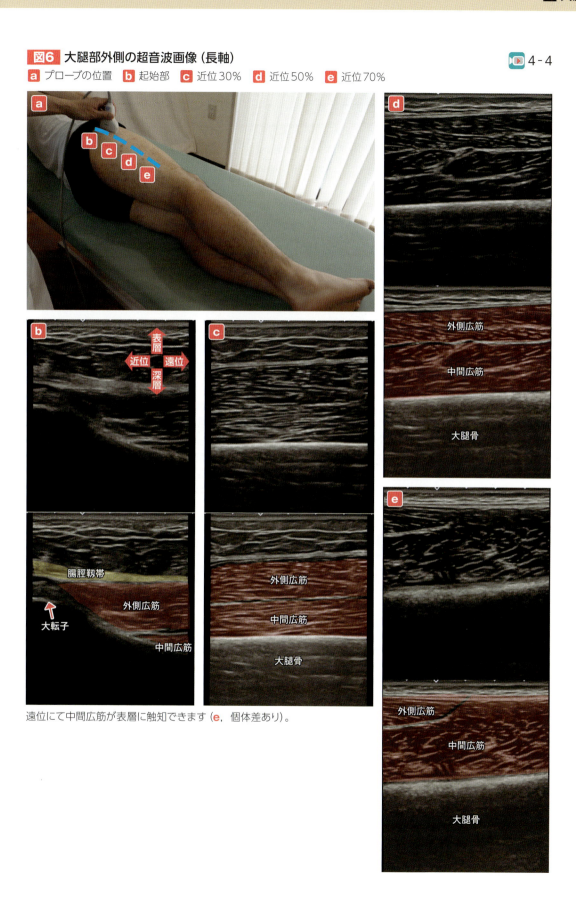

遠位にて中間広筋が表層に触知できます（e，個体差あり）。

外側広筋の筋横断面積は大腿四頭筋のなかで最大[11]であり，起始は，大腿外側筋間中隔と腸脛靱帯（起始する確率は70%[12]）です。膝蓋骨を外側上方へ引きつける働きがあります。

TVIは，外側広筋と中間広筋の間の存在する筋であり，2016年にGrob[13]らによって解剖学について詳細な検討が報告されています。起始は大腿骨の外側ですが，停止腱は膝蓋骨の内側へと付着しています。超音波画像による描出法は，Rajasekaranら[14]によって報告されています。機能的にどのような作用を示すのか今後の研究成果が期待されます。

用語解説　コンパートメント圧

筋が複数存在する部位においては，複数の筋が，骨，筋膜，筋間中隔などによって囲まれた区画に分けられます。この区画をコンパートメントといいます。コンパートメント圧は，運動直後から上昇し，運動後に正常化します[15]。慢性コンパートメント症候群の病態は，運動による筋肉の膨張がコンパートメント内圧を増加させ，血流を阻害することで筋細胞の虚血，すなわち酸素濃度の低下が起こり，疼痛を引き起こした状態になります[16]。

大腿部内側（図7〜9）

内側広筋
- **起始** 大腿骨粗線内側唇
- **停止** 膝蓋骨内側，内側膝蓋支帯
- **作用** 膝関節伸展
- **解剖学的特徴** ハンモックのような起始をもち，中間広筋をクリップ様に二重に挟むように停止します[9]。

内側広筋斜走線維
- **起始** 広筋内転筋腱板を介し大内転筋
- **停止** 膝蓋骨内側，内側膝蓋支帯
- **作用** 膝関節伸展
- **解剖学的特徴** 解剖学的に内側および近位方向に膝蓋骨を引きつける筋線維として機能します。内側広筋の線維の区別は，近位で分けられる[17]とする報告と明確な区別が困難[9]とする報告があり，今後，統一した見解が期待されます。

医師からのアドバイス

内側広筋のハンモック様構造
内側広筋，中間広筋と内側広筋のハンモック様構造を観察します。加齢や疾患に起因する筋の変位（画像では短軸像で内側に垂れ下がっている状態）が観察できれば，収縮時の動態（内側から前面に筋厚が増大）を観察します。運動療法の介入によって，内側広筋が垂れ下がった状態から収縮機能が改善する可能性があると判断できます。

図7　内側広筋の解剖学的特徴

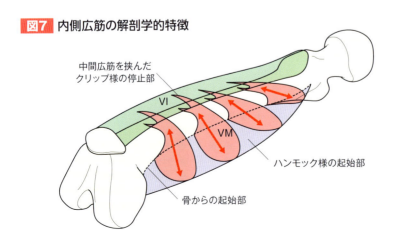

ハンモック様の起始部（薄紫）と中間広筋（緑）を二重に挟んだクリップ様の停止部(赤)をもちます。
VI：中間広筋，VM：内側広筋

文献8)より引用

図8 大腿部内側の超音波画像（短軸）

a プローブの位置　**b** 近位50%　**c** 近位70%　**d** 近位90%

 4-5

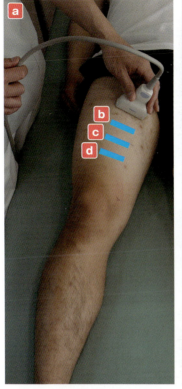

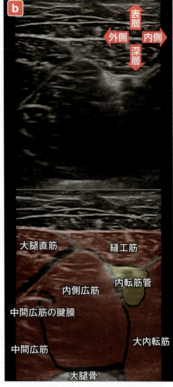

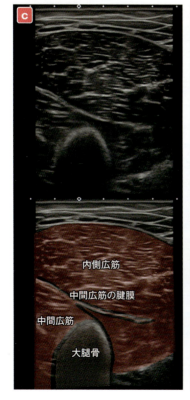

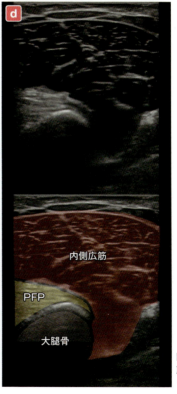

内側広筋が中間広筋の腱膜を挟むように存在します。

図9 大腿部内側（大腿直筋深層）の超音波画像（短軸）
a プローブの位置　**b** 近位40%　**c** 近位50%　**d** 近位70%　**e** 近位80%

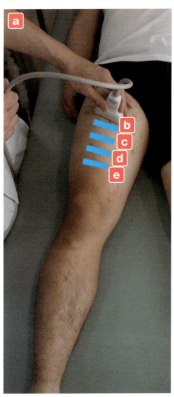
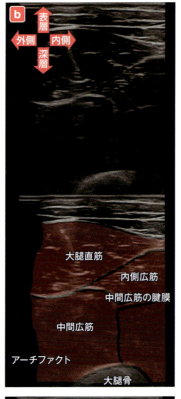
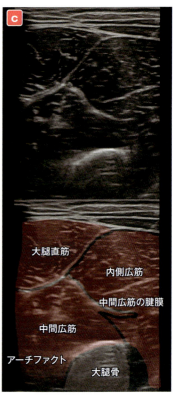
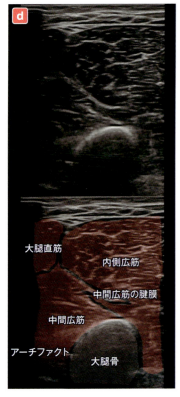
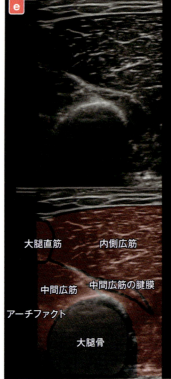

内側広筋は，中間広筋を挟むように存在します（**b**〜**e**）。

内側広筋は，ハンモックのような起始を持ち，中間広筋をクリップ様に二重に挟むように停止します[8]（**図7**）。また，内側広筋は，膝関節伸展運動において，屈曲15°まで伸展させるのと比較して，屈曲15°から最終域まで伸展させるためには約2倍の力が必要であることが示されています[18]。解剖学および筋電図による観察[19]は，内側広筋が膝の間接的に伸筋としての機能（indirect extensor mechanism）を有すること示唆しています。解剖学的に，中間広筋および大腿直筋は長軸方向の筋線維であり，内側広筋はクリップのように中間広筋を挟み，後内側近位方向・前外側遠位方向へ筋線維が走行します（**表1，図10**）[20]。この解剖学的特徴は，中間広筋と協働することで大腿直筋を持ち上げ，結果として大腿四頭筋の張力を増大させると考えられます。内側広筋の作用によるindirect extensor mechanismは，膝関節伸展の最終域に最も重要な役割を果たします。

表1 膝関節伸展筋の筋線維の方向と収縮方向

筋	筋の走行	収縮方向
大腿直筋 中間広筋	近位前面から遠位前面へ	膝蓋骨を近位腹側へ引きつける（前面に筋厚増大）
内側広筋	近位後内側から遠位前内側へ	膝蓋骨を①内側近位，②中間広筋を内方へ引きつける（前面，内側へ筋厚増大）
外側広筋	近位後外側から遠位前外側へ	膝蓋骨を外側近位へ引きつける（前面，外側へ筋厚増大）

筋の走行と収縮方向が明確になり，収縮時の筋の誘導方向が理解しやすくなります。

図10 右大腿部の筋繊維の走行
a 安静時　**b** quadriceps setting時

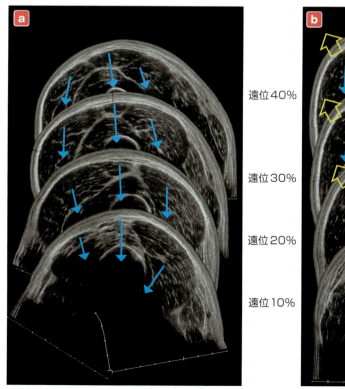
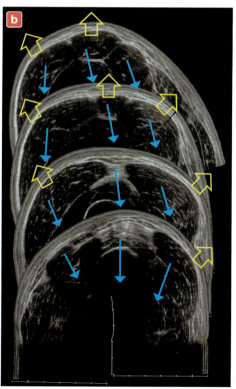

> **研究者からのアドバイス**
>
> 変形性膝関節症では大腿四頭筋のなかで内側広筋の筋萎縮や筋輝度の上昇が生じやすいことが報告されています[21]。また、内側広筋の筋萎縮は、膝関節の疼痛や変形性膝関節症の悪化の要因となることも報告されています[22]。このことから変形性膝関節症では、特に内側広筋の評価やトレーニングが必要であると考えられます。

COLUMN 研究から臨床に役立つポイント：muscle damage

Maeoら[23]は、核磁気共鳴画像（magnetic resonance imaging：MRI）のT2値を用いて、膝関節伸展の遠心性収縮、スクワット、下り坂歩行の3つの運動によるmuscle damageの局在化を調べました。結果、T2はすべての運動の24〜72時間後に有意に増加し（3〜9％）、各運動において筋肉内の不均一性が認められました。T2値のピークが有意に変化したのは、遠心性収縮後の大腿直筋（30％部位）、スクワットおよび下り坂歩行後の内側広筋（50％部位）であり、運動の影響を最も受けていることを示しました。一方、外側広筋はすべての運動後に有意なT2増加を示さなかったとしています（図11）。この興味深い知見は、大腿四頭筋に対する運動刺激の違いが損傷する筋の違いに関係し、セラピストがターゲットとした筋に最適な運動療法を選択する重要性を示しています。

図11 運動によるT2増大の部位差

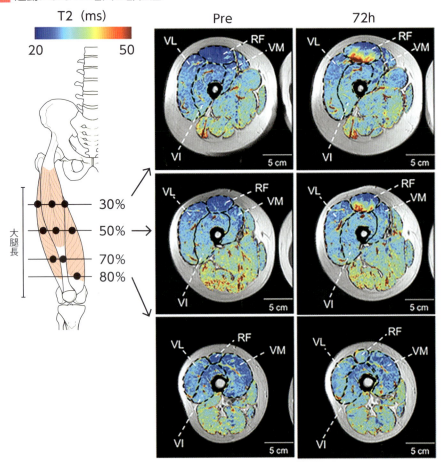

RF：大腿直筋，VL：外側広筋，VI：中間広筋，VM：内側広筋

文献23）より許諾を得て転載

T2値（緩和時間）

MRIの指標であるT2値は，水と脂肪に多く含まれるプロトン原子の磁気による変位から横緩和時間（信号の減衰時間）を表しています。T2増加とは，緩和時間が長く，信号の減衰時間が長い組織（水と脂肪）が高信号（画像では白く映る）になります。T1（縦緩和時間：信号の回復時間）とT2強調画像を比較することで水および脂肪の増加を判別できます。

Step 2 動きを知ろう

大腿四頭筋の収縮時の動態について，大腿前面，外側，内側から観察します。

大腿部前面（図12〜15） 4-6

大腿直筋

大腿直筋における動態は，仰臥位・安静時と比較して収縮時は，近位ではindirect headより外側が中央へ，中間位では中央部の筋厚が表層に向かって増大します（**図12**，**13**，**表1**）。加齢とともに内方へ変位する例があり，内側広筋の張力を伝達することが困難となっていることが考えられます。運動療法を実施する際は，大腿直筋を適正な位置に誘導し，内側広筋を収縮させることが重要となります。

図12 右大腿部前面における安静および収縮（qaudriceps setting）による変化（短軸像，近位15％部位）

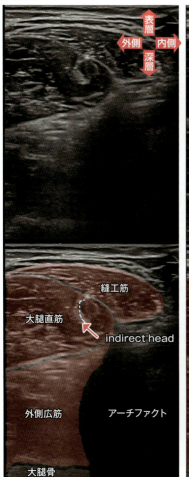

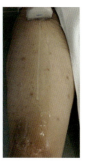

a 安静時
b 収縮時

大腿直筋の中央より外側が前方中央へ筋厚が増大します（**b**）。indirect headより内側は動きが少ないです。

中間広筋

中間広筋の動態は，背臥位において安静時と比較して収縮時では，短軸像にて外側から内側に向けて，他の筋に先行して収縮している様子が観察されます（図13，14）。

筋が発揮した張力は，腱組織の伸張に起因する緩衝作用により，減衰して伝達することになりますが，張力が骨に直接伝達される中間広筋では，張力の減衰が少ないと考えられます。従って，中間広筋は膝伸展筋力に対する貢献度が高いと考えられます。Zhangら[24]は低強度（5〜10 Nm）の等尺性膝伸展運動時に中間広筋が膝伸展トルクに対して50％の貢献度を有し，膝伸展トルクの上昇（50 Nm，MVC20〜30％程度）に伴って中間広筋の貢献度が低下し，表層筋（外側広筋）の貢献度が上昇すると報告しています。

端座位での膝伸展運動など短縮性収縮では，外側広筋と中間広筋の作用に差はありませんが，スクワットなど伸張性収縮時には，中間広筋は張力が直接伝達される解剖学的特徴によって，効率的に伸張性収縮ができると考えられます。運動療法を実施する際は，運動強度や様式の違いを確認し，中間広筋の動態を把握することが重要です。

図13 右大腿部前面における安静および収縮（qaudriceps setting）による変化（短軸像，近位30％部位）

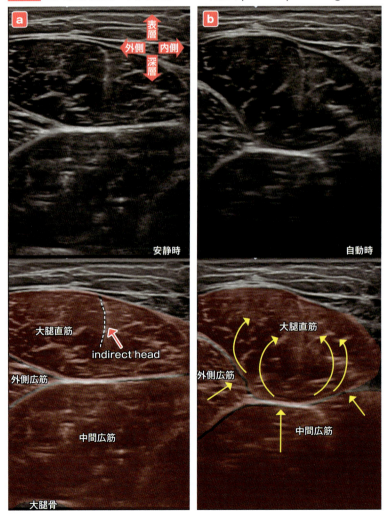
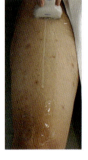

a 安静時
b 収縮時

中間広筋が先行して収縮します。広筋の筋厚増大によって，大腿直筋の中央部の筋厚が表層に向かって増大します（**b**）。

4 大腿部

図14 右大腿部前面における安静および収縮（qaudriceps setting）による変化（短軸像，近位50％部位）

a 安静時　**b** 収縮時

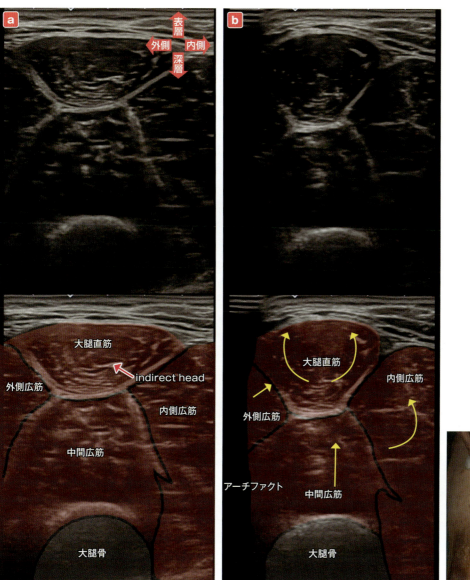

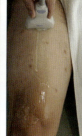

大腿直筋の筋厚が浅層から深層方向に向かって増大します。
中間広筋が先行して収縮し，内側・外側広筋が中央に向かって収縮します（b，➡）。

図15 右大腿部前面における安静および収縮（qaudriceps setting）による変化
（短軸像，近位70％部位）

a 安静時　**b** 収縮時

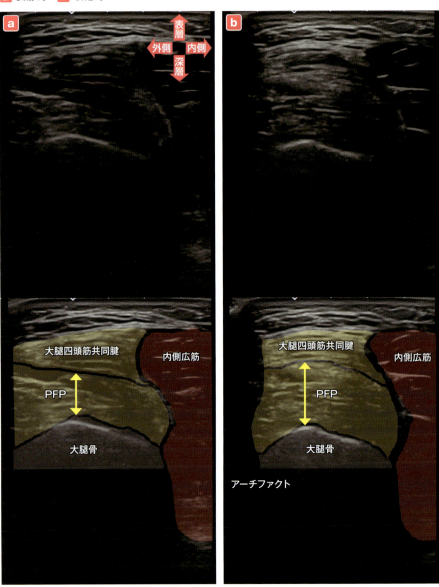

大腿直筋は大腿四頭筋共同腱となり，深層にprefemoral fat pad（PFP）が観察できます（**a**, ⇔）。
内側・外側広筋が中央に向かって収縮すると，PFPの厚みは大きくなり，共同腱を支えるような形となります（**b**, ⇔）。

大腿部外側（図16～18）

外側広筋

外側広筋の動態は，安静時と比較して収縮時では外側および前面に向けて筋厚が増大し，大腿直筋を挟む様子が観察されます．外側広筋の動態に関して，健常者の膝関節屈曲自動運動時の外側広筋は，後内側に変化する[25]と報告されています．前述の運動とmuscle damageに関する報告[23]では，運動の種類によって外側広筋は影響を受けない可能性があると報告されています．一方で，内側型変形性膝関節症患者では，歩行時の外側広筋の活動が増大する[26]とされ，通常とは異なる筋活動が生じている可能性があります．これら考慮すると，健常者の外側広筋の静態，動態を把握することで，運動療法への活用が可能となります．

図16 右大腿部外側における安静および収縮による変化（側臥位での短軸像，近位30％部位）
a 安静時　b 収縮時

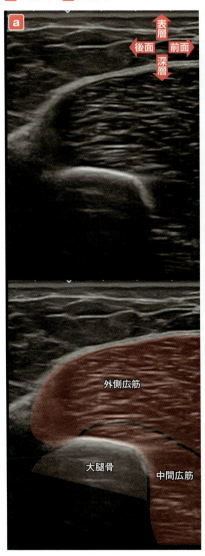 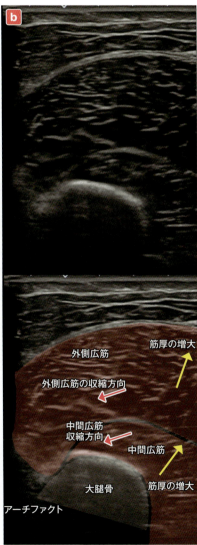 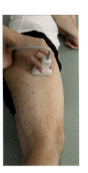

外側広筋は大腿骨外側から前方にあり（a），収縮時は外側および前面へ筋厚が増大します（b）．中間広筋は外側広筋とともに大腿骨の周囲において筋厚が増大し，前方へ移動します（b）．

図17 右大腿部外側における安静および収縮による変化（側臥位での短軸像，近位50%部位）
a 安静時　**b** 収縮時

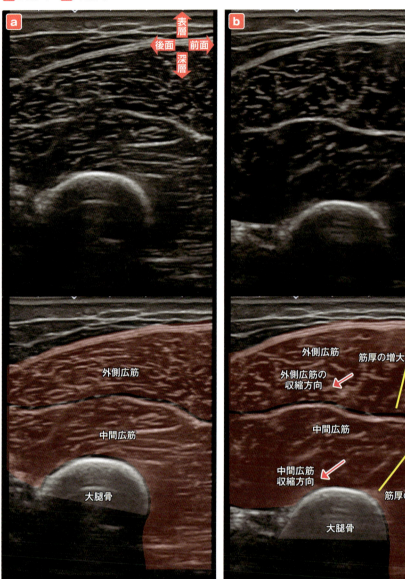
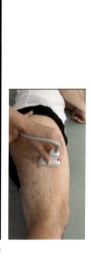

外側広筋は大腿骨の前方にあり（**a**），収縮に伴って外側（表層）方向に筋厚が増大します（**b**）。中間広筋は外側広筋とともに大腿骨の周囲において筋厚が増大します（**b**）。

図18 右大腿部外側における安静および収縮による変化（側臥位での短軸像，近位70％部位）
a 安静時　**b** 収縮時

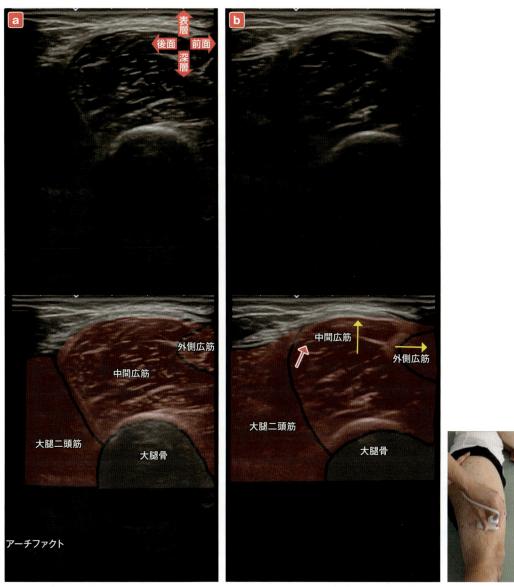

中間広筋が表層に認められる部位であり（**a**），収縮とともに外側方向に筋厚が増大します（**b**, →）。
外側広筋は大腿骨の前方にあり，前外方に筋厚が増大します（**b**, ↑）。

大腿部内側（図19〜22） 4-8

内側広筋

　内側広筋の動態は，収縮時に中間広筋を巻き込むように中央に向けて筋厚が増大する様子が観察されます。内側広筋は関節水腫によって収縮する機能が抑制されます[24]。また，加齢や疾患とともに，筋収縮は減少し，筋電図による検討では筋活動が低下[28]します。内側広筋のトレーニングに関するレビュー[20]では，下肢関節の向きを変えた場合，または同時収縮を追加しても内側広筋を優先的に活性化することはできないとされています。大腿四頭筋の筋力増強トレーニングを12

週間実施した報告[29]によると，大腿四頭筋筋力増強運動によって，膝関節内転モーメントは改善しないとされています。膝内側の安定性を改善するためには，筋力増強トレーニングとともに関節運動に関与する筋の形状を保つなど，筋力と収縮方向に対する運動療法の組み合わせが必要であると考えられます。これらのことから，安静時と収縮時の各部位の動態を把握し，適切な運動が行われているか観察が必要です。

図19 右大腿部内側における安静および収縮による変化（背臥位での短軸像，近位40％部位）
a 安静時　**b** 収縮時

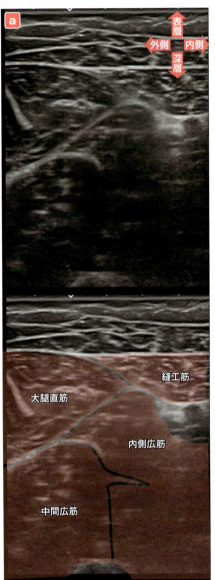
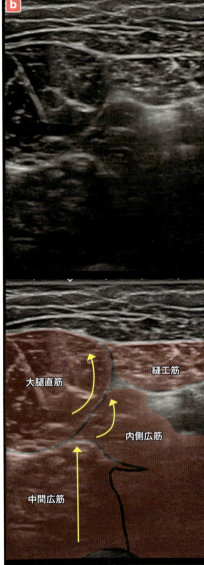
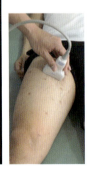

超音波画像上，大腿直筋の深層に内側広筋が見出される部位です（**a**）。
収縮時に中間広筋は先行して内方および表層に向けて筋厚を増大させます（**b**）。大腿直筋は，広筋群に押し上げられるように深層から表層方向へ筋厚が増大します（**b**）。

4 大腿部

図20 右大腿部内側における安静および収縮による変化（背臥位での短軸像，近位50％部位）
a 安静時　b 収縮時

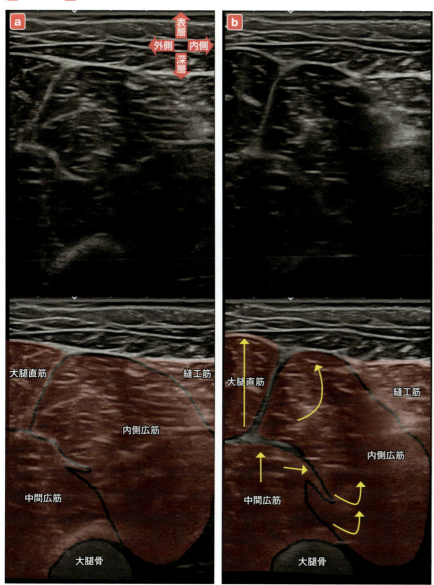
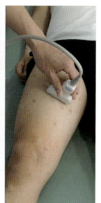

内側広筋が表層に認められる部位です（a）。収縮とともに内側広筋は表層方向に筋厚が増大します（b）。中間広筋は大腿骨の前方にあり，内側広筋に先行して筋厚が増大します（b）。

図21 右大腿部内側における安静および収縮による変化（背臥位での短軸像，近位70％部位）
a 安静時　**b** 収縮時

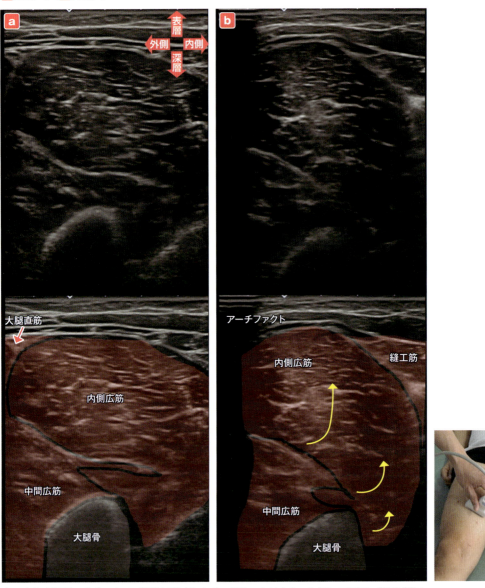

中間広筋大腿骨の前方にあり，腱膜が描出しやすい部位であり（**a**），先行して表層に筋厚が増大します。内側広筋は中間広筋を巻き込むように内側表層に筋厚が増大します（**b**）。

図22 右大腿部外側における安静および収縮による変化（背臥位での短軸像，近位90％部位）

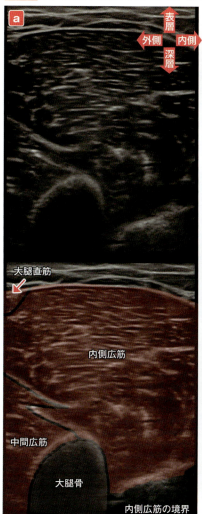
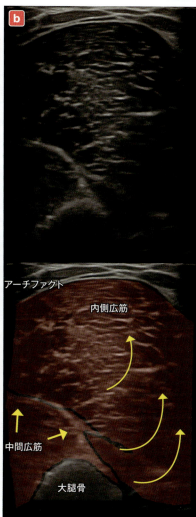
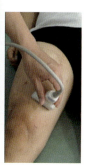

a 安静時　**b** 収縮時

内側広筋の筋横断面積が最大となる部位です（**a**）。収縮時は，内側広筋の筋厚が増大します。中間広筋とハンモック様の構造を構成しており，内側広筋が持ち上がるような動態を観察することができます（**b**）。

Step 3 - 1 症状による変化を知ろう（図23）

大腿部前面の筋に機能不全がみられたときは，大腿直筋と中間広筋の動きを把握しましょう。

診断名	変形性膝関節症による右人工膝関節置換術
症　状	術後から比較すると疼痛は減少傾向であるが，膝を伸ばしきるときに力が入りにくい

医師からのアドバイス

手術による侵襲と筋萎縮
膝関節には，発症から人工膝関節置換術を施行されるまでの長期に及ぶ病態や疼痛による不動などにより，筋の萎縮や機能不全状態が発生します。さらに人工膝関節置換術は，皮下組織，大腿直筋，内側広筋の間隙から侵入し，関節包を切離して大腿骨遠位に達して行われる手術です。そのため，大腿直筋と内側広筋の間に拘縮や癒着が生じることも考えられます。大腿前面のエコー観察によって，どの筋に機能不全が認められるか判断することが大切です。

評価の ポイント	☑ 大腿直筋の位置関係→step1-1 大腿部前面,step2-1 大腿部前面 ☑ 大腿直筋,内側広筋の動態→step2-1 大腿部前面,step2-1 大腿部前面
超音波画像 静の評価 動の評価	☑ 大腿直筋が内方へ変位 ☑ 中間広筋の先行した収縮がみられず,内側広筋の収縮が発生 ☑ 広筋の収縮に伴う大腿直筋の浅層から深層方向への筋厚の増大が消失 →これらの現象によって,大腿四頭筋全体の膝伸展作用が最終域にて減少すると考えられます。

図23 術後の大腿部前面の超音波解剖（右大腿内側） ▶ 4-9

a 安静時 **b** 収縮時

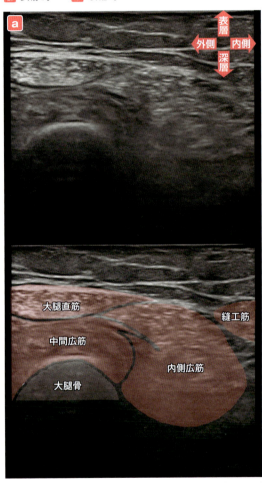
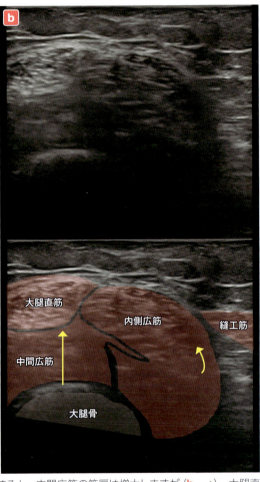

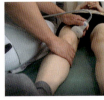
安静時（a）と収縮時（b）を比較すると，中間広筋の筋厚は増大しますが（b，→），大腿直筋の浅層から深層への筋厚増大が認められません。

大腿直筋の浅層から深層への動態を改善するアプローチ
大腿直筋の収縮方向への誘導

疾患や手術侵襲に伴って，大腿四頭筋の筋厚は減少します。これにより，大腿直筋には内側深層へのたるみが生じます。膝伸展に伴う大腿直筋，中間広筋，内側広筋の筋厚に着目しながら，拘縮予防，収縮不全の改善のために徒手誘導を行います（図24）。

図24 大腿直筋と中間広筋の収縮促進（右大腿内側） 4-10
a 安静時　**b** 誘導時

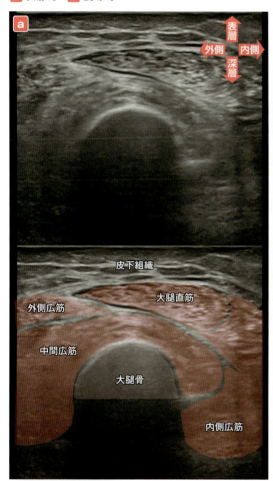
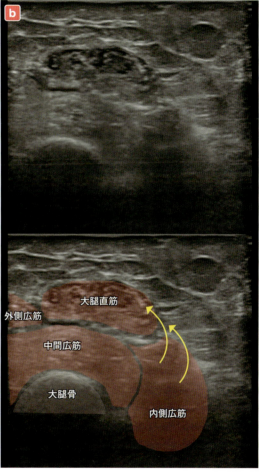
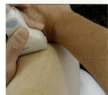

疾患や手術侵襲に伴って，大腿四頭筋の筋厚は減少します。これにより，大腿直筋にはたるみが生じます（**a**）。侵襲部位である大腿直筋，内側広筋，中間広筋の間隙が円滑な動態を獲得するために，大腿直筋に対して内側深層から表層に向けて徒手誘導を行います（**b**，→）。

Step 3-2 症状による変化を知ろう（図25）

大腿部内側の動きが少ないときは，内側広筋と中間広筋の動きを把握しましょう．

診断名	左変形性膝関節症（北大式分類 Grade Ⅰ）
症　状	膝を伸ばすときに力の入れ方がわからない

医師からのアドバイス

骨変形と筋力低下

　変形性膝関節症は関節面の変性の状態によって分類されます．変形性変化は関節面の問題だけでなく，筋など軟部組織の膝関節機能低下を伴います．また，変形性変化の進行の程度や病態の持続する時間の相違によって，筋の機能不全の程度も変化します．従って，エコーでは，大腿直筋と内側広筋の筋厚の増大の差となって観察される場合があります．

　Slemendaら[30]は，大腿四頭筋の筋力低下は単純X線検査において変形性膝関節症と診断されたが，疼痛のない患者にも認められたとしています．筋力低下は，疼痛の有無にかかわらず，変形性膝関節症症例に付随するものと留意する必要があります．

評価の ポイント	☑ 内側広筋の形態，輝度→step1-2大腿部内側 ☑ 内側広筋，中間広筋の収縮方向度→step2-2大腿部内側
超音波画像 静の評価 動の評価	☑ 仰臥位における内側広筋は，健側と比較して患側は高輝度であり，筋形態は全体的に後方（画面下方）に存在 ☑ 健側では収縮により，内側広筋は前方へ，中間広筋は前方・中央方向へと筋厚の増大を伴いながら，巻き込むように移動 ☑ 患側では収縮による筋厚増大が少なくなり，前方および中央方向への移動が減少

4 大腿部

図25 大腿部内側の超音波解剖（安静時）
a 健側　　b 患側

▶ 4-11 ①，②

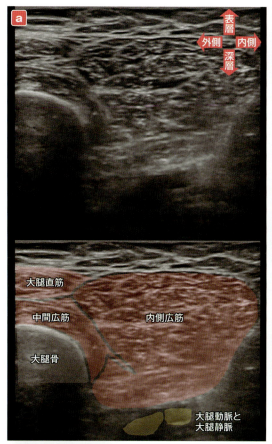
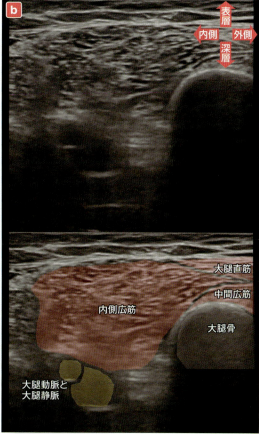

健側（a）と比べて患側（b）では，内側広筋の筋厚の減少が認められます。

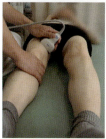
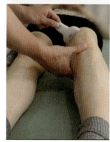

169

図26 大腿部内側の超音波解剖（収縮時）　　▶ 4-11 ①，②
ⓐ 健側　　ⓑ 患側

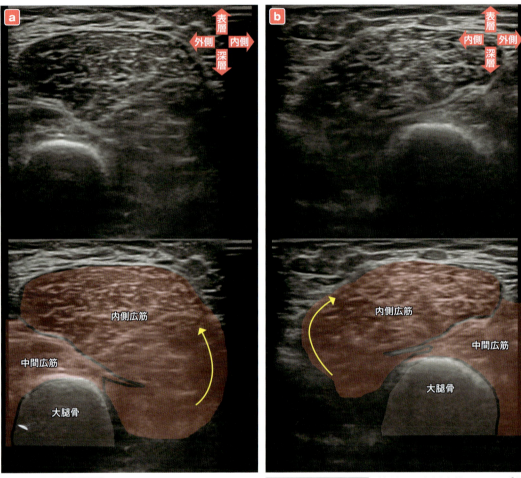

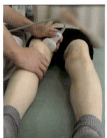 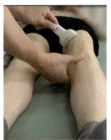

健側は，内側広筋のクリップ様の停止部が収縮とともに持ち上がる様子を観察できます（ⓐ）。健側と比べて患側（ⓑ）では，収縮時の筋の移動量が減少し，内側広筋の筋厚も減少しています。

内側広筋，中間広筋の収縮を改善するアプローチ
①内側広筋の収縮方向への促通
　内側広筋と内転筋の付着部および筋連結部の動態を確認するために，膝関節伸展，股関節内転を行います（図27）。

4 大腿部

図27 患側の内側広筋に対する収縮方向への筋厚増大の促進   ▶ 4-12

a プローブの位置　b 安静時　c 収縮時

※aに合わせてb, cは右へ90°回転しています。患側を下にした側臥位で健側股関節を屈曲した状態で行っています (a)。

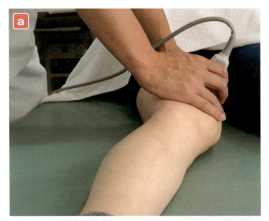

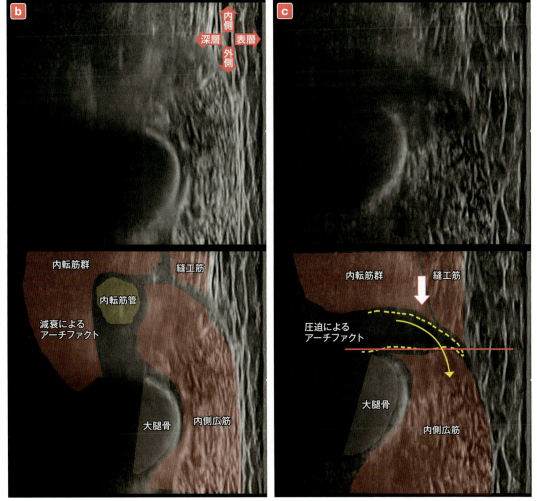

安静時，内側広筋は大腿骨に対して後内側へ変位しています (b)。
他動的に内側広筋が内側へ移動できるか確認し，膝伸展自動運動とともに内側へ誘導します (c)。

②腹臥位による膝伸展自動運動

　加齢変化による影響として，大腿四頭筋は筋厚，筋横断面積が低下するとされています。仰臥位においては大腿部後面方向（エコー画像上では下方）へたるみが生じるように変位します。この状態から十分な収縮を促すためには，筋を前方へ変位させやすい腹臥位を選択します（図28）。先行研究[31, 32]では，腹臥位における膝伸展自動運動により，大腿直筋の筋活動は有意に上昇する一方で，広筋群に肢位による有意差は認められなかったと報告されています。この知見は対象が健常成人であり，今後，筋機能不全のある患者群に対する介入研究によって新たな方法が開発される可能性があります。

図28 腹臥位による内側広筋の収縮の促進（正常例）　▶ 4-13
a 安静時　**b** 膝伸展時

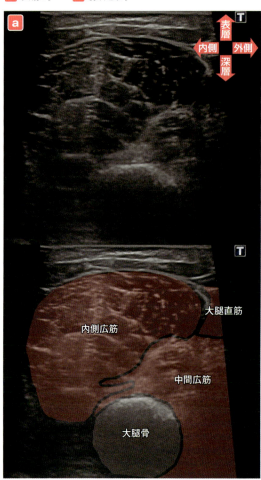
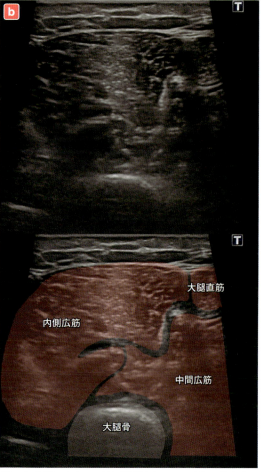

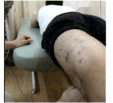
重力の影響により，内側広筋は安静時でも表層に向かって筋厚が増大しているように描出されます。内側広筋の前方（表層）への移動はindirect extensor mechanismに影響し，大腿直筋の張力増加に関係すると考えられます（**b**）。

Step 3-3 症状による変化を知ろう（図29）

大腿部外側の動きが認められたときは，外側広筋と中間広筋の動きを把握しましょう。

診断名	左変形性膝関節症（北大式分類GradeⅢ）
症　状	内反変形を呈する大腿部外側部の圧痛

 医師からのアドバイス

浅層と深層の筋収縮
　変形性膝関節症の運動療法を行う際に重要となるポイントは，膝伸展筋の萎縮と拘縮です。
　運動療法は，治療の早期から導入され，筋力増強を目的に実施します。エコーでの観察によって，表層から深層まで，どの筋の収縮不全が生じているか見極めることができます。これによって，運動療法の対象筋を絞ることができます。

評価の ポイント	☑ 外側広筋の形態，輝度→step1-3大腿部外側 ☑ 外側広筋の動態→step2-3大腿部外側
超音波画像 静の評価 動の評価	☑ 側臥位における外側広筋は，健常者と比較して高輝度 ☑ 筋形態は大腿骨を中心に，前方と後方に分けるような「たるみ」が存在 ☑ 変形性膝関節症患者における外側広筋は，側臥位において屈曲時に後方へ変位するが，収縮による筋厚の増加幅が縮小

図29 変形性膝関節症患者の左外側広筋の動態（短軸）
a 安静時　b 収縮展時

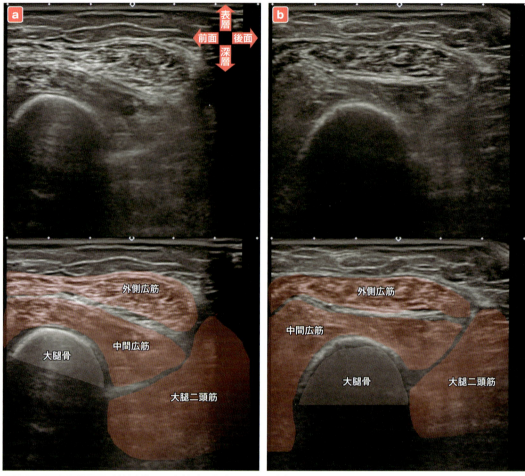

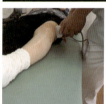

外側広筋は，安静時に後方へ変位し（a），膝伸展時に大腿部前方へ収縮します（b）。

研究者からのアドバイス

エコーを用いた外側広筋の動態に関する研究では，健常者においては膝関節屈曲時に後内方へ変位するとされています[25]。

外側広筋の収縮を改善するアプローチ
①筋の収縮方向への促通

　膝関節の屈曲・伸展の他動運動に合わせて，外側広筋と中間広筋を屈曲時に後方へ，伸展時に前方へ徒手的に誘導します．その後，自動運動を行うように促し，中間広筋が先行して屈曲時に後方，伸展時に前方へ移動するように促していきます．

図30 側臥位における左外側広筋の収縮の促進　▶4-15
a 屈曲時　b 伸展時

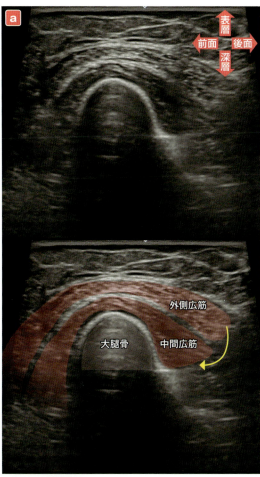
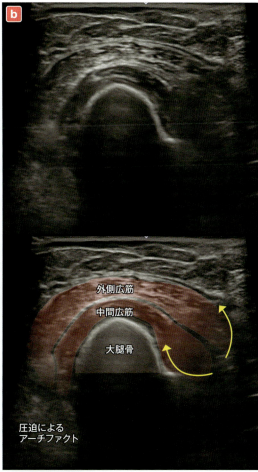
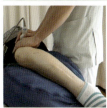
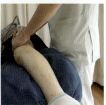

外側広筋に対して，屈曲時に大腿部後方（a），伸展時に前方（b）への移動を促します．自動運動を促す場合は，中間広筋の先行した収縮を誘導します（b）．

症例での治療効果をみてみよう

症例1　運動介入によって，筋輝度・筋の変位が改善した症例

80歳代，女性

診断名 右変形性膝関節症（北大式分類 Grade Ⅱ）
筋力測定 最大等尺性収縮の指標である体重支持指数（weight bearing index：WBI）は，膝伸展筋力 41％，下肢筋力 77％。

症状 体調不良による長期臥床により，下肢筋力低下が著明となり，リハビリテーション開始。膝関節伸展−5°，膝関節伸展筋に筋力低下。

 医師からのアドバイス

変形性膝関節症の下肢機能評価
変形性膝関節症は進行性の疾患です。特に大腿四頭筋の筋力低下は疾患の進行を早める[33]とされています。大腿四頭筋の機能は，筋力（最大等尺性収縮の測定），筋量（筋厚，筋横断面積）によって判断されます。特に筋厚は，疼痛との関連[34]が報告されており，エコーは筋厚を客観的に評価でき，有用です。

用語解説　体重支持指数（weight bearing index：WBI）

WBIは，「脚伸展筋力÷体重」で求められ，自分の体重を支える脚の力がどの程度あるのかをみることができます。日常生活に必要な値（判別点）は，歩行動作44.1％，階段昇降48.5％と報告されています[35]。

超音波画像による観察（図31）

extended field of view機能（p143）を用いて，大腿部前面のパノラマ画像を評価すると，大腿四頭筋は輝度が高く，大腿骨を中心として全体的に画面後方に変位しています。大腿直筋は内方へ，外側広筋は外方へ変位しており，75％部位において中間広筋は押し潰されるように平坦化しています，内側広筋は筋厚が減少しています。

図31 大腿部前面のパノラマ画像
 a 近位50％　b 近位75％

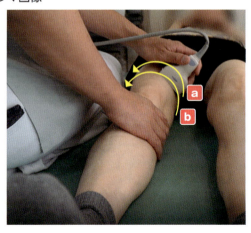

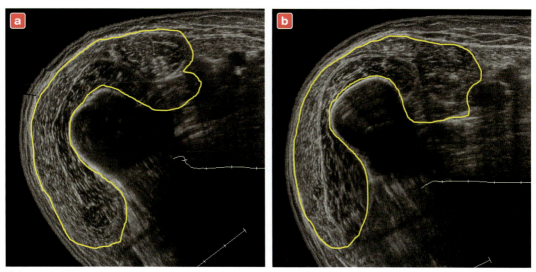

黄色で囲んだ範囲は大腿四頭筋を示します。

治療アプローチ

カンファレンスの結果，リハビリテーション処方は下肢筋力強化，歩行機能改善となり，以下のアプローチを立案しました。

①**筋力増強プログラム**

最大等尺性筋力（N）に対して35～40％の負荷を設定し，週2回の運動を継続して行いました。

②**筋の変位に対するアプローチ**

筋の外側および内側への変位に対して，大腿四頭筋を収縮方向へ誘導するアプローチ（**図27，28，30**）を行いました。

治療による効果（図32）

筋力

介入前後で比較すると，WBIは膝伸展41％→46％，下肢全体77％→105％へ増大しました。

筋形態

介入前後のパノラマ画像を比較すると，大腿四頭筋の筋輝度は79.0から68.8へ改善しました。筋断面積（cross-sectional area：CSA）は23.4 cm^{2}から27.1 cm^{2}に改善しました。50％部位における大腿直筋および外側広筋，75％部位における内側広筋の筋厚が増大しました。

筋の変位は，大腿四頭筋では大腿骨に対して後方への変位が残存しています。個々の筋に着目すると，大腿直筋は近位50％において内後方への変位がわずかに改善し，75％部位において内側広筋の筋厚が表層に向かって増大しています。

図32 介入前後の変化
a 近位50%（介入前）　**b** 近位50%（介入後）　**c** 近位75%（介入前）　**d** 近位75%（介入後）

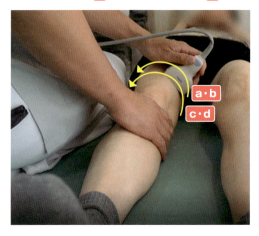

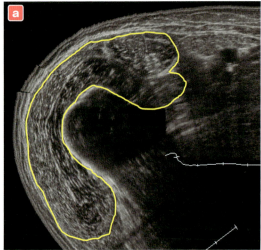

CSA：23.4 cm^2　輝度：79.0

CSA：27.1 cm^2　輝度：68.8

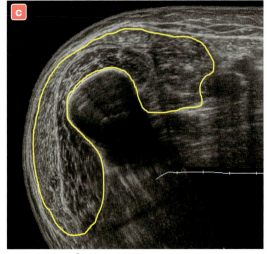

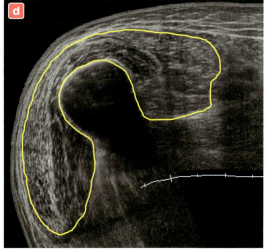

CSA：23.1 cm^2　輝度：82.0

CSA：24.0 cm^2　輝度：78.9

症例2　内側広筋の収縮方向誘導により，膝伸展筋が改善した症例

80歳代，女性

診断名 左変形性膝関節症（北大式分類 Grade Ⅲ）
症状 膝伸展時と歩行時の疼痛が出現し，当院を受診。変形性膝関節症と診断され，義肢装具士と共同して外側ウェッジを追加した足底挿板を作製。使用し始めてから膝が痛いように感じるとの訴えがあり，運動療法を開始。ROMは膝関節伸展−5°，屈曲125°

＊ROM：range of motion

医師からのアドバイス

膝関節の疼痛
症例2は，変形性膝関節症の主症状である疼痛の訴えがあります。最新の知見[9]では，筋力測定と比較して，筋厚測定のほうが疼痛の大きさと相関があると報告されています。
エコーで筋厚，筋動態を把握することで，治療アプローチの方法を検討することは重要です。

超音波画像による観察（図33）

B-modeを用いて，膝伸展時の内側広筋の動態を観察します。内側広筋は，全体的に高輝度であり，安静時に内側後方（画面下方）に変位しています。また，収縮時に大腿中央に寄る動態が少なく中間広筋を巻き上げる筋収縮がみられません。内側広筋の収縮減少により，中間広筋と協働して大腿骨前脂肪体を中央へ押し上げることができない状態になっています。

図33 患側大腿部前面における動態観察
a 安静時　b 収縮時

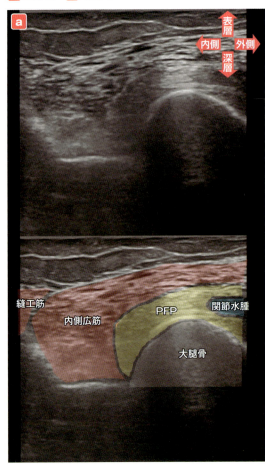
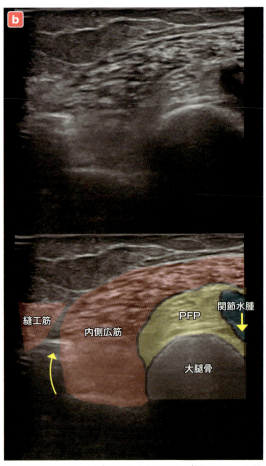

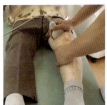

安静時と比較し，収縮時にはPFPは内側広筋に押し上げられるように厚みが増えます。関節水腫は押し上げられ，深層のPFPを押しつぶしています（b）。収縮により，内側広筋の筋厚は表層に向けてわずかに増大します。

治療アプローチ

　足底板によって荷重時の内側裂隙へ前方荷重が促され，膝伸展位から軽度屈曲位へと変化していると考えられます。しかし，軽度屈曲位の保持に必要とされる大腿四頭筋の収縮が不十分であり，不安定性が増大しています。

①内側広筋の収縮方向への誘導

　内側広筋の内後方変位に対して，収縮方向への誘導を行いました。内側広筋の収縮方向に合わせたアプローチを実施しましたが，内転筋との筋連結部に圧痛が生じたため，収縮方向へ誘導が困難でした。そのため，股関節内転（図34）および膝関節伸展（図35）を反復することで，内側広筋の収縮方向へ誘導を行いました。

図34 患側内転筋の収縮
a 安静時 b 収縮時（内転時）

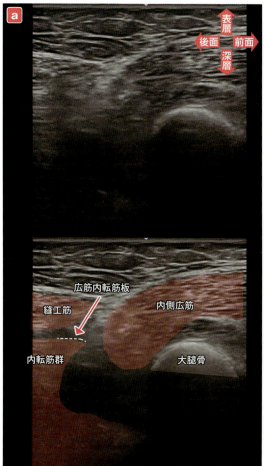
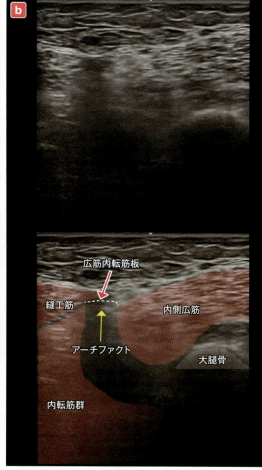
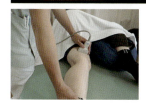
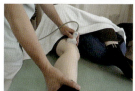

側臥位から内転筋の収縮を促すと，広筋内転筋板を内方へ持ち上げる作用が生じると考えられます（b）。

図35 患側内側広筋の収縮方向への誘導　　▶ 4-17
a 安静時　**b** 誘導時

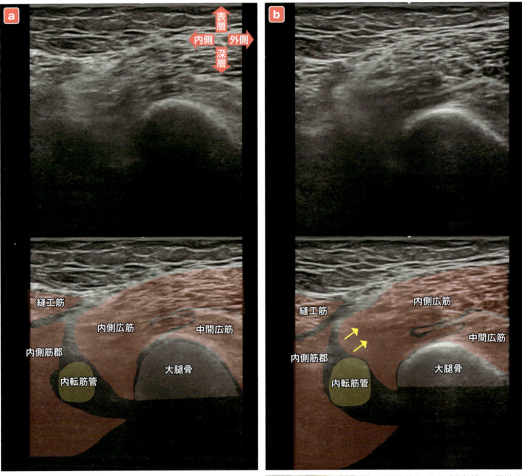

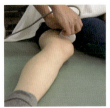
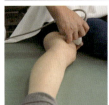

側臥位から内側広筋の収縮を誘導します（**b**）。他動運動から自動他動運動へと進めていきます。

②膝関節装具によるハンモック様の支持性補助

　膝関節装具を用いて，内後方へ変位した内側広筋を支持します（**図36**）。膝関節装具を使用した状態で動態を観察すると，安静時の内後方変位は改善し，収縮時に中間広筋を内方への巻き込むような動態が改善されます。

図36 患側膝装具着用による安静時の筋形態変化 4-18
a 装具未着用　**b** 装具着用

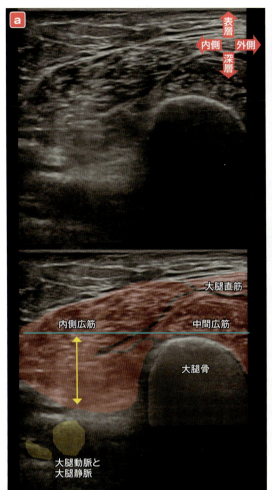

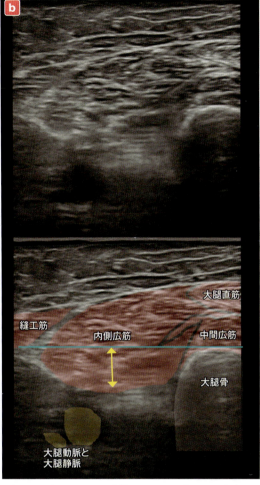

大腿骨に対して，内側広筋は深層へ変位します（**a**）。膝装具は，内側広筋を支持し，収縮方向へ持ち上げています（**b**）。

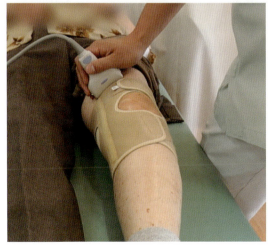

治療による効果（図37）

　1週間後の画像を示します。介入前と比較し，安静時における内側広筋の内後方変位が改善しています。自動運動時の内側広筋は，中間広筋を巻き込むように収縮可能となり，筋厚は前方（画面上方）への増大が認められました。また，足底板は外側ウエッジと靴との適合性を修正，膝伸展筋力増強を目的に筋力増強プログラムを併用して実施しました。結果として，歩行時の膝関節痛は減少しました。

図37 運動療法後の患側内側広筋の収縮動態　▶ 4-19
a 安静時　b 収縮時

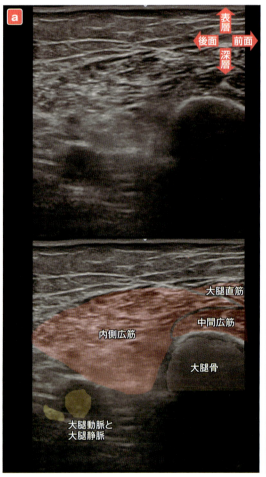
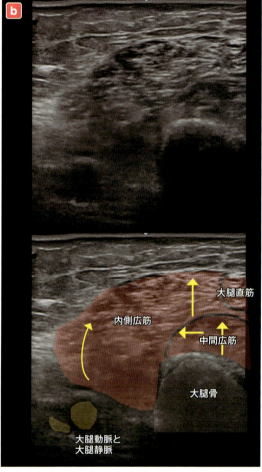

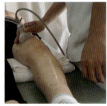
安静時の後方変位が改善し（a），収縮時には前方，内方への収縮が可能となりました（b）。

文献

1) 伊藤　純：ヒト下肢筋構成の特徴．昭和医学会雑誌，72：165-169，2012．
2) Okada M：An electromyographic estimation of the relative muscular load in different human postures. Journal of human ergology, 1：75-93, 1973.
3) Mitchell W, et al：Sarcopenia, dynapenia, and the impact of advancing age on human skeletal muscle size and strength; a quantitative review. 3：1-18, 2012.
4) Lexell J, et al：What is the cause of the ageing atrophy?: Total number, size and proportion of different fiber types studied in whole vastus lateralis muscle from 15- to 83-year-old men. Journal of the Neurological Sciences, 84：275-294, 1988.
5) Narici MV, et al：Changes in force, cross-sectional area and neural activation during strength training and detraining of the human quadriceps. European Journal of Applied Physiology and Occupational Physiology, 59：310-319, 1989.
6) Bordalo-Rodrigues M, et al：MR imaging of the proximal rectus femoris musculotendinous unit. Magnetic Resonance Imaging Clinics of North America, 13：717-725, 2005.
7) Trappe TA, et al：Muscle-specific atrophy of the quadriceps femoris with aging. J Appl Physiol. 90：2070-2074, 2001.
8) 三浦真弘，ほか：腸脛靭帯遠位部の線維構築と大腿—膝外側支持機構との関連性について．第10回臨床解剖研究会記録，7：20-21，2006．
9) Grob K, et al：The interaction between the vastus medialis and vastus intermedius and its influence on the extensor apparatus of the knee joint. Knee Surgery, Sports Traumatology, Arthroscopy, 26：727-738, 2018.
10) Fouré A, et al：Heterogeneity of muscle damage induced by electrostimulation: a multimodal MRI study. Med Sci Sports Exerc, 47：166-175, 2015.
11) Kobayashi K：MYOFIBROUS ORGANIZATION IN HUMAN QUADRICEPS FEMORIS MUSCLES. Journal of The Showa Medical Association, 51：186-196, 1991.
12) Becker I, et al：The vastus lateralis muscle: An anatomical investigation. Clinical Anatomy, 23：575-585, 2010.
13) Grob K, et al：A newly discovered muscle: The tensor of the vastus intermedius. Clinical Anatomy, 29：256-263, 2016.
14) Rajasekaran S, et al：Sonographic Appearance of the Tensor of the Vastus Intermedius. PM&R, 8：1020-1023, 2016.
15) 有水　淳，ほか：運動時及び運動後の下腿コンパートメント内圧の測定．整形外科と災害外科，42：1056-1058，1993．
16) Styf J：Chronic exercise-induced pain in the anterior aspect of the lower leg. An overview of diagnosis. Sports Med, 7：331-339, 1989.
17) Skinner EJ, et al：Vastus medialis: a reappraisal of VMO and VML. J Phys Ther Sci, 24：475-479, 2012.
18) Lieb FJ, et al：Quadriceps function: An anatomical and mechanical study using amputated limbs. JBJS, 50：1535-1548, 1968.
19) Ponrartana S, et al：Effectiveness of diffusion tensor imaging in assessing disease severity in Duchenne muscular dystrophy: preliminary study. Pediatr Radiol, 45：582-589, 2014.
20) Smith TO, et al：Can vastus medialis oblique be preferentially activated? A systematic review of electromyographic studies. Physiotherapy Theory and Practice, 25：69-98, 2009.
21) Taniguchi M, et al：Quantity and quality of the lower extremity muscles in women with knee osteoarthritis. Ultrasound Med Biol, 41（10）：2567-2574, 2015.
22) Wang Y, et al：Increase in vastus medialis cross-sectional area is associated with reduced pain, cartilage loss, and joint replacement risk in knee osteoarthritis. Arthritis Rheum 64：3917-3925. 2012.
23) Maeo S, et al：Localization of muscle damage within the quadriceps femoris induced by different types of eccentric exercises. Scand J Med Sci Sports 28：95-106, 2018.
24) Zhang LQ, et al：In vivo load sharing among the quadriceps components. Journal of Orthopaedic Research, 21：565-571, 2003.
25) 中村　翔，ほか：超音波画像診断装置を用いた膝屈曲自動運動時の外側広筋の動態観察．愛知県理学療法学会誌，27：12-15，2015．
26) 福田章人，ほか：内側型変形性膝関節症患者における歩行中の外側広筋の筋活動の特徴．理学療法学 Supplement, 41, 2014.
https://www.jstage.jst.go.jp/article/cjpt/2013/0/2013_0026/_pdf/-char/ja
27) Kennedy JC, et al：Nerve supply of the human knee and its functional importance. The American Journal of Sports Medicine, 10：329-335, 1982.
28) Ling SM, et al：Electromyographic patterns suggest changes in motor unit physiology associated with early osteoarthritis of the knee. Osteoarthritis and Cartilage, 15：1134-1140, 2007.
29) Lim BW, et al：Does knee malalignment mediate the effects of quadriceps strengthening on knee adduction moment, pain, and function in medial knee osteoarthritis? A randomized controlled trial. Arthritis Care & Research, 59：943-951, 2008.
30) Slemenda C, et al：Quadriceps weakness and osteoarthritis of the knee. Ann Interl Med, 127：97-104, 1997.
31) 稲田竜太，ほか：大腿四頭筋セッティングの肢位の違いが筋活動に及ぼす影響．理学療法科学，33：209-213，2018．
32) 羽﨑　完，ほか：大腿四頭筋の Muscle Setting の肢位が大腿四頭筋活動に与える影響．理学療法科学，11：81-84，1996．
33) Semble EL, et al：Therapeutic exercise for rheumatoid arthritis and osteoarthritis. Semin Arthritis and Rheum, 20：32-40, 1990.
34) Gellhorn AC, et al：Ultrasound measures of muscle thickness may be superior to strength testing in adults with knee osteoarthritis: a cross-sectional study. BMC Musculoskelet Disord, 19：350, 2018.
35) 池添冬芽，ほか：高齢者における起居移動動作自立に必要な膝伸展筋力について．理学療法科学，12：179-181，1997．

第 2 章　部位に特有の症状と効果的なアプローチ　超音波解剖に基づく静態と動態

5 膝関節（関節動態に関与する脂肪組織）

動画はこちら

膝関節の運動療法を効果的にする3step

　大腿骨前脂肪体（prefemoral fat pad：PFP）は膝蓋上包と大腿骨の間にある脂肪組織です。PFPは，膝関節屈曲伸展運動における膝蓋上包の滑走性を維持する重要な役割[1]があります。膝蓋下脂肪体（infrapatellar fat pad：IFP）は膝蓋骨下方にあり，大腿骨と脛骨間にあります。IFPは滑膜と線維膜によって分けられ，膝蓋下の滑走に関与しています。

　それぞれの脂肪体（図1）は，疾患に関連して変化し，関節運動に影響を及ぼします。前述した脂肪組織の解剖学的な特徴を把握し，超音波画像による動態を観察します。このように，解剖学と超音波解剖を照らし合わせた"静の評価"と，健常例と疾患例の動態を比較する"動の評価"を行い，治療アプローチへとつなげていきます。

図1 膝関節周囲の脂肪組織

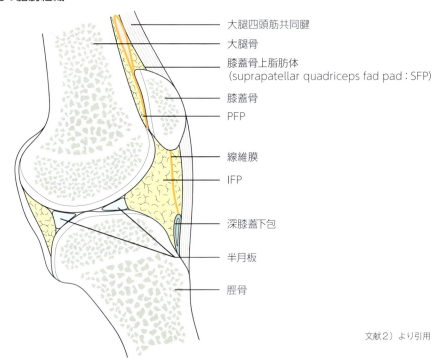

大腿四頭筋共同腱
大腿骨
膝蓋骨上脂肪体
（suprapatellar quadriceps fad pad：SFP）
膝蓋骨
PFP
線維膜
IFP
深膝蓋下包
半月板
脛骨

文献2）より引用

5 膝関節（関節動態に関与する脂肪組織）

膝関節には，多くの脂肪組織があり，関節周囲の動態を円滑にしています。

図2 膝関節周囲の非収縮性組織
a プローブの位置
b 膝蓋骨直上の超音波解剖
c 膝関節の超音波解剖

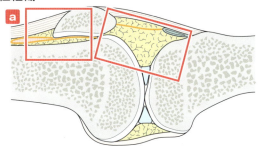
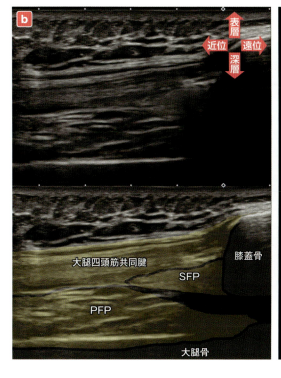
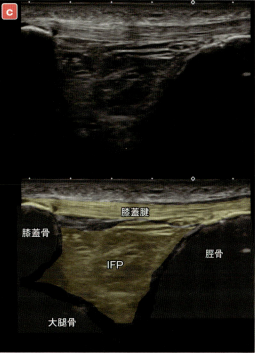

Ⅰ 膝関節上部（膝蓋骨近位部）

Step 1 立体的に解剖を知ろう（図3～5）

膝蓋上包

部位 膝蓋骨近位と大腿骨前面との間にある滑液包

解剖学的特徴 膝蓋上包は滑液包であり，表層に大腿四頭筋共同腱，深層にPFP，膝蓋骨の付着部にSFPがあり，その間に存在することを理解する必要があります。また，膝蓋上包は関節水腫がない健常例では境界が極めて薄いため，超音波画像では観察が困難ですが，健側と患側を比較することで境界を理解することができます。

PFP

部位 膝蓋上包の深部にある脂肪体

解剖学的特徴 PFPは膝蓋上包の深層にあり，大腿骨との間隙を埋めるように存在します。超音波画像の長軸像・短軸像ともに，膝蓋上包，PFP，大腿骨の順に描出されます（図3,4）。PFPの動態は，膝関節の屈曲・伸展に伴う膝蓋上包の動態に合わせて形状を変えて適応しています。また，膝関節自動運動において，伸展時は広筋群の作用によって中央前面に押し上げられるように，屈曲時は膝蓋上包とともに大腿骨に沿って押し広げられ，関節角度によって形態を変化させます。加齢や疾患によって形状は変化します（図5）。

医師からのアドバイス

膝蓋骨直上では膝蓋上包の状態を観察します。膝蓋上包は関節水腫の貯留を明確に表す部位であり，内側と比較して外側に広がりが大きい特徴が認められます。拘縮を除去する目的で，受動術を行う場合には膝蓋上包を切離することになります。

図3 膝蓋骨近位における解剖
a 膝蓋骨上部の解剖
b 超音波画像（長軸像）
c 超音波解剖（長軸像）

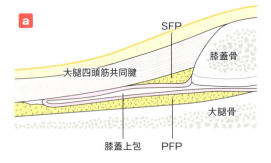
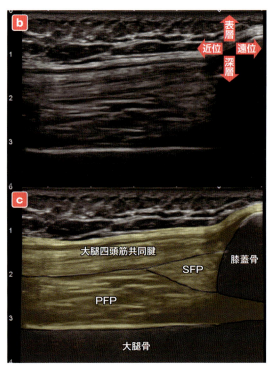

5 膝関節（関節動態に関与する脂肪組織）

図4 膝蓋骨近位における解剖と超音波画像（短軸像）
a 安静時　**b** 大腿四頭筋共同腱の構成

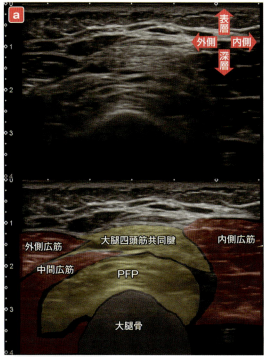
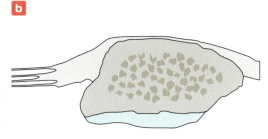
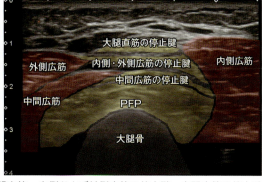
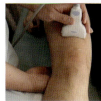

大腿四頭筋共同腱は表層から大腿直筋，内側および外側広筋の停止腱，中間広筋の停止腱と3層に分かれています（**a**, **b**, 個体差あり[3]）。

189

図5 膝蓋骨近位における若年者と高齢者の比較
a 若年者（20歳代） **b** 高齢者（70歳代）

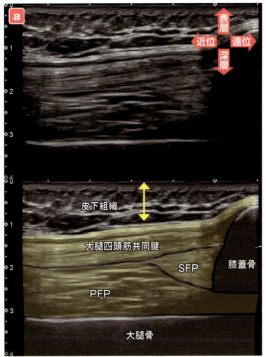
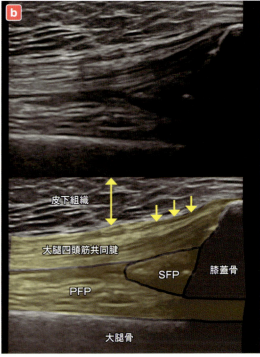

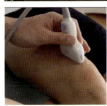

2症例の比較では，高齢者は若年者に比べて，全体的に輝度が増大し，皮下組織の割合が大きく観察されます（**b**, ⇕）。大腿四頭筋共同腱は深層に下がり"たるむ"ような変化が認められます（**b**, ⇓）。

5 膝関節（関節動態に関与する脂肪組織）

COLUMN 研究から臨床に役立つポイント

膝関節内における部位別の感覚閾値（図6）

関節鏡を使用し膝関節内の各部位に接触し，疼痛の強さと局在性を検討した研究があります[4]。疼痛を0（無感覚）〜4（激しい疼痛）の5段階に分け，局在性をA（空間的局在性が明確な部位）とB（局在性が乏しい部位）で区別しています。最も空間的局在性のある部位はIFP，次いで関節包（膝蓋上包），内側，外側膝蓋支帯であると報告されています。

図6 膝関節内における部位別の感覚閾値
ａ 大腿骨横断面　ｂ 大腿骨矢状面

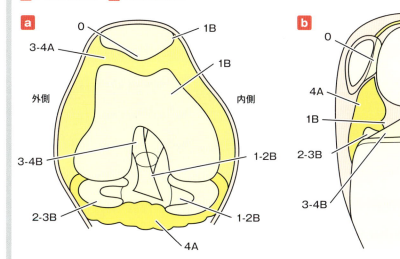

A．空間的局在性が明確な部位，B．局在性が乏しい部位
0：無感覚，1：無痛の感覚，2：わずかな不快感，3：中等度の不快感，4 激しい疼痛

文献4）より引用

> **COLUMN** 研究から臨床に役立つポイント

関節水腫を判断する部位

関節水腫（図7）と滑膜の増殖を観察する方法は，超音波画像診断装置を用いて，膝蓋骨上の大腿部正中線上において，膝関節伸展0°から大腿四頭筋の等尺性収縮を行い確認する[5]方法が報告されています。リハビリテーション初回は，この部位で関節水腫の程度，滑膜の増殖を確認し，著明な水腫の貯留がある場合，今後の方針に関して医師と運動強度の設定についてディスカッションを密に行います。

図7 関節水腫の著明な症例
a プローブの位置
b 超音波解剖

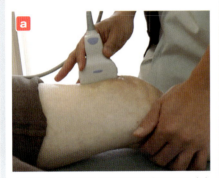
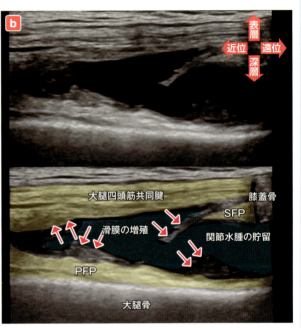

大腿部正中位において長軸像を撮影する（a）と，関節水腫の増大，滑膜の増殖が認められます（b, ➡）。

> **研究者からのアドバイス**
>
> 変形性膝関節症では，膝蓋上嚢に関節水腫を認めることが多く，その割合は約7割にのぼることが報告されています[6]。関節水腫は，関節原性筋抑制の原因となり，筋力低下を引き起こすことが知られています[7]。

Step 2 動きを知ろう（図8, 9）

　膝関節に対する運動療法において，膝蓋上包およびPFPは非収縮組織であるため，その動態改善にはセラピストの介入が必要不可欠です。本項では，正常例の膝蓋上包とPFPの動態に関して，超音波画像を用いて解説します。

膝蓋上包およびPFP

　長軸像の動態を観察すると，膝伸展自動運動によってPFPは表層（画面上方）へ厚みが増大します（図8）。この動態は短軸像を観察すると仕組みを理解しやすくなります（図9）。短軸像では膝伸展自動運動によって，内側広筋と中間広筋の収縮が内側から，外側広筋と中間広筋が外側からPFPを圧迫し，厚みが増大することで大腿四頭筋共同腱が上方へ移動（大腿骨が画面下方へ移動）します。広筋群の収縮による大腿四頭筋の長さを調整する機能[8]およびPFPが間隙を埋めることによって，大腿四頭筋が持ち上げられ，膝関節の最終伸展の張力が発揮されます。

5 膝関節（関節動態に関与する脂肪組織）

図8 正常例における膝関節伸展自動運動時のPFPの動態（長軸）
a 安静時（膝関節軽度屈曲位）
b 自動運動時（膝伸展位）

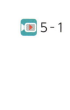 5-1

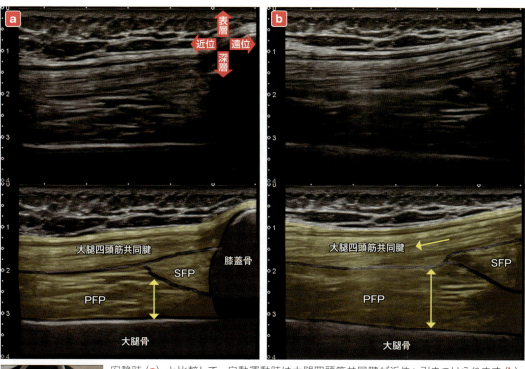

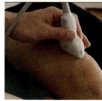

安静時（a）と比較して，自動運動時は大腿四頭筋共同腱が近位へ引きつけられます（b）。PFPの厚みが増大する様子が観察できます。

193

図9 正常例における膝関節伸展自動運動時のPFPの動態（短軸）

 5-2

a 安静時（膝関節軽度屈曲位）
b 自動運動時（膝伸展位）

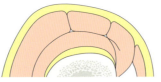

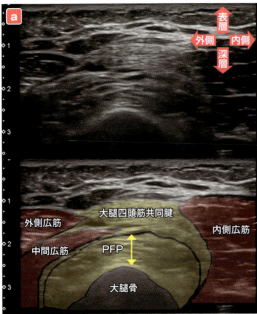
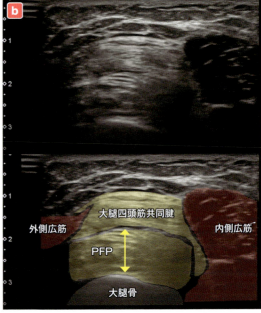

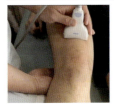

内側および外側の広筋群の収縮によって，PFPが中央前面（画面上方）に押し上げられます（a，b，↕）。広筋群の収縮の程度は，PFPの厚みが変化する要因となります。

Step 3 症状による変化を知ろう（図10, 11）

膝関節屈伸制限がみられたときは，膝蓋上包とPFPの動態を確認しましょう。

診断名	左変形性膝関節症
症状	膝を伸ばすときに力が出ない感じ，膝蓋骨上部に違和感がある

医師からのアドバイス

膝関節運動時の膝蓋上包と脂肪組織の円滑な動きは，拘縮によって制限を受けやすい部分です。変形性膝関節症における膝蓋上包は，関節水腫の貯留，滑膜の増殖などを生じ，脂肪組織の円滑な運動に影響を及ぼします。

評価のポイント
☑ 膝蓋上包の関節水腫の確認
☑ PFPの動態 → Ⅰ膝蓋骨上部（膝蓋骨近位部）step 1

5 膝関節（関節動態に関与する脂肪組織）

超音波画像 静の評価 動の評価	☑ 関節水腫，膝蓋骨の変形，膝蓋上包内の滑膜増殖を確認 ☑ 膝関節伸展（自動運動）を促すと関節水腫が増大（図10b） ☑ PFPは安静時に対して自動運動時，部分的に厚みが変化（図10b） 　→膝蓋上包の癒着，PFPの硬化が生じている可能性 ☑ 広筋群の収縮によって，関節水腫は中央に集まり，PFPは押し上げられ，厚みの変化を確認（図11b）

図10 左変形性膝関節症における膝蓋上包周囲の動態（長軸） 5-3
a 安静時（膝関節伸展位） **b** 自動運動時（quadriceps setting時）

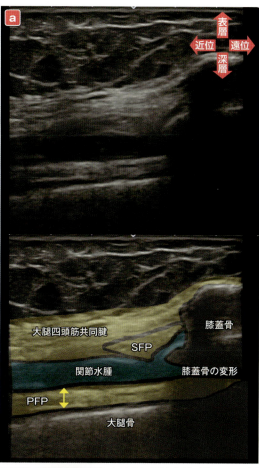
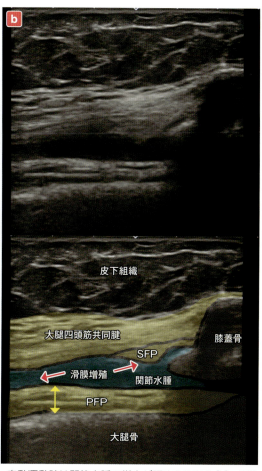

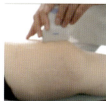
安静時に関節水腫が認められ（**a**），自動運動時は関節水腫の増大が認められます（**b**）。PFPには部分的な増大がみられます（**b**, ↕）。

195

図11 左変形性膝関節症における膝蓋上包周囲の動態（短軸） 5-4
a 安静時（膝関節伸展位）　b 自動運動時（quadriceps setting時）

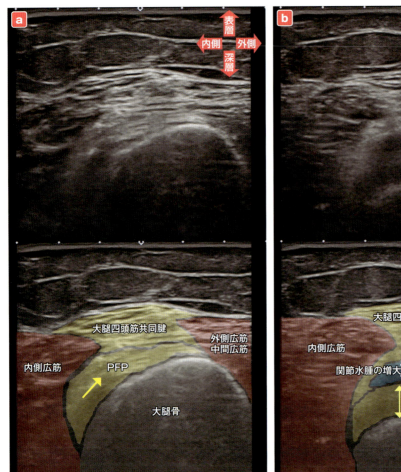
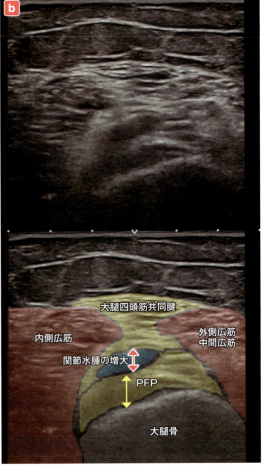
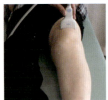

安静時，大腿骨に対して内側広筋，PFPは内後方へ変位し，関節水腫は認められません（a）。自動運動時，広筋群に押し上げられ関節水腫の増大（b，↕），PFPは部分的にわずかに厚みが増大しています（b，↕）。

PFP動態改善の治療アプローチ
①関節水腫に関する内服処方
②PFP動態改善のための持ち上げ誘導

　変形性膝関節症に対して伸展自動運動を促すと疼痛が増大する症例があります。この場合，PFPの動態を改善する持ち上げ操作を行います（図12）。この操作によって，大腿四頭筋共同腱と大腿骨間の間隙を広くし，自動運動による収縮に代わるPFPの動態を誘導することが可能となります。また，膝蓋上包の癒着とPFPの硬化を予防することも可能となります。

5 膝関節（関節動態に関与する脂肪組織）

図12 PFPに対する持ち上げ手技（短軸像）
a 安静時（膝伸展位）
b 持ち上げ手技時

 5-5

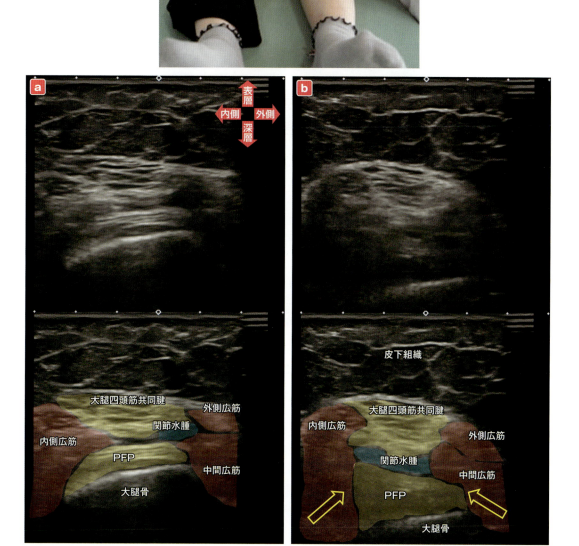

他動的にPFPの移動方向へ誘導する際，エコーガイド下にて誘導可能な柔軟性が残存しているか観察します（b）。自動運動を促し，広筋群の収縮に合わせてPFPが移動するように持ち上げ手技を反復します（c，⇧）。

> **COLUMN** 研究から臨床に役立つポイント

PFPと膝関節疾患の関係（図13）

PFPに関して，Shibataら[9]は，大腿四頭筋の収縮前および収縮中のPFP長の変化は，変形性膝関節症群では高齢者または若年者群よりも有意に低かったと報告しています。変形性膝関節症における関節水腫の存在は，膝蓋上包とPFPの滑走を阻害する要因となります。この関節水腫による反射抑制のために最大等尺性筋力は低下します[10]。また，関節水腫があると膝関節最終伸展時に筋電図上の筋発揮が抑制されます[11]。PFPは膝蓋上包に隣接して存在するので，膝蓋上包内の関節水腫の増大は，PFPの動態変化に関連しています。

図13 重度腫脹例

a 関節水腫の増大　**b** 滑膜増殖

▶ 5-6, 5-7

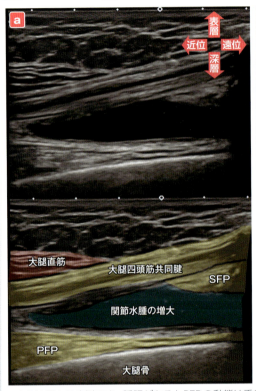 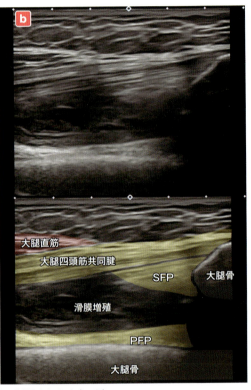

aとbは異なる症例です。腫脹があるとPFPの動態は重度に制限されます（a, b）。

II 膝関節内側部

Step 1 立体的に解剖を知ろう（図14）

内側膝蓋支帯
- **縦走線維** 内側広筋の線維から始まり，膝蓋靱帯の内側を通り，内側側副靱帯の前方で脛骨に付着
- **横走線維** 内側上顆から始まり，内側膝蓋支帯に入り込む形で付着
- **解剖学的特徴** 縦走線維は膝蓋骨内側を走行し関節包を補強しています。内側膝蓋支帯と関節包の間隙には滑液包の存在が報告[12]されており，組織間の滑走を円滑にしていると考えられます。また，横走線維（内側膝蓋大腿靱帯ともよばれる）は内側上顆から始まり，内側膝蓋支帯に入り込みます。横走線維の長さは約55 mmで，その幅は3～30 mmの範囲であると報告されています[13]。2つの走行からなる構造により，関節包の補強と膝蓋骨側方安定性の機能をもつと考えられます。

内側広筋
- **起始** 大腿骨粗線内側唇
- **停止** 膝蓋骨内側，内側膝蓋支帯
- **解剖学的特徴** 内側広筋と内側膝蓋支帯との関係は，内側広筋停止部に近い線維から内側膝蓋支帯が起始する構造により，膝関節前内側面の安定に関与しています。膝蓋骨と大腿骨の前内側において，膝関節伸展に伴う内側広筋の張力伝達を行い，組織の滑走を円滑にしています。

医師からのアドバイス

膝蓋骨の内側に拘縮のある場合は，内側広筋の機能不全と内側膝蓋支帯の不動性が認められます。超音波画像によって内側膝蓋支帯と大腿骨の間隙を観察して，機能不全の程度やエコー輝度，組織間の滑走を把握します。これにより，運動療法において組織の滑走を促すか，あるいは筋性拘縮を改善するかの選択ができます。

図14 内側広筋と内側膝蓋支帯の縦走線維の静態
- **a** プローブ位置
- **b** 超音波画像（長軸像）
- **c** 超音波解剖（長軸像）

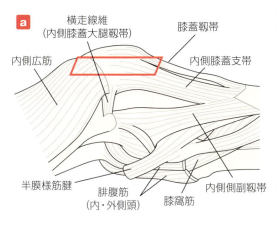
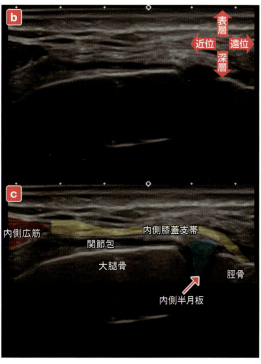

左膝関節を内側からみた矢状面で観察しています。（a～c）

Step 2 動きを知ろう（図15）

膝関節伸展時に伴う内側広筋の収縮による内側膝蓋支帯の張力伝達作用に着目します。

内側広筋と内側膝蓋支帯

内側膝蓋支帯は、内側広筋の線維から起始するため、膝関節伸展時には内側広筋の収縮を介して、縦走線維は近位へ引きつけられ大腿骨上を滑走します（**図15b**）。この内側広筋の収縮は、膝関節前内方において、脛骨に対して大腿骨を後方へ押しつけ、膝関節前内側の安定化作用を生み出します。

図15 内側広筋の収縮と内側膝蓋支帯の動態　　5-8
a 安静時　b 収縮時

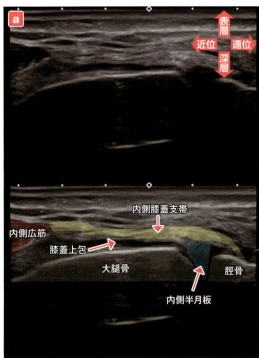
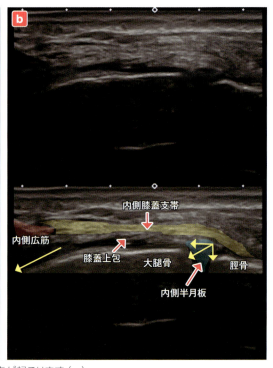

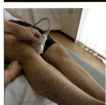
収縮に伴い、**b**のように組織の滑走が起こります（→）。

5 膝関節（関節動態に関与する脂肪組織）

Step 3 症状による変化を知ろう（図16）

膝関節伸展制限がみられたときは，内側広筋と内側膝蓋支帯の動態を確認しましょう。

診断名	左変形性膝関節症（北大式分類Grade Ⅲ）
症 状	膝関節伸展に可動域制限，膝伸展の自動運動時に内側に疼痛

 医師からのアドバイス

正常では，表層から内側膝蓋支帯，関節包，大腿骨の順に観察できます。変形性膝関節症（内反変形）の超音波画像では，内側膝蓋支帯と大腿骨の間隙に関節水腫が観察されます。これは，疾患による炎症症状に起因する関節水腫が関節包に貯留し，膝蓋上包が膨らんで見えるためです。

評価の ポイント	☑ 内側広筋から内側膝蓋支帯の深層にある関節水腫の観察 ☑ 内側広筋遠位端から内側膝蓋支帯へ続く張力伝達方向の動態 →Ⅱ膝関節内側部 step 2
超音波画像 静の評価 動の評価	☑ 内側広筋から内側膝蓋支帯の深層に低エコー像の関節水腫を確認（図16a） ☑ プローブを遠位へ移動させると，大腿骨内側顆と脛骨の骨不正像を観察（図16a） ☑ 膝関節伸展の自動運動を行うと，内側広筋の筋厚増大量が減少している様子を確認（図16b） ☑ 関節水腫と大腿骨に骨棘が形成され，内側膝蓋支帯による張力伝達方向が内側へ移動（図16b） 　→ 内側広筋の収縮に伴う内側膝蓋支帯の滑走はみられず，関節裂隙周囲において癒着している可能性があります。

 研究者からのアドバイス

変形性膝関節症患者の約6割に内側半月板突出を認め，その突出量は症状と関連することが報告されています[14]。内側半月板の突出は，内反変形が重症化する前段階より生じるとされているため[15]，この評価は早期変形性膝関節症患者の検出に有用であると考えられます。

図16 変形性膝関節症患者における内側広筋と内側膝蓋支帯の張力伝達
a 安静時　b 収縮時

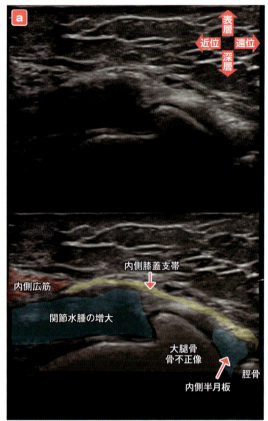
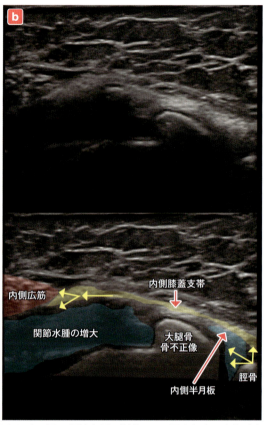

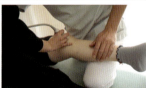

大腿骨の骨不正像が認められ（a，b），関節水腫の増大により張力伝達の方向が大腿部の内側（画面の表層）へ変化します（b，→）。このため，内側半月板が近位内方へ引き出されます。

COLUMN 臨床から研究へ役立つポイント

関節水腫と内側広筋の収縮
内側広筋は関節水腫によって選択的に抑制され[16]，また，変形性膝関節症の初期において運動単位レベルで内側広筋の筋活動が変化することが報告[17]されています。これらのことから，変形性膝関節症における内側広筋が筋力低下を起こすことで，内側広筋に起始する内側膝蓋支帯からの張力伝達は減少します。この変化は，膝関節前内方の安定性に影響し，脛骨に対する大腿骨の位置関係が変位する要因になる可能性があります。

膝関節伸展に伴う内側膝蓋支帯の張力伝達作用を改善するアプローチ

①関節水腫増大に対する治療
②膝関節伸展に伴う内側膝蓋支帯の張力伝達方向の改善

　安静時における大腿骨内側顆と脛骨の位置関係を保持し，内方（超音波画像では表層）へ向いている内側膝蓋支帯の張力伝達方向を近位へ向くように修正します（**図17**）。膝関節軽度屈曲位から内側広筋の収縮とともに膝関節を伸展します。その際，内側広筋を筋厚増大方向（2章「大腿部」）へ，内側膝蓋支帯を近位方向へ誘導します。このアプローチによって，内側膝蓋支帯が大腿骨内側顆および内側半月を伸展方向（画面下方）に押しつけることが可能になる様子が確認できます。

図17　内側膝蓋支帯に対する作用ベクトルの誘導

a 手技の様子　　b 超音波画像

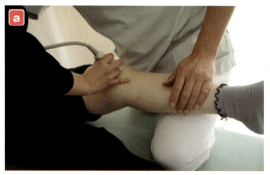
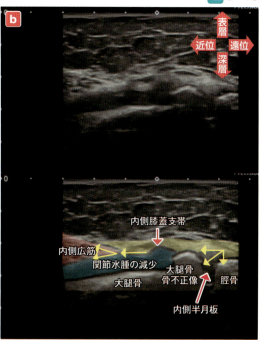

膝関節屈曲・伸展の他動および自動運動を反復し（a），内側広筋の収縮方向と内側膝蓋支帯の張力伝達方向を誘導します（b，➡）。

III 膝蓋骨下部

Step 1 立体的に解剖を知ろう（図18, 19）

膝蓋下脂肪体（IFP）

部位 線維膜の内側，滑膜の外側にある脂肪組織

解剖学的特徴 膝蓋骨，大腿骨と脛骨の間隙を埋めるように存在し，半月板の前角，膝蓋腱の近位2/3および膝蓋骨の下端に付着[18]します。

立体的な形態は，膝蓋骨を取り囲む形[17]であり，3つの部位に分けることができます。IFPの長さは，内側で平均56.2 mm，外側で平均23.9 mmであり，左右差が認められます[19]。中央部分は膝蓋靭帯の深部にあり，これら膝関節の屈曲伸展に伴って膝蓋骨と大腿骨の間を滑走します（図20）。

図18 MRIを用いた左膝関節モデル（完全伸展位）

a 内側　b 前方　c 後方　d 外側　から観察した様子をそれぞれ表します。

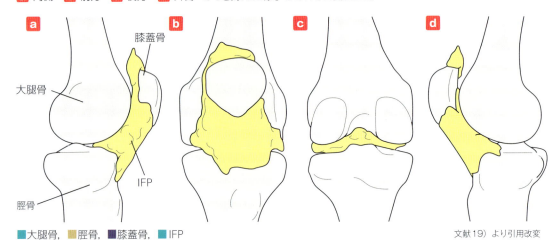

■大腿骨，■脛骨，■膝蓋骨，■IFP

文献19) より引用改変

図19 IFPの構造

1. 中央部分（central lobe）
中央部分は，前脛骨部，膝蓋下滑膜ひだによって基部につながれ大腿骨顆間切痕の上部に近接して付着しています。

2. 内側部分（medial lobe）
内側部分は，脛骨の内側顆から膝蓋骨に沿って，膝蓋骨近位端中央に伸び，膝蓋骨外側まで達します。膝蓋骨の近位端では大腿四頭筋の深部にあるSFPに付着しています。外側への伸長部分の形態は個人差があり，IFPに関する研究[19]では，外側を覆う形状は11%に認められたと報告されています。

3. 外側部分（lateral lobe）
外側部分は，脛骨外側顆から膝蓋骨の外側まで観察されます。脂肪組織の長さは，内側部分に比較し短いことが報告[19]されています。

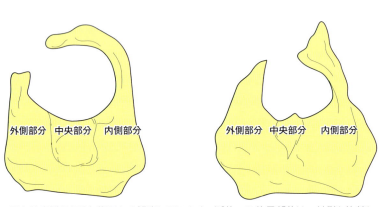

異なる症例のIFPを後面から観察しています。近位への伸長部位は，外側と比較して内側で長くなります。

文献19) より引用

Step 2 動きを知ろう

IFPの動態は，3つの部位に分けて動態を把握します。膝蓋下においては中央部分，膝蓋骨の内側および膝蓋下ではIFPの内側部分，外側ではIFPの外側部分の動態を観察します。

IFPの中央部分（図20, 21）

解剖学的特徴により，膝関節を伸展させると，IFPは付着する膝蓋下滑膜ひだによって大腿骨滑車溝の形状に沿って引き付けられ適合性が高まります（図20）。

超音波画像による動態は，IFPが屈曲時に膝蓋腱の遠位部分（深膝蓋下包によって付着していない部分[18]）から深部へ向けて滑走する様子が観察可能です。また，伸展時は，膝蓋腱の脛骨粗面付着部付近に流入するように移動します（図21）。

図20 膝関節屈曲・伸展時のIFPと膝蓋下滑膜ひだの動態
a 完全伸展位　b 45°屈曲位

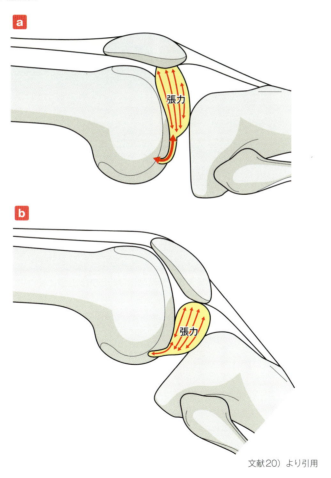

文献20）より引用

図21 IFPの中央部分の動態 5-11

a 伸展位
b 屈曲位

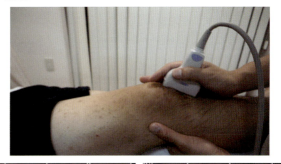

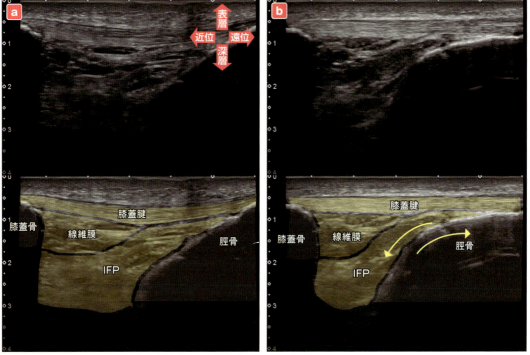

線維膜を境に表層と深層が滑走する様子を観察します。伸展時にはIFPが膝蓋腱と脛骨粗面の間隙に流入します（**a**）。屈曲時にはIFP遠位部分が深層へ滑走します（**b**, ⇒）。

5 膝関節（関節動態に関与する脂肪組織）

IFPの内側部分（図22）

　内側部分の末端部は膝蓋骨底と大腿骨滑車の間にあり，運動によって変形します。また，内側部分は，大腿四頭筋共同腱下にあるSFPに付着しており，IFPが滑車に対して押しつけられます。このSFPとの付着は，膝関節運動中の大腿骨と膝蓋骨間のIFPの衝突を防止するため，IFPを確実に引き上げることを可能にしています。

　超音波画像による動態は，伸展時は膝蓋骨内側において大腿骨上を近位方向へと移動し，屈曲時は大腿骨内側顆から膝蓋下方向へ移動する様子を観察することができます（図22）。

図22 IFPの内側部分の動態
a 伸展位
b 屈曲位

5-12

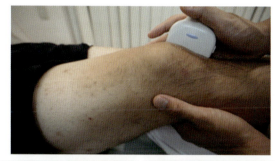

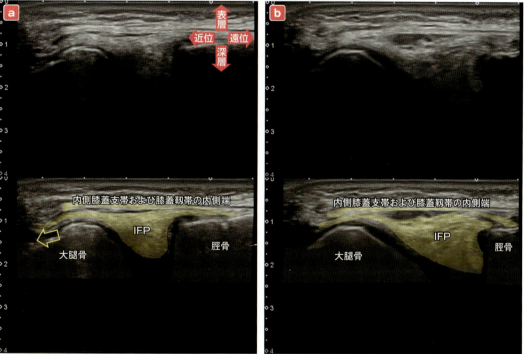

IFPは伸展時に靱帯組織の深層へ（a，⇨），屈曲時に大腿骨上を近位方向へ移動します（b）。
表層の靱帯は横断面での観察であり，判別が困難です。

207

IFPの外側部分（図23）

外側部分に関するこれまでの報告[21]では，IFPの外側において，脂肪組織の移動距離が必要である可能性が指摘されています．解剖学的に内側部分と比較して外側部分は短く，膝関節の動きに対して柔軟であると考えられます．

超音波画像による動態は，伸展時に膝蓋下にある脂肪組織が大腿骨上を近位方向に滑走する様子を観察することができます．また，屈曲時は大腿骨外側顆から膝蓋下へ移動します（図23）．

図23 IFPの外側部分の動態　　5-13
ⓐ プローブの位置
ⓑ 伸展位
ⓒ 屈曲位

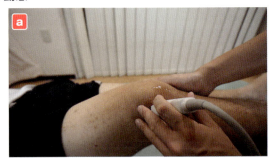
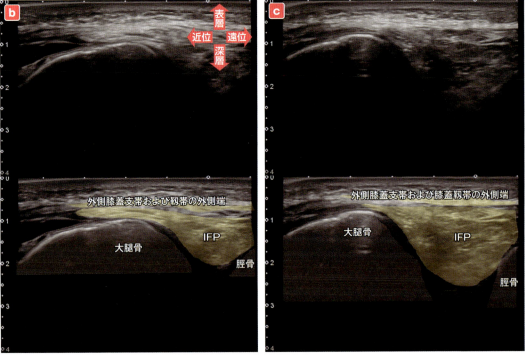
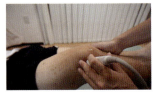

膝伸展自動運動によって，IFPは前方へ移動し，大腿骨上を近位方向へ滑走します（ⓑ）．

5 膝関節（関節動態に関与する脂肪組織）

Step 3 ① 症状による変化を知ろう（図24）

膝蓋下に疼痛がみられるときは，IFPを観察しましょう。

診断名	変形性膝関節症（北大式分類GradeⅡ）
症　状	☑ 2カ月前に膝をついて作業をした後から腫れて痛みが増大 ☑ 膝関節周囲（特に膝蓋骨下）の圧痛，ROMは膝関節伸展－10°，屈曲110°

医師からのアドバイス

IFPは解剖学的に膝関節包の内側で，滑膜組織の外側にあり，膝蓋腱の後面に付着するように存在します。なかには，遠位部分は膝蓋腱に付着していない症例がありますので注意が必要です。膝関節の可動時に変形し，移動することによって，関節内圧の調整に寄与しています。膝蓋下の観察の際，膝蓋腱の遠位におけるIFP動態の不全状態の有無は重要です。IFPの硬化は疼痛の原因となっています。筋の拘縮の状態は，運動療法によって脂肪体の硬化（IFPの動きのわるさ）の動態が改善する過程を検証することでわかるようになります。同時に膝蓋骨上方部の組織の動態も比較し，問題となる部位にアプローチする情報を得ることが必要となります。

評価の ポイント	☑ 安膝蓋下（膝蓋骨－脛骨間）の形態，輝度→Ⅱ膝蓋骨下部step1 ☑ IFPの動態→Ⅱ膝蓋骨下部step2
超音波画像 静の評価 動の評価	☑ 仰臥位における膝蓋下の形態：膝蓋腱の"たるみ"，IFPの高エコー像 ☑ 膝関節屈曲（自動運動）時に深層への移動が減少

※ROM：range of motion

超音波画像上では，安静時においてIFPは膝蓋腱が深層に"たるむ"ように存在し，全体的に白く描出される高エコー像を呈しています（図24a）。膝伸展位から屈曲への自動運動では，IFPは膝蓋腱と脛骨に挟まれる様子が観察され，深層への移動量が小さくなっています（図24b）。

図24 IFPの動態評価
a 安静時（膝関節伸展位） **b** 運動時（膝関節屈曲位）

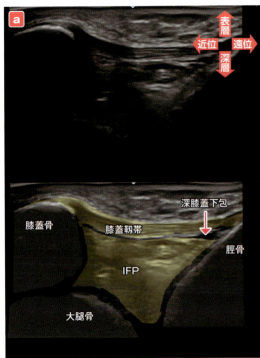
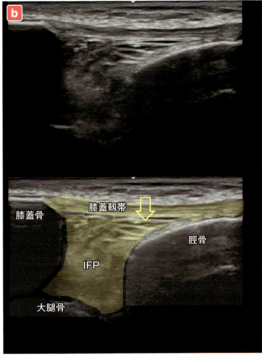
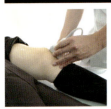
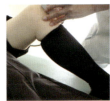

安静時では，IFPは高輝度に描出されます。膝蓋靱帯は深層にたるんでいるように描出されます（**a**）。膝関節屈曲自動運動において，IFPは遠位部分（膝蓋腱の遠位1/3部分）が深層に移動せず，膝蓋腱と脛骨の間に挟まれるように描出されます（**b**，⇨）。

IFPの動態を改善するアプローチ
①IFPの深層への移動を誘導

　本症例は，膝蓋腱部分の疼痛を訴える症状およびエコーによる動態観察から，IFPの硬化の可能性を考えます．特に，IFPが付着していない膝蓋腱の遠位1/3において，動態の改善と硬化の予防を目的にIFPの誘導を行います（図25）。

5 膝関節（関節動態に関与する脂肪組織）

図25 IFPに対するアプローチ
a 手技の様子
b 安静時（膝関節屈曲時）
c 自動運動時（膝関節伸展時）

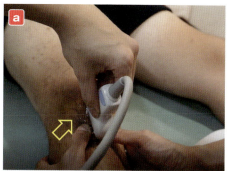
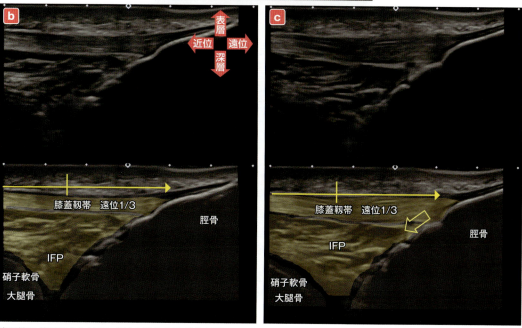

膝関節の伸展に合わせて，IFPの遠位1/3部分を深層へ誘導します（c，⇨）。

COLUMN 研究から臨床に役立つポイント

IFPと膝関節疾患の関係

IFPは，疼痛に鋭敏な組織[4]であり，IFPと変形性膝関節症に関するレビュー[22]において，炎症仲介物質を直接生成し，膝関節内に排出するとされています。臨床症状としては反復的な微小損傷によって膝関節前面の疼痛として現れ，IFPの炎症性リモデリングや線維症を誘発する可能性があります[2]。健常者に対するIFPへの生理食塩水の注入によって筋力低下が生じる[23]ことから，腫脹がある場合，筋力低下が生じていると考えられます。

図26 重度に変形した症例

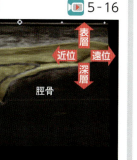

静態の評価では，IFPは高エコー像となり，大腿骨，脛骨とも骨棘を観察します。動態の評価では，脛骨の骨棘によってIFPは上方に押し上げられます。

Step 3 - 2 症状による変化を知ろう

　臨床現場の限られた時間のなかで，正確に膝関節周囲の軟部組織を把握するには，部位特有の状態を評価することが臨床課題を解決する最善の方法です．本項では，膝関節の脂肪体に焦点を絞った臨床での評価方法を紹介します．

| 疾患名 | 左変形性膝関節症（北大式分類GradeⅡ） | 症状 | 旅行による歩行頻度が増大．帰宅後，膝蓋骨周囲に疼痛と腫脹が出現 |

医師からのアドバイス

水腫の存在は，炎症症状の有無を判断するうえで重要な情報となります．特に超音波画像では，水腫が存在することによって，健常時では観察することが比較的困難となる関節包の位置を特定しやすくなります．step 3では，関節内に水腫が認められる症例に焦点を絞り，筋，関節包，脂肪体の区別を観察する方法を解説します．そのためには，表層から深層への組織間の影響を評価することが重要です．

臨床現場に特化した評価方法

　膝蓋骨を中心として，上部→内側→外側→下部の順に観察すべき組織を絞り込みます．それぞれの部位におけるポイントを概説していきます．

①膝蓋骨上部：膝蓋上包，PFPの評価（図27, 28）

対象部位	大腿四頭筋共同腱，膝蓋上包，PFP
評価手順	膝蓋骨直上，大腿骨に平行にプローブを配置（図27a） 安静時にて観察（図27b）の後，膝関節屈曲・伸展（自動運動）の変化を観察（図27c）
評価のポイント	☑ 膝蓋上包と関節水腫の貯留，PFPの輝度→Ⅰ膝関節上部step1 ☑ 安静時と比較した収縮時の関節水腫の変化，PFPの厚みの変化→Ⅰ膝関節上部step2, step3
超音波画像 静の評価 動の評価	☑ 対象となる組織は欠落せず観察可能（図27b, 28b） ☑ 安静時に関節水腫の貯留，PFPの高エコー像を確認（図27b, 28b） ☑ 収縮時に関節水腫は増大するが，PFPは膝蓋上包に押しつけられ，厚みの変化は減少（図27c, 28c）

5 膝関節（関節動態に関与する脂肪組織）

図27 左膝蓋骨上部（中央）の評価（長軸）
a 安静時（軽度屈曲時）
b 自動運動時（伸展時）

  5-17

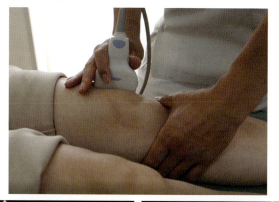

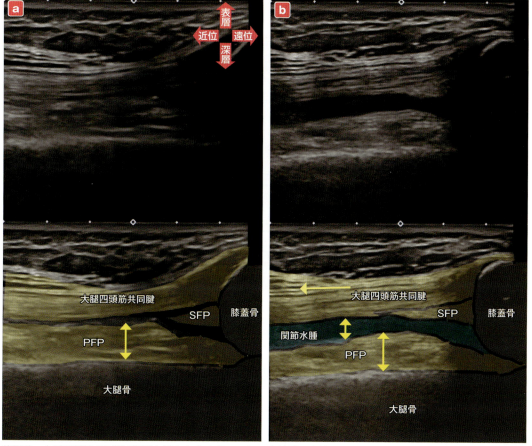

伸展時，大腿四頭筋共同腱が近位に引かれます（b, →）。広筋群の収縮によって，膝蓋上包内の関節水腫が増大しますが，PFPは膝蓋上包に押しつけられるようになり，厚みの変化は観察できません（a, b）。

図28 左大腿上部（中央）の評価（短軸）
a 安静時（軽度屈曲時）
b 自動運動時（伸展時）

5-18

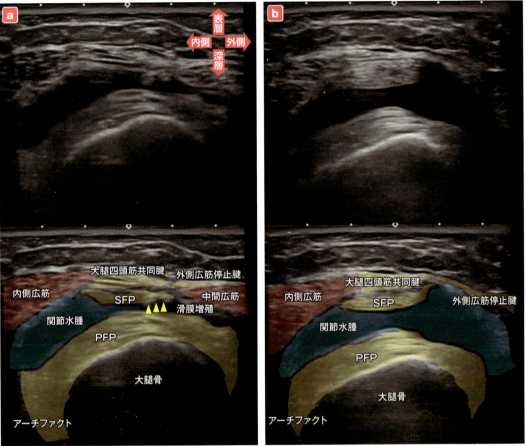

安静時に関節水腫が認められ，膝蓋上包の内面に滑膜の増殖が観察されます（**b**，△）。伸展（自動運動）時は広筋群に膝蓋上包が押し上げられ，水腫が増大したように観察されます（**b**）。

②膝蓋骨内側：内側膝蓋支帯，IFPの評価（図29〜31）

対象部位	左内側広筋の遠位端，内側膝蓋支帯，IFPの内側部分（medial lobe）
評価手順	膝蓋骨内側に沿って，直下から内側にプローブを配置（図29〜31） 安静時の近位から遠位へプローブを移動，観察の後，膝関節屈曲・伸展（自動運動）の変化を観察
評価のポイント	☑ 大腿骨と内側膝蓋支帯（関節包）間の関節水腫，IFPの輝度→Ⅱ膝関節内側部 step1 ☑ 内側広筋の作用と内側膝蓋支帯の張力伝達方向→Ⅱ膝関節内側部 step2 ☑ IFPの内側部分の滑走→Ⅲ膝関節下部 step2
超音波画像 静の評価 動の評価	☑ 対象となる組織は欠落せず観察可能（図29〜31） ☑ 安静時に大腿骨上に関節水腫を確認（図29b，30b） ☑ 内側広筋の作用による内側膝蓋支帯の張力伝達方向は，水腫の存在によって，近位内側前面に移動（図29c，30c）

図29 膝蓋骨内側近位（大腿骨内側顆）の評価（長軸）　▶ 5-19
a 安静時（軽度屈曲時）
b 自動運動時（伸展時）

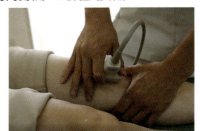

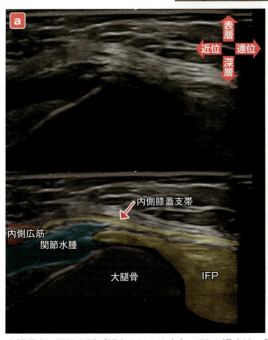

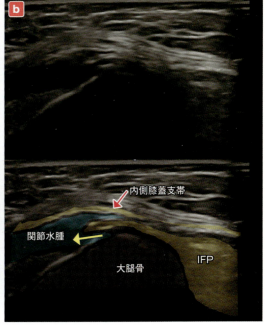

大腿骨上に関節水腫が観察されます（**a**）。IFPの滑走は，健常例（Ⅱ膝関節内側部 step2，p.200）と比較して近位への動態が減少します（**b**）。

図30 膝蓋骨内側遠位（関節裂隙）の評価（長軸）

a 安静時（軽度屈曲時）
b 自動運動時（伸展時）

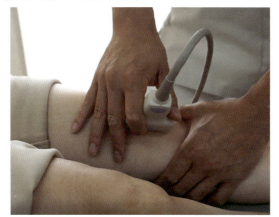

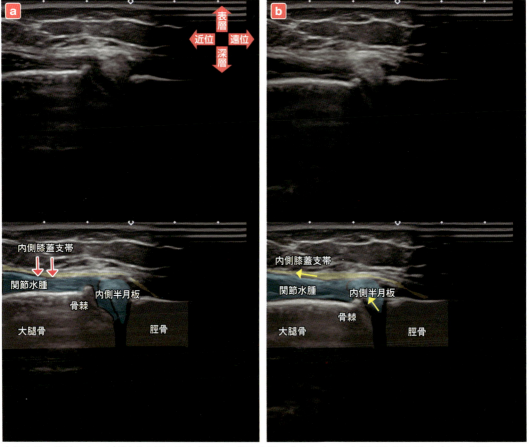

内側広筋の収縮による内側膝蓋支帯の張力伝達は，関節水腫の存在によって内側近位（画面右上方）に作用している様子が観察できます（**b**）。

5 膝関節（関節動態に関与する脂肪組織）

図31 膝蓋骨上部（内側）の評価（短軸）
a 安静時（軽度屈曲時）
b 自動運動時（伸展時）

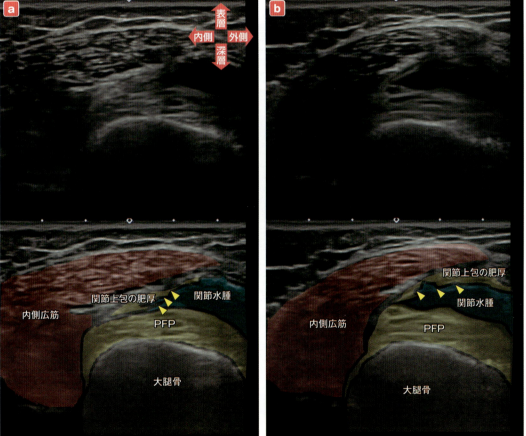

安静時，膝蓋上包の肥厚（b, △）が観察されます。内側広筋の収縮に伴い，膝蓋上包は前方中央に押し上げられて，肥厚した部分は伸長されます（c, △）。PFPは収縮による中央への動態が認められません（c）。

③膝蓋骨外側：外側膝蓋支帯，IFPの評価（図32〜34）

対象部位	外側広筋，中間広筋の遠位端，外側膝蓋支帯，IFPの外側部（lateral lobe）
評価手順	膝蓋骨外側に沿って，直下から外側にプローブを配置（図32a〜34a） 安静時の近位から遠位へプローブを移動観察の後，膝関節屈曲・伸展（自動運動）の変化を観察
評価の ポイント	☑ 大腿骨と外側膝蓋支帯（関節包）間の関節水腫，IFPの輝度→Ⅲ膝関節下部 step2 ☑ 外側広筋および一部の大腿直筋の作用と外側膝蓋支帯の張力伝達方向→Ⅱ膝関節内側部 step2 ☑ IFPの外側部分の滑走→Ⅲ膝関節下部 step2
超音波画像 静の評価 動の評価	☑ 対象となる組織は欠落せず観察可能（図32b〜34b） ☑ 安静時に大腿骨上に関節水腫を確認（図32b，33b） →外側膝蓋支帯の張力伝達は，水腫の増大により，近位，わずかに外側前面へ張力が作用しています。内反型変形性膝関節症の場合，関節裂隙の外側には骨棘形成は少なく，収縮の張力が外側へ作用する様子は著明ではありません。

図32 膝蓋骨外側近位（大腿骨外側顆）の評価（長軸）　　▶ 5-20

a 安静時（軽度屈曲時）
b 自動運動時（伸展時）

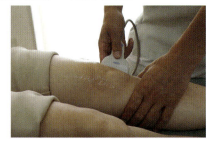

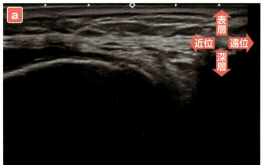
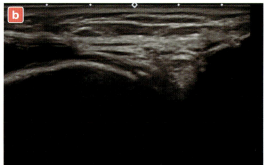

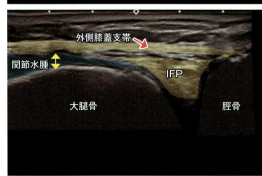
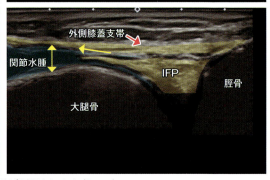

関節水腫の増大（a，b，↕）によりIFPの近位方向への移動が制限されます（b，→）。

5 膝関節（関節動態に関与する脂肪組織）

図33 大腿部外側の評価（長軸）
a 安静時（軽度屈曲時）　**b** 自動運動時（伸展時）

▶ 5-21

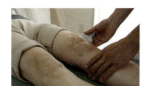

動態の減少している外側部分に関して，長軸像で観察します。関節水腫の程度は，関節包の大きい外側に多く存在します。中間広筋によるPFPの中央前面内側への移動も減少しています。

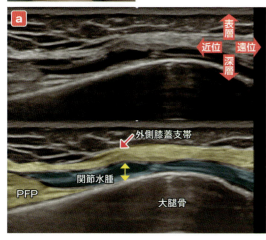
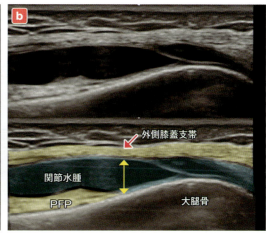

図34 膝蓋骨上部（外側）の評価（短軸）
a 安静時（軽度屈曲時）　**b** 自動運動時（伸展時）

▶ 5-18

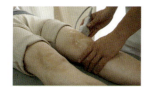

関節水腫の貯留は外側膝蓋支帯による大腿骨を前外側面から抑制する働きの妨げとなります（**a**, **b**）。中間広筋の収縮に伴うPFPの中央前面への動きも減少しています（**b**）。

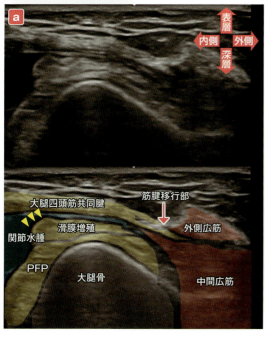
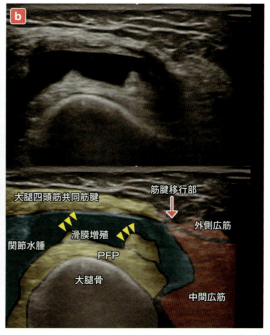

219

④膝蓋骨下部：IFPの評価（図35）

対象部位	IFPの中央部分（central lobe）
評価方法	仰臥位にて膝蓋骨遠位端から脛骨粗面，膝蓋靱帯上にプローブを設置し，長軸像を観察（図35）
評価のポイント	☑ IPPの輝度 ☑ IFPの中央部分の滑走→Ⅲ膝関節下部 step2
超音波画像 静の評価 動の評価	☑ 対象となる組織は欠落せず観察可能 ☑ 安静時，IFP中央部分は高エコー像（図35b） ☑ 滑膜（関節包）内面に水腫を観察（図35b, c） → 膝関節屈曲（自動運動）時，IFP中央の遠位部分が深層に移動する動態は観察できません。

図35 膝蓋骨下部におけるIFP（中央部分）の評価（長軸）　▶ 5-22

a 膝関節屈曲時
b 膝関節伸展時

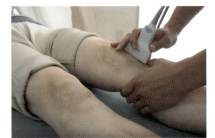

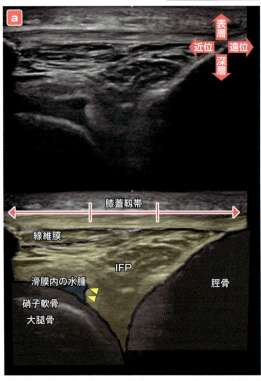
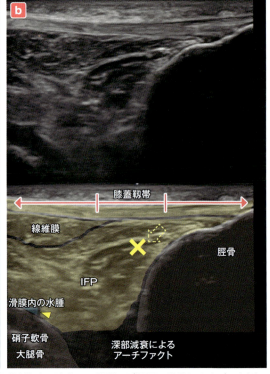

膝関節屈曲自動運動時に，健常者であればIFPは遠位部分（膝蓋腱の遠位1/3部分）が深層に移動しますが，本例では認められません（c, ✕）。

220

症例での治療効果をみてみよう

症例1　鏡視下術後の腫脹とPFP動態改善が認められた症例　▶5-23, 24

診断名　左変形性膝関節症（関節鏡視下にてデブリードマンを施行）

経過　変形性膝関節症の症状である疼痛が増加し，日々の業務に著明な影響がみられ，鏡視下術を施行．内側半月板は中後節に変性断裂があり切除．術後の免荷から下肢への荷重量の管理，ROM改善アプローチ，筋力増強を目的にリハビリテーション開始．ROMは膝関節伸展－5°，膝関節伸展筋（MVC）は200N（WBI：28％）

超音波画像による観察
静の評価（背臥位　膝蓋骨上方）
左右下肢を比較：膝蓋上包内に低エコー像の関節水腫が貯留，深層のPFPは高エコー像

動の評価（背臥位　膝関節伸展時の膝蓋骨上方），左右下肢を比較

長軸像：両側とも大腿四頭筋の収縮により浅層の大腿四頭筋共同腱が近位へ引かれる様子を観察
→深層のPFPは，健側が収縮に伴う厚みの増大が認められますが，患側は関節水腫に押しつけられるように厚みの変化が認められません．

短軸像：患側は筋厚増大が不足し，PFPを中央内側へ押し上げるような厚みの変化は減少
→術後は免荷期間があり，廃用による輝度の上昇が認められ，非収縮性組織の増大が筋収縮の妨げになっている可能性があります．

MVC：maximum voluntary contraction，WBI：weight bearing index

> **医師からのアドバイス**
>
> 本症例で施行された鏡視下手術は，関節鏡にて関節内を観察し，滑膜切除，半月板切除，骨穿孔術を行っています．超音波画像で観察された術後の水腫の程度，内側広筋や大腿直筋の筋厚や輝度の変化，脂肪組織の動態を把握することで，術後の病態の改善程度を評価することができます．水腫の減少，拘縮改善，大腿四頭筋によるPFP滑走改善が認められれば運動療法による効果は良好であると考えられます．

図36　安静時の左右下肢の比較（長軸像）　▶5-23①, ②
ⓐ 健側　ⓑ 患側

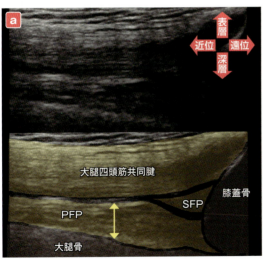
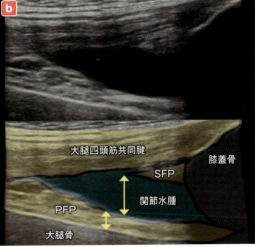
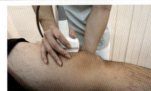

安静時，健側と比較して患側は関節水腫が貯留し高エコーを呈しているのが観察されます（**a**, **b**）．さらに深層のPFPは厚みが減少し高エコー像が観察されます（**b**, ↕）．

図37 収縮時の左右下肢の比較（長軸像）
a 健側　**b** 患側

▶ 5-23 ①, ②

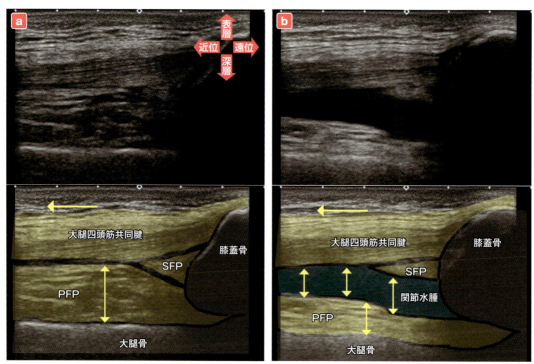

筋の収縮に伴うPFPの動態は，健側では厚みの増大が観察されます（**a**, ↕）が，患側は関節水腫の増大が認められ，PFPは水腫に押されるようにして厚みの変化は観察されません（**b**, ↕）。

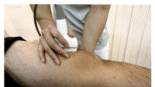

5 膝関節（関節動態に関与する脂肪組織）

図38 安静時の左右下肢の比較（短軸像）
a 健側　b 患側

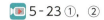
5-23 ①，②

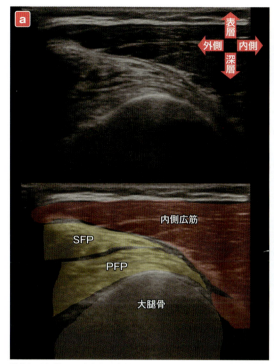

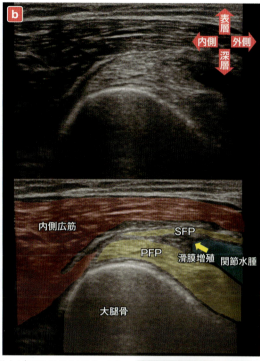

健側と比較し，患側の内側広筋は筋厚の減少，筋輝度の増大が認められます（a, b）。深層にあるSFPとPFPの間に関節水腫の貯留を観察することができます（b, ↑）。

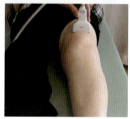

図39 収縮時の左右下肢の比較（短軸像）

▶ 5-23 ①, ②

a 健側　**b** 患側

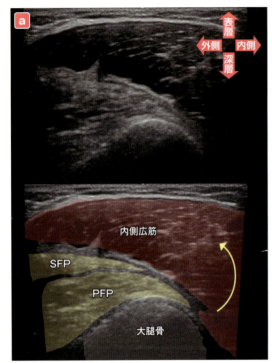
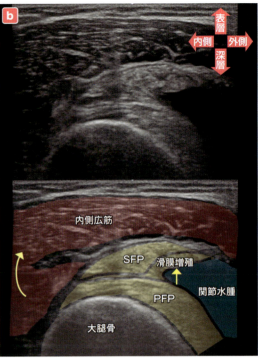

膝関節伸展（quadriceps setting）時，健側は内側広筋の筋厚増大と，それに伴うPFPの内方への移動が観察されます（**a**）。患側は内側広筋の筋厚増大が減少し，PFPの移動も減少します。また，膝蓋上包内の滑膜増殖，関節水腫の増大（広筋群による圧迫）が認められます（**b**）。

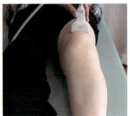

224

治療アプローチ

評価に基づき以下のアプローチを立案しました。
①腫脹を減少させる内服，下肢荷重の管理
②PFPの動態改善
③広筋群の収縮方向への誘導

術後は免荷期間があり，廃用による輝度の上昇が認められ，非収縮性組織の増大が筋収縮の妨げになっている可能性があります。内側広筋の収縮を改善することを目的として，筋収縮の方向に徒手的に誘導するアプローチを実施します（図40）。

図40 内側広筋の収縮方向への誘導アプローチ　▶5-25
a 安静時　**b** 誘導時

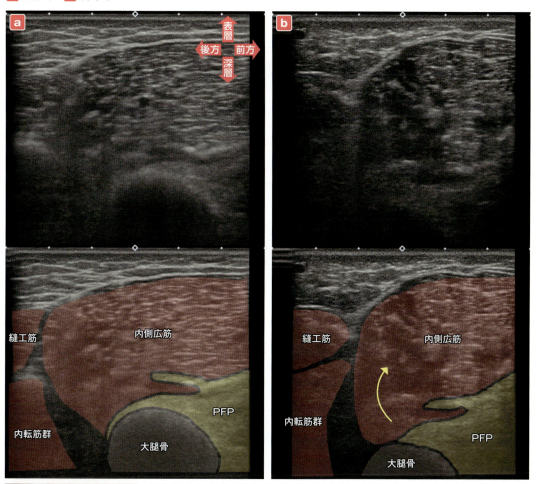

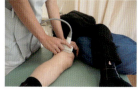

他動的な圧迫から，膝伸展自動運動に合わせて内側広筋の収縮方向である前内方へ誘導します（**b**，→）。誘導の様子は健常者での実施例です。

治療による効果（図41）

　安静時には，治療前と比べて筋輝度が全体的に低下しています（図41a）。収縮時には，関節水腫の増大もなく，筋収縮によって，PFPが持ち上げられる動態が観察可能です（図41b）。

図41 アプローチ後の膝蓋骨上部の変化（長軸像）　▶ 5-26
a 安静時　**b** 収縮時

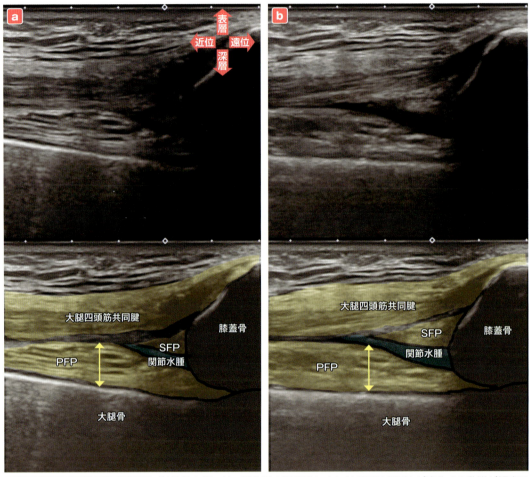

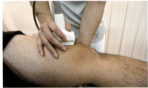

膝蓋骨上部では，膝伸展自動運動に合わせてPFPの厚みが変化する動態が観察できます（b，↕）。

5 膝関節（関節動態に関与する脂肪組織）

症例2　内側裂隙の狭小化による拘縮を改善した症例

診断名　変形性膝関節症（北大式分類Grade II）
経過　膝蓋上包内に関節水腫があり，ROMに制限あり。下肢筋力増強，ROM改善を目的としたリハビリテーションを処方。
超音波画像による観察　背臥位，膝関節軽度屈曲位にて膝蓋骨内側部にプローブを設置し，観察します。安静時において，内側膝蓋支帯と大腿骨の間に関節水腫が貯留し，関節裂隙の大腿骨側に骨棘形成が観察できます（図42a）。関節水腫によって，内側膝蓋支帯は大腿骨から離れているため，膝関節伸展の自動運動を行うと内側広筋の筋厚の増大量は減少し，内側膝蓋支帯への張力伝達が不足しています。内側膝蓋支帯の張力伝達方向は，関節水腫によって作用方向が妨げられ，健常者の場合よりも近位内側方向へ変位しています（図42b）。

医師からのアドバイス

症例2は，変形性膝関節症による内側裂隙の狭小化がみられ，内側軟部組織の拘縮がみられます。内側広筋の収縮不全を改善することで，内側膝蓋支帯を近位へ引きつける動態が認められます。膝蓋骨内側部にプローブを当て，膝屈曲位から伸展時の動態を観察します。ここでは，内側広筋の収縮による内側膝蓋支帯の作用方向が内側半月板を押しつける様子を把握することができます。

図42　内側広筋と内側膝蓋支帯の位置関係（運動療法介入前）
a　安静時　b　収縮時

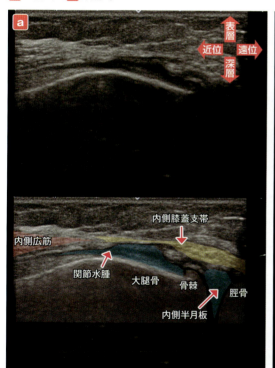
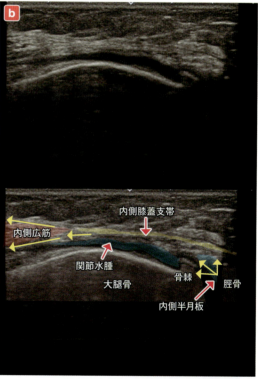

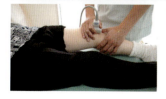
内側膝蓋支帯は，関節水腫によって大腿骨から離れ（a），内側広筋の収縮時も変位は継続しています（b）。加えて，骨棘の出現を伴う大腿骨の変形は，内側広筋から続く内側膝蓋支帯の張力伝達が内側方向へ変位する作用を生む要素となっています（b）。これらの観察から，内側膝蓋支帯による大腿骨の前方移動を抑制する機能は減少していると考えられます。

治療アプローチ

評価に基づき以下のアプローチを立案しました。
①腫脹を減少させる処方
②内側広筋および内側膝蓋支帯の動態改善
③広筋群の収縮方向への誘導

治療による効果

①〜③の治療により，安静時の腫脹は減少しています（**図43a**）。自動運動時は，内側広筋の収縮によって，大腿骨を深層に押しつけることができます。腫脹が減少したことで，内側広筋の収縮時に，内側膝蓋支帯を近位に引きつけ，大腿骨を押しつける張力伝達を作用させることができたと考えられます（**図43b**）。

図43 内側広筋と内側膝蓋支帯の位置関係（運動療法介入後）
a 安静時　**b** 収縮時

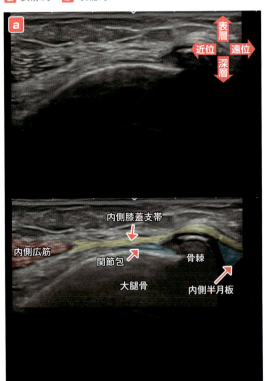
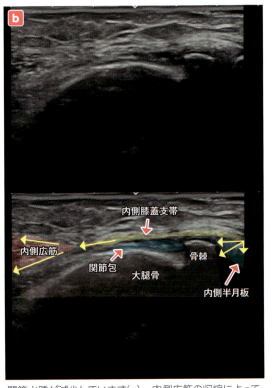
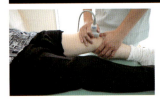

介入前（**図42**）と比較し，関節水腫が減少しています（**a**）。内側広筋の収縮によって，内側半月および大腿骨の前方移動が抑制され，内側膝蓋支帯の張力伝達は膝関節から内方へ向けて機能しています。

文献

1) 林 典雄：連載第 4 回 超音波画像診断技術の臨床への応用 II-下肢運動器疾患．理学療法学，42：442-448，2015．
2) Eymard F, et al：Inflammation of the infrapatellar fat pad. Joint Bone Spine, 83：389-393, 2016.
3) Waligora AC, et al：Clinical Anatomy of the Quadriceps Femoris and Extensor Apparatus of the Knee. Clinical Orthopaedics and Related Research®, 467：3297-3306, 2009.
4) Dye SF, et al：Conscious neurosensory mapping of the internal structures of the human knee without intraarticular anesthesia. Am J Sports Med, 26：773-777, 1998.
5) Terslev L, et al：Which knee and probe position determines the final diagnosis of knee inflammation by ultrasound? Results from a European multicenter study. Ultraschall Med, 33：E173-E178, 2012.
6) Ulasli AM, et al：Accuracy in detecting knee effusion with clinical examination and the effect of effusion, the patient's body mass index, and the clinician's experience. Clin Rheumatol 33：1139-1143, 2014.
7) Rice DA, et al：Quadriceps arthrogenic muscle inhibition: neural mechanisms and treatment perspectives. Semin Arthritis Rheum 40：250-266, 2010.
8) Grob K, et al：The interaction between the vastus medialis and vastus intermedius and its influence on the extensor apparatus of the knee joint. Knee Surg Sports Traumatol Arthrosc, 26：727-738, 2018.
9) Shibata K, et al：Ultrasonographic morphological changes in the prefemoral fat pad associated with knee osteoarthritis. J Med Ultrasound, 26：94-99, 2018.
10) Fahrer H, et al：Knee effusion and reflex inhibition of the quadriceps. A bar to effective retraining. J Bone Joint Surg Br, 70：635-638, 1988.
11) Stratford P：Electromyography of the quadriceps femoris muscles in subjects with normal knees and acutely effused knees. Phys Ther, 62：279-283, 1982.
12) 林 典雄，ほか：184. 膝関節拘縮の観点よりみた内側膝蓋支帯と膝関節包間の滑液包の存在意義について．理学療法学 Supplement，1998.25.2：184，1998．
13) Amis AA, et al：Anatomy and biomechanics of the medial patellofemoral ligament. The Knee, 10：215-220, 2003.
14) Bevers K, et al：Ultrasonographic features in symptomatic osteoarthritis of the knee and relation with pain. Rheumatology (Oxford) 53(9):1625-1629, 2014.
15) Hada S, et al：Association of medial meniscal extrusion with medial tibial osteophyte distance detected by T2 mapping MRI in patients with early-stage knee osteoarthritis. Arthritis Res Ther 19(1): 201, 2017.
16) Kennedy JC, et al：Nerve supply of the human knee and its functional importance. Am J Sports Med, 10：329-335, 1982.
17) Ling SM, et al：Electromyographic patterns suggest changes in motor unit physiology associated with early osteoarthritis of the knee. Osteoarthritis Cartilage, 15：1134-1140, 2007.
18) Gallagher J, et al：The infrapatellar fat pad : anatomy and clinical correlations. Knee Surg Sports Traumatol Arthrosc, 13：268-272, 2005.
19) Stephen JM, et al：The infrapatellar fat pad is a dynamic and mobile structure, which deforms during knee motion, and has proximal extensions which wrap around the patella. Knee surg sports traumatol Arthrosc, 26：3515-3524, 2018.
20) Smallman TV, et al：Arthroscopic untethering of the fat pad of the knee : release or resection of the infrapatellar plica (ligamentum mucosum) and related structures for anterior knee pain. Arthrosc Tech, 7：e575-e588, 2018.
21) 林 典雄：外側膝蓋支帯の超音波観察と拘縮との関連．運動療法のための運動器超音波機能解剖 拘縮治療との接点．p.129-135, 文光堂，2015.
22) Clockaerts S, et al：The infrapatellar fat pad should be considered as an active osteoarthritic joint tissue : a narrative review. Osteoarthritis Cartilage, 18：876-882, 2010.
23) Rice DA, et al：Experimental knee pain impairs submaximal force steadiness in isometric, eccentric, and concentric muscle actionsed. Arthritis Res Ther, 17：259, 2015.

第2章 部位に特有の症状と効果的なアプローチ　超音波解剖に基づく静態と動態

6　下腿部（下腿三頭筋，KFP）

下腿三頭筋とKager's fat padに対する運動療法を効果的にする3step

　腓腹筋内側頭と外側頭およびヒラメ筋の3筋で構成される下腿三頭筋と足底筋は，大腿骨の後面から下腿後面を下行してアキレス腱となり，踵骨隆起に付着します。

　これらの筋は抗重力筋として，立位保持や歩行時に非常に重要な役割を担っており，持続的に働くことで姿勢を保持し，下肢の運動においても作用しています。

　本項では，特に加齢や疾患において変化すると考えられる腓腹筋内側頭およびKager's fat pad（KFP）に焦点を当てて解説していきます（図1）。

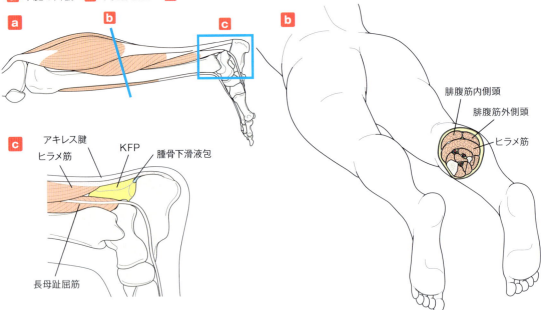

図1　下腿後面の構成要素
ⓐ 下腿の外観　ⓑ 下腿部断面　ⓒ アキレス腱部の解剖

I　下腿三頭筋

Step 1　立体的に解剖を知ろう

　下腿三頭筋は，腓腹筋とヒラメ筋の2つの筋から成り立ち，下腿後面の75％を構成する[1]大きな骨格筋です（図2）。表層から皮下組織，深筋膜，腓腹筋内側頭，ヒラメ筋，長趾屈筋，後脛骨筋，脛骨の順に観察できます（図3，4）。

6 下腿部（下腿三頭筋, KFP）

腓腹筋

起始 内側頭：大腿骨内側顆上方, 関節包
外側頭：大腿骨外側顆上方, 関節包

停止 アキレス腱となり踵骨隆起

解剖学的特徴 腓腹筋は, 内側頭と外側頭では筋横断面積に差があり[2], 腓腹筋近位部では, 内側頭は外側頭と比較して筋厚が有意に厚く[3], 筋腹に差があります。また, 性差に関する研究[4]では, 女性は男性よりも筋線維長が長く, 男性は女性よりも羽状角が大きいことが報告されています。加齢により腓腹筋の形態は変化し, 生理学的横断面積, 筋線維長, 羽状角が若年者と比較して高齢者で減少すると報告されています[5]。

ヒラメ筋

起始 腓骨頭, 腓骨後面上部1/3, 脛骨ヒラメ筋線, ヒラメ筋腱弓

停止 アキレス腱となり踵骨隆起

解剖学的特徴 ヒラメ筋は, 遅筋線維が86.4%と多く[6], 腓腹筋の深層にあり, 遠位まで筋線維が走行しています。表層をアキレス腱の延長である腱膜に覆われ, 遠位端においてアキレス腱を形成します。近位では膝窩筋と腱膜を介して, 遠位では筋間中隔を介して長母指屈筋, 後脛骨筋と筋連結しています。

 医師からのアドバイス

下腿部は, 加齢や疾患による筋や腱の変性がみられる部位です。超音波画像を観察することで, 筋や脂肪組織の筋厚, 羽状角, エコー輝度の変化, および, 組織の動態から, 運動療法の介入をどの部分に行うことが適当であるか, そのターゲットを絞り込むことができます。

図2 下腿三頭筋の形態
a 下腿後面の浅層筋　**b** 下腿後面の深層筋　**c** 下腿の断面図（前額面）

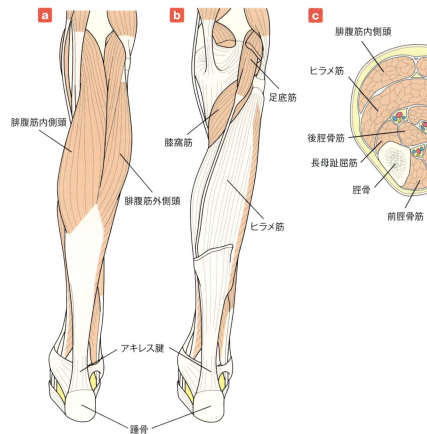

下腿部の観察は，対象者を腹臥位とし，プローブを下腿に対して長軸方向に移動させながら行います。膝関節の後面から腓腹筋の筋腱移行部まで筋線維の走行に沿って観察すると，表層から腓腹筋，ヒラメ筋，長趾屈筋，後脛骨筋の順に描出されます（図3）。

図3 下腿内側部の超音波解剖（長軸）
a プローブの位置　b 膝窩部　c 下腿近位30％　d 下腿近位50％

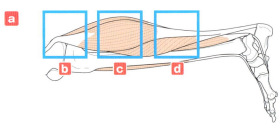

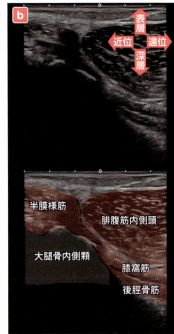
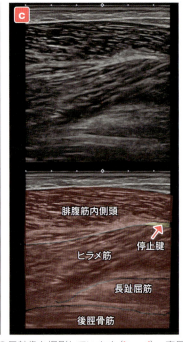
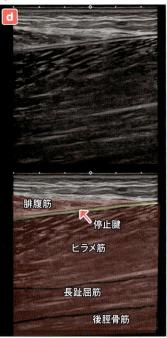

膝関節後面から下腿中央における皮下の長軸像を撮影しています（b〜d）。表層から皮下組織，腓腹筋内側頭，膝窩筋の順に観察できます。腓腹筋内側頭の停止部は大腿骨内側顆と半膜様筋の内側を走行します（b）。

　下腿部の短軸像での観察は，対象者を腹臥位とし，プローブを膝関節後面に当てます。腓腹筋が大腿骨の内側顆および外側顆の間に位置する部位から遠位方向に移動します。各筋の走行と重なりを把握します（図4）。

6 下腿部（下腿三頭筋, KFP）

図4 下腿内側部の超音波解剖（短軸）
a プローブの位置　b 膝窩部　c 下腿近位30%　d 下腿近位50%

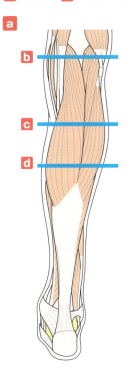
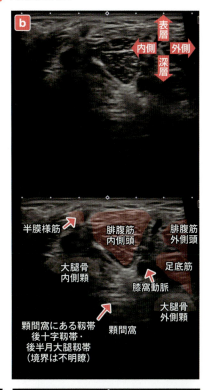
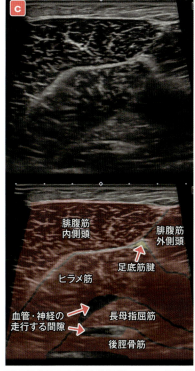
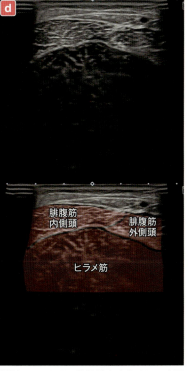

膝関節後面から筋腱移行部における短軸像を撮影しています。腓腹筋を中心として表層から深層の筋の重なりを観察します（b〜d）。

COLUMN 研究から臨床に役立つポイント

腓腹筋内側頭と外側頭の形状の違い

遺体解剖による腓腹筋内側頭と外側頭についての差異を検討した研究では，膝裂隙から付着部までの距離[7]は，内側頭で42.6±0.6mm，外側頭で29.3±0.6mmという測定結果でした。また，膝関節屈曲時には腓腹筋内側頭と足底筋が圧迫されますが，その際の膝屈曲角度は，内側頭側では103.9±4.9°，外側頭側（足底筋側）では122.9±9.9°でした。この結果は，内側頭は鋭角に折り畳まれて圧迫される一方，足底筋は折り畳まれるものの圧迫は軽微であることを示していると考えられます。

筋と腱の硬さの違いの検討

shear wave elastography（SWE）を用いて，腓腹筋筋腱移行部の硬さの性差および年齢差を調べた研究があります。

82脚を対象に，腓腹筋内側頭の筋腱移行部において，筋腹，近位，中央，遠位の部分の伝播速度を測定したところ，筋腹の性差および年齢差に関しては，女性と比較して男性の伝播速度が大きく，高齢者より若年者の伝播速度が大きい結果でした（図5）。さらに，筋腱移行部では遠位が近位・中央と比較し，伝播速度が増大していました[8]。

図5 伝播速度を指標とした腓腹筋内側頭の硬さの年齢による比較

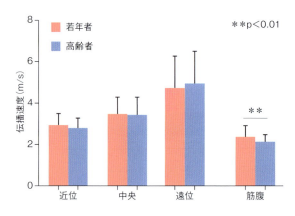

文献8）より引用

Step 2 動きを知ろう

腓腹筋内側頭の動態について，足関節底背屈（自動運動）時に，近位部，近位30％部位，遠位部（筋腱移行部）の順に，それぞれの部位を長軸・短軸像を観察します。

下腿三頭筋

腓腹筋内側頭の動態は，安静時と比較し，底屈の自動運動時は，近位かつ後方へ筋厚が増大します。背屈の自動運動時はアキレス腱の伸張とともに遠位に引き付けられます。

①近位部

観察する部位は，膝関節の後面です。対象者を腹臥位とし，膝関節後面，大腿骨内側顆にプローブを当て，安静時から底屈自動運動を行い，動態を観察します。

足関節底屈の自動運動時，腓腹筋内側頭の長軸像では，大腿骨顆部の付着部に向けて半膜様筋の下に潜り込むように筋腹が観察され（図6b），後方に向けて筋厚が増大します。深部のヒラメ筋，長趾屈筋，後脛骨筋の筋厚も増大します。短軸像では，腓腹筋内側頭の筋厚が後方に向けて増大する様子を観察できます（図7b）。その外側では足底筋が観察できます。

> **COLUMN** 研究から臨床に役立つポイント
>
> **筋電図と筋動態の関係**
> 筋電図を用いた研究[3]では，収縮強度10％を基準に対して50％以上の収縮強度で筋活動に有意差が認められるとされています。筋電図による筋活動と筋厚の増大の関係性は，最大収縮の30％程度の筋活動までに筋厚が急峻に増大するとされています[9]。これらのことから，筋厚や羽状角の変化は最大等尺性収縮30〜50％までを反映しており，収縮初期の動態を評価する有益な情報を提供すると考えられます。

図6 下腿三頭筋の腓腹筋近位部における動態（長軸） 6-1
a 安静時　**b** 底屈時

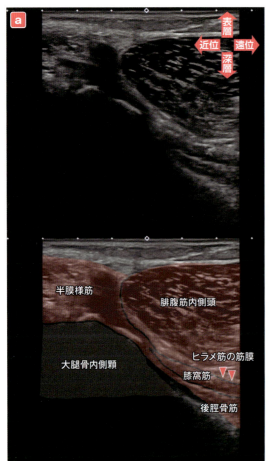
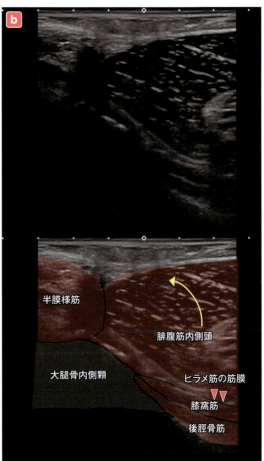

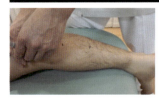

底屈時，腓腹筋内側頭が半膜様筋の深層へ潜り込む様子が観察されます（**b**，→）。

6 下腿部（下腿三頭筋, KFP）

　下腿三頭筋の近位部内側の観察は，対象者を腹臥位とし，膝関節後面，大腿骨内側顆に対して短軸にプローブを当てます。中央に腓腹筋内側頭を観察しながら，安静時から底屈自動運動を行い，動態を観察します（図7）。

図7　下腿三頭筋の腓腹筋近位部における動態（短軸）　▶6-2
a 安静時　b 底屈時

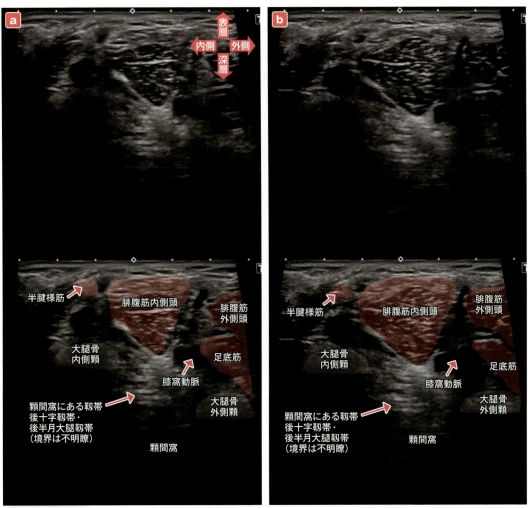

底屈時は，腓腹筋内側頭，外側頭，足底筋の筋厚が増大します（b）。

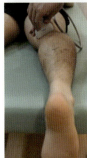

237

②近位30％部位

　この部位は安静時の筋厚が最も大きく（図8a），足関節底屈の自動運動時，長軸像では，腓腹筋内側頭，ヒラメ筋の羽状角および筋厚が増大し，停止腱は近位へ引き付けられます（図8b）。短軸像では腓腹筋内側頭は後方，中央に向けて，ヒラメ筋は後方に向けて筋厚が増大します（図9）。足底筋は底屈時に近位へ移動し（図9b），安静時は筋腹を観察することができます（図9a）。一方，背屈自動運動時には，腓腹筋内側頭，ヒラメ筋はアキレス腱に引かれ，羽状角が減少する様子を観察することができます。

図8 下腿三頭筋の下腿近位30％部位における動態（長軸）　▶ 6-1
a 安静時　**b** 底屈時

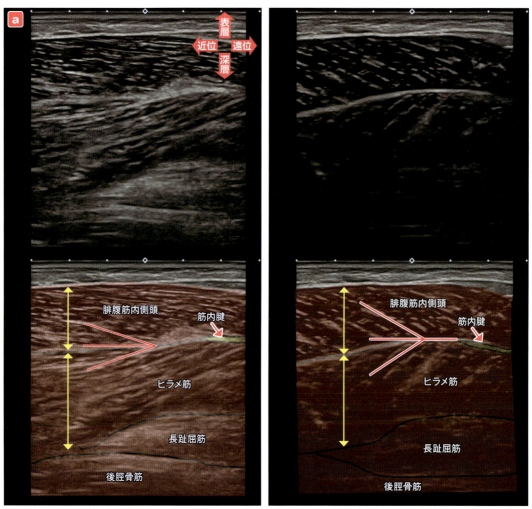

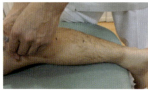

底屈時には，腓腹筋内側頭・ヒラメ筋の筋厚（↕）および羽状角の増大（記号）が認められます（b）。

6 下腿部（下腿三頭筋, KFP）

図9 下腿三頭筋の下腿近位30%部位における動態（短軸）
a 安静時　b 底屈時　　6-2

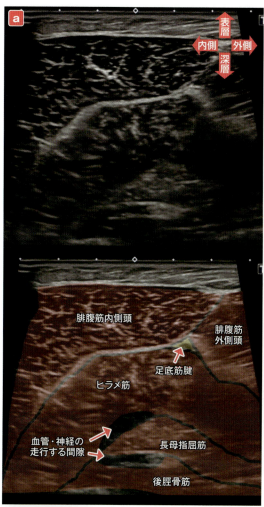
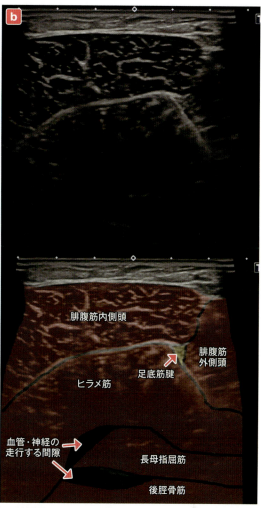

底屈時は，腓腹筋の内側頭は表層内側に，外側頭は深層から表層に向けて筋厚が増大します（b）。

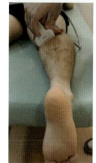

239

③**遠位部（筋腱移行部）**

　遠位部は，筋腱移行部の動態が観察できる重要な部位です．足関節底屈の自動運動時，長軸像では，腓腹筋内側頭，ヒラメ筋の羽状角が増大し（図10），停止腱を引きつけることで筋腱移行部が滑走し，アキレス腱へと続く腱組織に張力を伝える様子が観察可能です．ヒラメ筋の深層では，長趾屈筋，後脛骨筋の収縮が観察でき，足趾底背屈によって長趾屈筋を特定し，足部の内反自動運動によって後脛骨筋の同定を行うことができます（図11）．また，短軸像では，腓腹筋内側頭，外側頭とも近位方向に引きつけられ，ヒラメ筋の筋厚が増大します．長軸像と同様に足関節底屈・背屈および足趾屈曲・伸展により，筋の区別を行います．

図10 腓腹筋内側部の筋収縮と筋腱移行部の動態（長軸）　▶6-3
ⓐ 安静時　ⓑ 底屈時

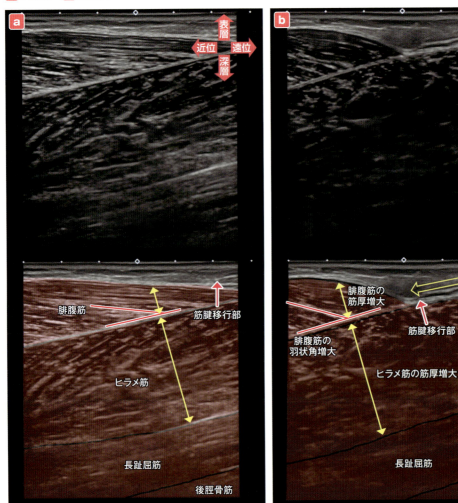

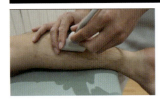

筋腱移行部は，腓腹筋，ヒラメ筋収縮による筋厚，羽状角の変化に伴う筋腱移行部の動態を評価します（**b**）．底背屈および足趾の自動運動を促し，深部筋の動態を観察します（**a, b**）．

6 下腿部（下腿三頭筋, KFP）

図11 下腿三頭筋の遠位部（筋腱移行部）における動態（長軸）
a 安静時　b 底屈時

▶ 6-1

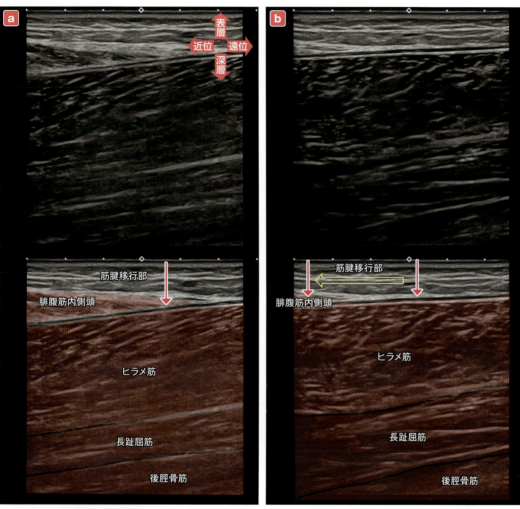

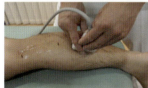

底屈に伴い腓腹筋とヒラメ筋の羽状角が増大し，筋腱移行部は近位方向へ移動します（a, b, ⇨）。深部筋も筋厚が増大します（b）。

241

図12 下腿三頭筋の遠位部（筋腱移行部）における動態（短軸）
a 安静時　**b** 底屈時

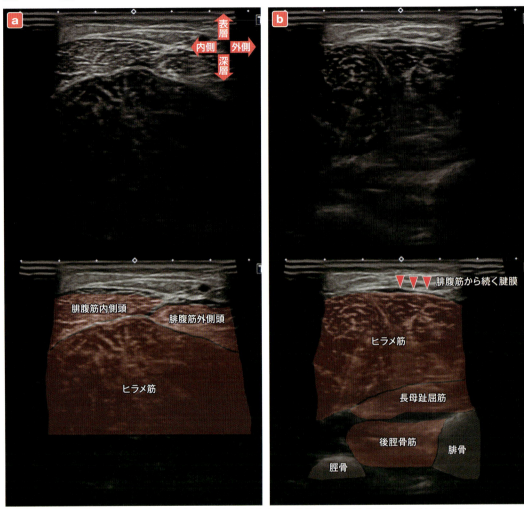

底屈時，腓腹筋内側，外側とも近位方向へ移動し，画面上観察できなくなります（**b**）。

Step 3 症状による変化を知ろう（図13, 14）

疾患により足関節の可動域制限が残存する場合は，筋腱移行部の動きを観察しましょう。

診断名	第5中足骨骨折
症状	転倒により第5中足骨骨折を受傷，骨癒合をもって免荷期間が終了したが，足関節底屈の可動域制限が残存。歩行時に患側支持期に力が入りにくいとの訴えが継続したため，リハビリテーションを開始。開始時，下腿三頭筋のMMTは3，足関節可動域は底屈20°，背屈5°。

医師からのアドバイス

step 3では，免荷が継続したことにより，筋組織の不動による変化が生じます。これらの状態は，エコー輝度の変化と腓腹筋筋腱移行部の可動の悪化として現れるので，これらの変化を観察することが重要です。非収縮性組織の増加と筋厚，羽状角の減少と筋腱移行部の動態を評価することで，最善の運動療法が選択できます。

評価のポイント	☑ 腓腹筋，ヒラメ筋の筋厚，筋腱移行部，せん断波伝播速度→Ⅰ下腿三頭筋 step2 ☑ 腓腹筋内側頭の動態→Ⅰ下腿三頭筋 step2
超音波画像 静の評価 動の評価	☑ 腓腹筋内側頭を観察すると健側と比較して患側は，高エコー像となり筋厚減少。せん断波伝播速度は伸張時に増大 → 免荷期間に起因する筋膜を含む骨格筋の拘縮の可能性が考えられます。 ☑ 腓腹筋内側頭の動態は，底背屈の自動運動は可能であるが，底屈時に腓腹筋内側頭，ヒラメ筋の筋厚，羽状角が減少。筋腱移行部の移動量も減少 → 腓腹筋，ヒラメ筋の収縮が低下し，腱を介した張力伝達の作用が減少している可能性が考えられます。

MMT：Manual Muscle Testing

図13 患側足関節底屈時の筋腱移行部の動態（治療前）

a 安静時　**b** 底屈時　　　▶ 6-4

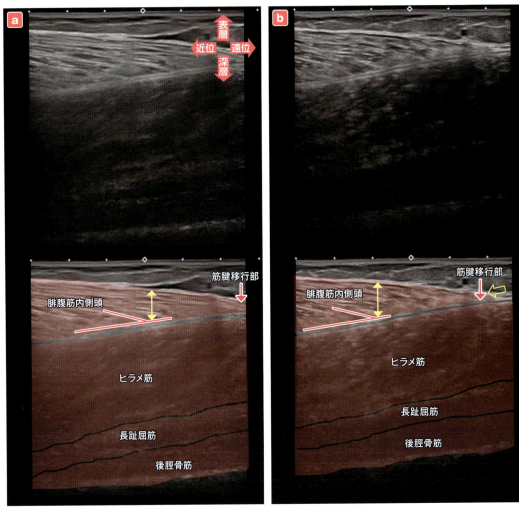

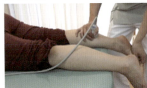

底背屈の自動運動は可能ですが，底屈時に腓腹筋内側頭の筋厚と羽状角の増加はともに少なくなり，筋腱移行部の移動量が減少します（**b**）。結果として，腱を介した筋収縮が底屈運動に作用しにくくなります。

⑥ 下腿部（下腿三頭筋，KFP）

図14 SWEを用いた伸張時のせん断弾性係数の変化
a 腓腹筋内側頭のせん断弾性係数の変化
b 患側
c 健側

a
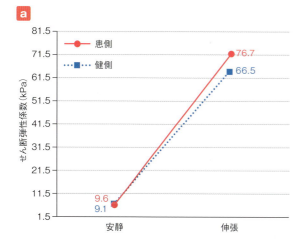

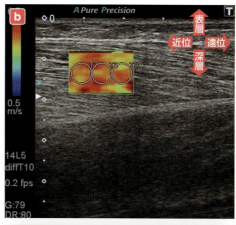

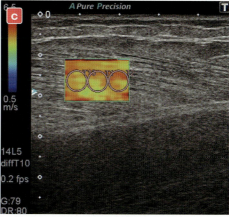

安静時および足関節背屈（伸張）時の腓腹筋内側頭のせん断弾性係数の変化を測定したところ，安静時と比較して伸張時は，患側においてせん断波伝播速度が上昇し，腓腹筋内側頭の硬さが増大しています（**a**～**c**）。

shear wave elastography画像
（Canonメディカルシステムズ社製 Aplio 500）

下腿三頭筋の動態を改善するアプローチ

　健側と患側を比較すると，患側の腓腹筋の筋厚減少および羽状角減少が認められます．加えて，筋の硬さの指標であるせん断弾性係数が伸張時に増大しています（図15）．超音波画像を用いて歩行時の動態を観察した研究では，腓腹筋の等尺性収縮とアキレス腱の伸張が認められたと報告しています[10]．これらを踏まえると，下腿三頭筋の筋力低下によってアキレス腱への張力伝達が減少していると考えられ，腓腹筋の筋力増強トレーニングに加えて，腓腹筋の筋腱移行部の動態改善のアプローチが必要となります．ここでは腓腹筋内側頭から伸びる線維とアキレス腱の移行部に対して，近位方向への移動を誘導します（図15b）．

図15 足関節中間位における筋腱移行部遠位から収縮方向への誘導　　6-5
a 安静時　b 誘導時

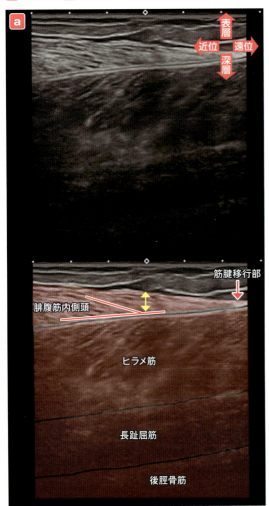
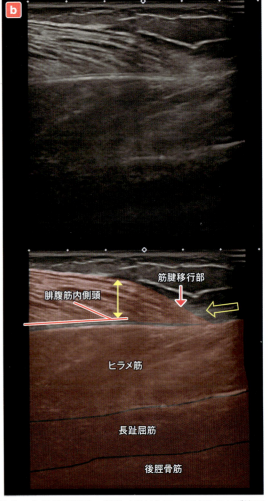

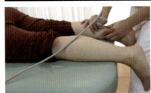
底屈の際，他動的に腓腹筋の筋線維が近位へ移動することで，羽状角および筋厚が増加します（b）．

症例での治療効果をみてみよう

症例1　不動による筋形態の変化に対して筋腱移行部へのアプローチを行った症例

80歳代，男性

診断名 廃用症候群

経過・症状 内科疾患の治療により，長期間入院。術後の廃用による筋力低下を呈し，退院後，立位保持，歩行困難となり，リハビリテーション開始。

超音波画像よる観察（図16） 安静時の腓腹筋内側頭は，健常者と比較して筋輝度が高く，羽状角が減少し，筋厚は53mmでした（**図16a**）。収縮時の腓腹筋内側頭は，筋厚と羽状角の増大は認められますが，筋腱移行部の移動量は15mmと反対側と比較して減少しました（**図16b**）。

さらに，筋厚は術後20日が経過しても術前より減少した状態が継続する可能性があり[11]，本症例も腓腹筋内側頭は筋厚が減少していました。

せん断弾性係数は，安静時で19.8kPa，収縮時で28.2kPaでした。Shinoharaらは，腓腹筋内側頭のせん断弾性係数は安静時16.5±1.0kPa，収縮時41.2±2.0kPaと報告しており[12]，本症例は収縮時の筋張力が減少していると考えられます。

医師からのアドバイス

不動は，筋形態や組成の変化を引き起こし，日常生活の継続に影響します。超音波画像を用いることで，筋形態と筋腱移行部の動態を評価し，運動療法による効果判定を行うことができます。

研究者からのアドバイス

他動的な関節運動によって筋を伸張させた際の筋腱移行部の移動量は筋の柔軟性の指標として用いられています[13]。特に下腿三頭筋の筋腱移行部は超音波画像において明瞭に表出しやすく，関節運動をしながらの撮像が比較的容易であることから臨床や研究で多く評価され，高い再現性があることも確認されています。

図16 患側足関節底屈時の筋腱移行部の動態（治療前）
a 安静時　b 底屈時

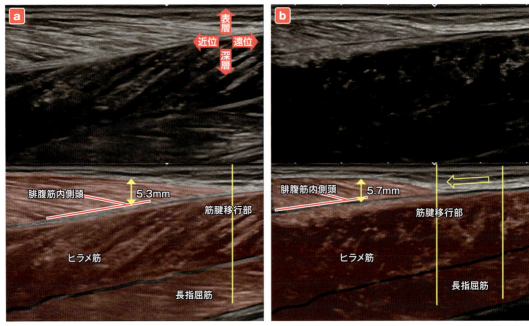

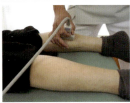

筋腱移行部は底屈とともに約15 mm移動します（b, →）。

治療アプローチ

廃用症候群による筋機能の低下に対して，全身状態の管理を行いながら，筋力増強，筋収縮に必要な筋腱移行部の動態を改善する運動療法を実施することとなりました。

①全身状態の管理
②腓腹筋内側頭の動態改善（下腿三頭筋の筋腱移行部へのアプローチ，図17）

腓腹筋内側頭の動きを改善するために，腓腹筋の近位への移動を誘導し，筋腱移行部の滑走を促すアプローチを実施します。このアプローチにより，腓腹筋の近位への移動，筋厚と羽状角の増加，筋腱移行部の滑走が認められます（図17b）。

6 下腿部（下腿三頭筋, KFP）

図17 筋腱移行部の動態を誘導するアプローチ
a 安静時　b 底屈時

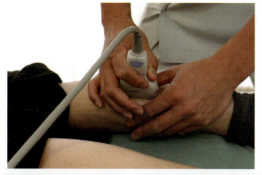

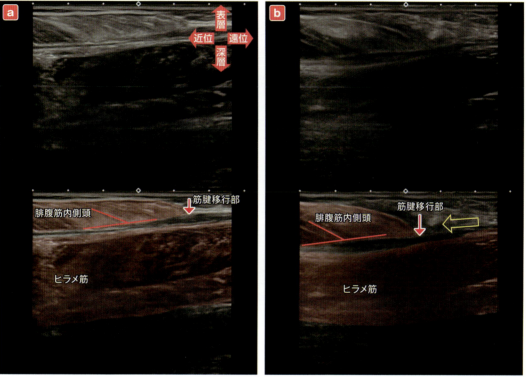

腓腹筋の筋腱移行部の遠位から近位に向けて収縮方向に誘導します（b, ⇒）。腓腹筋の筋厚と羽状角の変化に応じて，底屈の自動運動を促します。

治療による効果

　3カ月後の回復を超音波画像で観察すると，安静時は輝度の上昇は依然として認められますが，筋厚は53mmから70mmに増大し，羽状角も増大しました。また，筋腱移行部の移動量は20mm程度まで増えました（図18b）。立位保持および歩行能力が向上し，近隣の商業施設まで往復20分の歩行が可能となりました。

図18 患側足関節底屈時の筋腱移行部の動態（治療後） 　　6-8
a 安静時　**b** 底屈時

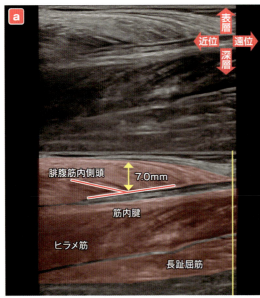
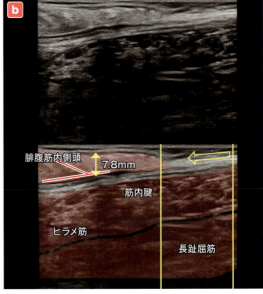
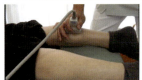

安静時には輝度の上昇が認められます（**a**）。筋厚の増大が認められ，筋腱移行部の移動量も20mm程度まで増大しました（**b**）。

6 下腿部（下腿三頭筋，KFP）

　せん断弾性係数を介入前後で比較すると，安静時の変化はなく，収縮時は31.0 kPaから45.5 kPaと増加しました（図19）。これは，先行研究[12]における健常者の収縮時の値（41.2±2.0 kPa）と同程度の値であり，収縮時に発揮できる筋張力が改善したと考えられます。

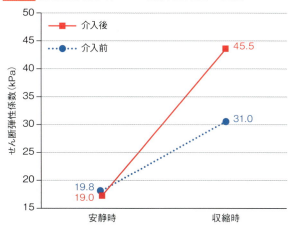

図19 腓腹筋内側頭のせん断弾性係数の変化

介入前と比べて介入後では収縮時のせん断弾性係数（筋の硬さ）が上昇しました。

II 下腿三頭筋遠位部

Step 1 立体的に解剖を知ろう

　表層から腓腹筋とヒラメ筋が連続するアキレス腱，KFP，長母趾屈筋，脛骨の順に構成されています。

KFP（図20，21）

部位 アキレス腱と脛骨および距骨の間に存在する脂肪体

解剖学的特徴 3つのパートから成り立ち[14]，表層から，アキレス腱の後面にあるアキレス腱パート（図20，21a），アキレス腱パートと長母趾屈筋腱の間にある長母趾屈筋（flexor hallucis longus：FHL）パート（図20，21a），踵骨の近位側と後踵骨滑液包の深層にあるウェッジパート（図20b，21b）があります。KFPは個体差もあり，例えばウェッジパートは踵骨後上部隆起の部位において，脂肪組織が1つのタイプと2つに分かれるタイプがあります（図21b）。超音波画像で観察する場合，目標とする組織を追従する方向によって異なる画像を描出する可能性があることに注意が必要です。

医師からのアドバイス

KFPはアキレス腱に血流を供給し，神経を保護する重要な部分です．超音波画像では，特に長軸の形態（step 1），および3つのパートの動態（step 2）を把握することで，足関節の運動方向に合わせたKFPの誘導を促す運動療法が可能となります．

図20 KFPの超音波画像（長軸）
a 腓腹筋停止腱部　**b** 踵骨部

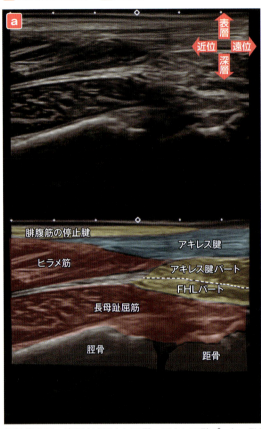
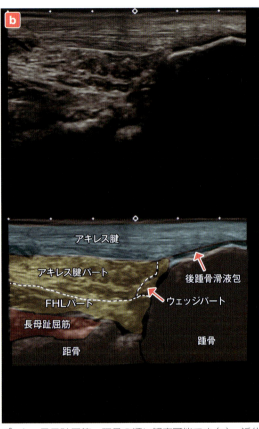

長軸像では，表層からアキレス腱，アキレス腱パート，FHLパート，長母趾屈筋，脛骨の順に観察可能です（**a**）．近位のヒラメ筋，長母趾屈筋との位置関係を確認できます（**a**, **b**）．

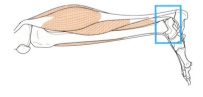
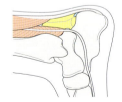

6 下腿部（下腿三頭筋, KFP）

図21 KFPの超音波画像（短軸）
a アキレス腱パートおよびFHLパート　　b ウェッジパート

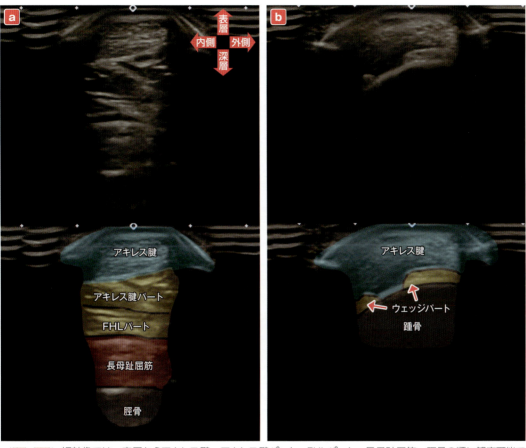

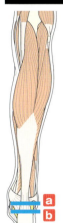

短軸像では，表層からアキレス腱，アキレス腱パート，FHLパート，長母趾屈筋，脛骨の順に観察可能です（a）。踵骨部分では，ウェッジパートが内側，外側に観察できます（b）。

253

> **COLUMN** 研究から臨床に役立つポイント

アキレス腱とKFPの関係

　KFPの存在する部位は，踵骨の近位部，アキレス腱の深部であり，アキレス腱損傷の約80％がこの部位にて生じるとされています[15]。アキレス腱損傷は踵骨近位3〜6 cmで多く発生します[16]が，この部位はアキレス腱の面積が最も小さく，血行が不十分であり，KFPがアキレス腱後方を裏打ちするように存在します。これらのことからKFPは，構造上，アキレス腱を保護していると考えられます。

KFPと炎症の関係（図22）

　慢性アキレス腱炎症例のKFPにおける炎症マーカーについて，脂肪分解の減少を報告した研究があります。この炎症マーカーの変化は，脂肪組織の線維化を促進する可能性があります[17]。

図22 慢性アキレス腱炎患者におけるKFPの生理学的検討

a 炎症マーカー　　b 脂肪代謝マーカー

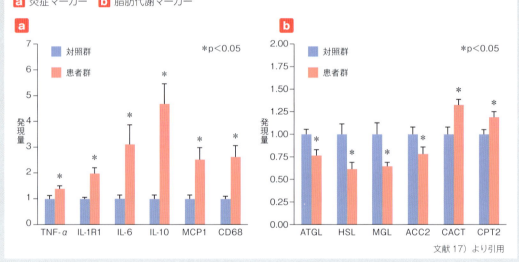

文献17）より引用

Step 2　動きを知ろう

　KFPの動態について，足関節の運動方向別に3つのパートに分けて観察します。

足関節中間位（図23a）

　観察する際には腹臥位で行います。腓腹筋の筋腱移行部にプローブを当て，遠位方向に移動させ，アキレス腱から深層を観察します（図23a）。その後，足関節の運動を行い，アキレス腱，KFP，長母趾屈筋の動態を観察します。

足関節背屈（図23b）

　足関節の背屈自動運動によって，アキレス腱は遠位方向に移動します。アキレス腱パートは，アキレス腱の動きに続いて遠位に移動します。一方，背屈によって距骨が後方へ押し出され，長母趾屈筋は近位方向へ移動します。FHLパートはアキレス腱パートの反対方向である近位方向へ移動します。この2つのパートはアキレス腱と脛骨の隙間が背屈により減少するため，脂肪体の厚みを減

6 下腿部（下腿三頭筋，KFP）

じて長軸方向に延びるようにすることで変化に順応しています．また，ウェッジパートは後上部隆起からFHLパートの方向へ滑り込みます．step1で述べた2つに分かれたウェッジパートを観察する際は，動態が観察できない場合がありますが，プローブの位置を変化させることでウェッジパートの動態を観察することができます．

足関節底屈（図23c）

足関節の底屈自動運動時は，下腿三頭筋の収縮によって，アキレス腱は近位へ引き付けられます．アキレス腱パートは，アキレス腱の動きに続いて近位へ移動します．一方，底屈によって距骨は前方へ移動し，長母趾屈筋も遠位へ移動します．FHLパートはアキレス腱パートの反対方向である遠位方向へ移動します．この2つのパートは踵骨の近位2〜3 cm付近で，アキレス腱パートにおいては近位部の厚み増大，FHLパートにおいては遠位部の厚み増大が観察できます．ウェッジパートは，正常例では，底屈時のアキレス腱と踵骨との間の角度が広がるにつれて，舌様の脂肪組織が後踵骨滑液包との間隙に入り込む様子が観察できます[18]．

図23 KFPの動態（長軸） 6-9
a 中間位　b 背屈位　c 底屈位

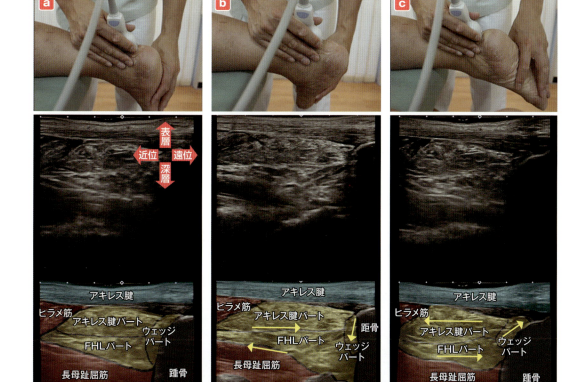

足関節の底背屈時は，KFPの各パート間の滑走を評価します（a〜c）．長母趾屈筋を触知し，自動運動時のFHLパートの動態を観察します（b, c, →）．

Step 3 症状による変化を知ろう

足部の障害により可動域制限がみられたときは、ウェッジパートの流入の動きを把握しましょう。

診断名	右三果骨折
症 状	段差を踏みはずし階段から転落し三果骨折を受傷。保存療法にて免荷時期を経て、リハビリテーション開始。免荷時期から関節可動域改善を目的に運動療法を実施。

 医師からのアドバイス

骨折部位周囲の状況は、骨折による炎症症状と不動による拘縮が混在しています。われわれがみる臨床症状は、2つの要因が共存すると理解したうえで、超音波画像を観察すると静態と動態の関係が理解しやすくなります。

評価の ポイント	☑ KFPの輝度→Ⅰ下腿三頭筋遠位部 step2 ☑ KFPの各パートの動態観察→Ⅰ下腿三頭筋遠位部 step2
超音波画像 静の評価 動の評価	腹臥位において、アキレス腱に沿ってプローブを当て、静態と動態を評価 ☑ 安静時、KFPは全体的に高エコー像 　→免荷期間を含む不動によって脂肪組織の硬化が生じていると考えられます。 ☑ 足関節の底屈（自動運動）により、アキレス腱は近位に引きつけられる様子を確認。アキレス腱パートは、高エコー像であり、アキレス腱に続く近位への移動が減少（図24b） ☑ 骨折後の不動により、底屈時の距骨の前方移動は減少し、FHLパートはアキレス腱パートの反対方向への移動が減少（図24b） 　→ 踵骨近位2～3 cm付近において、2つのパートによる相互に厚みを増大させ、アキレス腱を保護する機能が低下していると考えられます。 ☑ ウェッジパートは舌様の部分がアキレス腱と踵骨の間隙に入り込む様子を観察（図24b） 　→ これらの動態は、アキレス腱炎に関する症例報告[18]に類似しています。

6 下腿部(下腿三頭筋, KFP)

図24 骨折後のKFPの動態 6-10
a 背屈位　b 底屈位

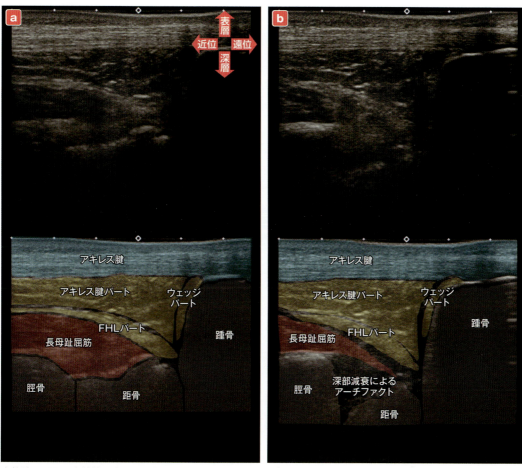

安静時, KFPは全体的に高エコー像であり, 特にアキレス腱パートが著明な高エコー像を示します(**a**)。底屈時のアキレス腱パートとFHLパートの滑走が認められません(**b**)。

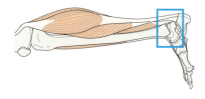 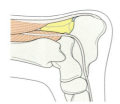

KFPの動態を改善するアプローチ（図25, 26）

①アキレス腱パートにおける脂肪組織自体のストレッチと近位への誘導
②FHLパートにおける遠位への誘導（図25）
③ウェッジパートにおける脂肪組織自体のストレッチと，他動的な底屈によるウェッジパートのアキレス腱間隙への流入（図26）

　本症例では，KFPの動態に関して，アキレス腱パートの硬化，FHLパートの移動量減少，ウェッジパートのアキレス腱と後上部隆起の流入減少の動態改善が必要であると考え，①〜③のアプローチを行いました。③では，脂肪組織自体のストレッチに加えて，他動的に底屈し，アキレス腱との間隙をつくり出し，間隙にウェッジパートが流入するように移動させました。

図25 FHLパートの移動方向への誘導　　6-11
a 背屈位　**b** 底屈位

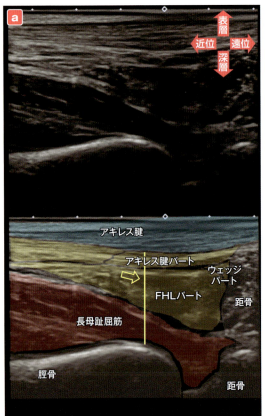
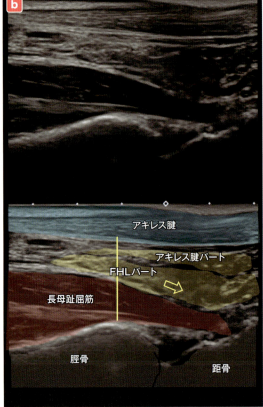

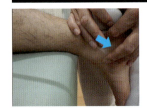

FHLパートの誘導は，FHLの収縮を触知した後，すぐ表層にあるFHLパートを滑走方向である遠位へと促します（a，b，⇨）。

6 下腿部（下腿三頭筋, KFP）

図26 ウェッジパートの移動方向への誘導　6-12
a 背屈位　b 底屈位

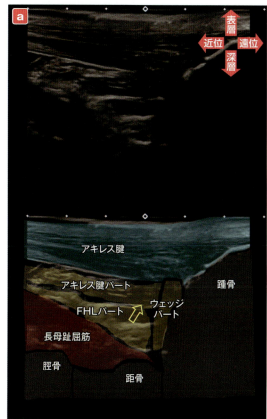
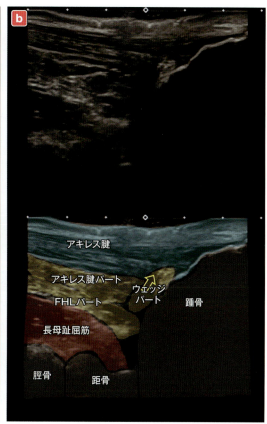

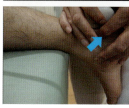

KFPの他のパートと比較し，ウェッジパートは踵骨とアキレス腱の間隙に入る様子が観察可能です（b）。踵骨近位端を触知し，アキレス腱との間隙へと誘導します（a, b, ➡）。

症例での治療効果をみてみよう

症例2　KFPの動態改善により底屈関節可動域が改善した症例

60歳代，男性

診断名 左変形性足関節症

経過・症状 交通事故にて数カ所の打撲を生じ，既往歴であった変形性足関節症による運動時痛が再発．荷重量や時間の経過によって症状が変化．

処方 運動療法による足関節底屈ROM改善，足関節周囲の筋力強化

超音波画像による観察（図27，28） 腹臥位にて，膝関節伸展，足関節中間位の動態を観察します．

KFPの健側の動態（図27）は，足関節の背屈自動運動時にアキレス腱パートがアキレス腱とともに近位へ移動しています．アキレス腱パートとFHLパートの厚み変化は，背屈時には減少するのに対して，底屈時には増大し，アキレス腱と脛骨の間隙を埋めることができています．

患側の動態（図28）を観察すると，底屈時の後踵骨滑液包のアキレス腱と踵骨下への潜り込みは認められますが，アキレス腱パートの底屈時の近位方向，背屈時の遠位方向への動態が減少しています．

ROM：range of motion

　医師からのアドバイス

本症例は骨の変形に伴い，筋性拘縮とKFP機能不全が認められます．超音波により，特にアキレス腱とKFP（アキレス腱パート）の動態の評価，治療アプローチ，効果判定をしながら運動療法を選択していくことができます．

COLUMN　後踵骨滑液包

後踵骨滑液包は，Heら[19]の症例報告においてアキレス腱と脂肪体の滑走が障害される部位にあたります．Wardら[20]は，高密度に血管新生した脂肪体が，腱に浸潤している血管にとって理想的な場所であり，この血管は，脂肪体で産生されたサイトカインを腱に送る可能性を示唆しています．

健側のKFP周囲の観察は，腹臥位にて行います。踵骨をランドマークとしてアキレス腱に対して長軸にプローブを当てます。プローブの遠位端を踵骨に合わせて，動態に追従できるようにしながらKFPの動態を観察します。各パートの動態に関して患側と比較します。

図27 健側の超音波画像による観察 6-13
a 背屈位　b 底屈位

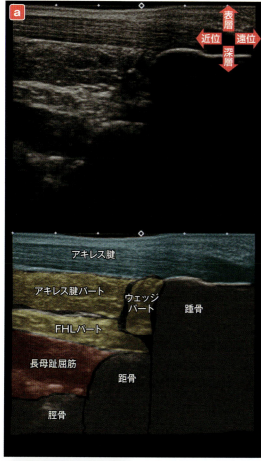
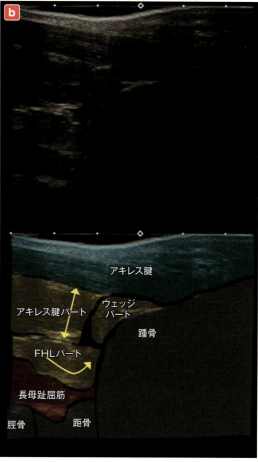

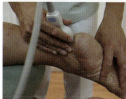
アキレス腱パートは遠位部の厚みが増大し（b，↕），FHLパートは踵骨側に押しつけられるように変形します（b，➡）。ウェッジパートは踵骨とアキレス腱の間隙に滑り込む様子が観察できます。

患側のKFP周囲の観察は，腹臥位にて足部をベッドの外側に配置して行います。健側と同様の位置にプローブを当てます。

　KFPは全体的に高エコー像であり，結合組織の増加が考えられます。底屈時にアキレス腱パートの厚みの変化が減少し，近位方向への移動が減少しています。一方で，ウェッジパートのアキレス腱と踵骨の間隙への潜り込みは認められています。FHLパートは長母趾屈筋の動態に合わせて移動しますが，遠位方向への滑走と弯曲が減少していることからKFPの柔軟性の低下が考えられます。

図28　患側の超音波画像による観察　　▶6-14
a 背屈位　b 底屈位

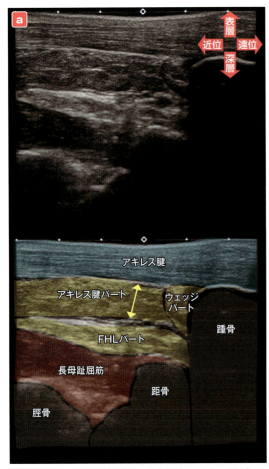
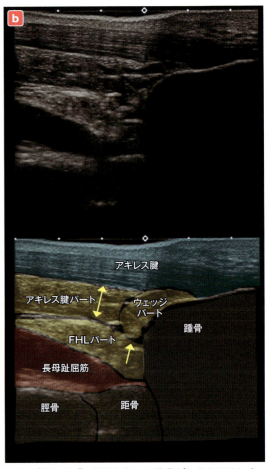

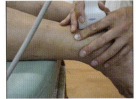

底屈時にアキレス腱パートの厚みが増大せず，近位方向への移動がみられません（b, ↕）。

治療アプローチ

変形性足関節症による疼痛と不動により，足関節の運動量が減少し，脂肪体が硬化したと考え，関節可動域改善アプローチを行います。

①KFPの動態改善

背屈時，アキレス腱パートに対して遠位方向への移動を促します。ウェッジパートはアキレス腱パートと踵骨の間を前方へ移動します。FHLパートは，FHLの動態に合わせて，背屈時は前方へ弯曲し，底屈時はウェッジパートを後方へ押し出すように誘導します（図29）。

②下腿三頭筋の収縮方向への誘導

図29 患側KFPの動態改善アプローチ
a 背屈位 **b** 底屈位

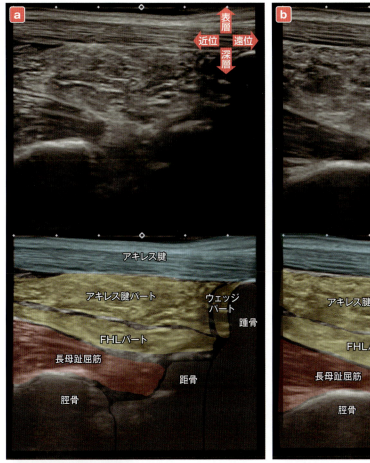
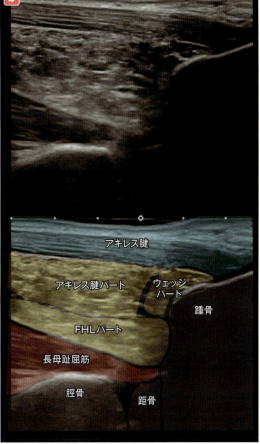
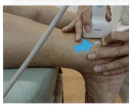

背屈時，アキレス腱パートには遠位方向への移動を促します。ウェッジパートはアキレス腱パートと踵骨の間を前方へ移動します（**a**）。FHLパートは，FHLの動態に合わせて，背屈時は前方への弯曲を促し（**a**），底屈時はウェッジパートを後方へ押し出すように誘導します（**b**）。

治療による効果（図30）

　超音波画像にて動態を観察すると，足関節背屈自動運動において，アキレス腱が遠位に引かれ，アキレス腱パートも続いて遠位へ厚みを減じて追従する動態がみられました。FHLパートは近位方向へ移動し，アキレス腱パートの反対方向の動きが改善しました。2つのパートは，厚みの増大部分を近位と遠位に変化させ，アキレス腱と脛骨の間隙を埋める様子が観察されました。ウェッジパートは踵骨後上部隆起から深層へ移動することができるようになりました。運動介入によって，KFPの3つのパートの動態が改善しました。

図30　運動療法後の患側KFPの動態　▶6-16
a 背屈位　b 底屈位

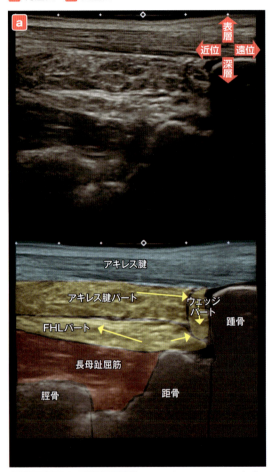
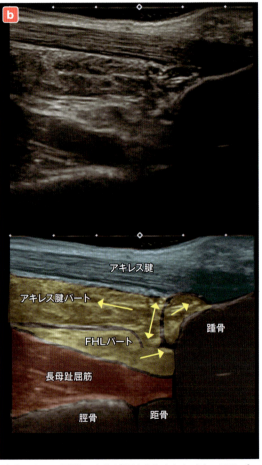
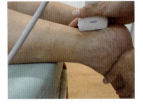

底屈時に，アキレス腱パート遠位において形態の変化が認められました（b）。FHLパートは長母趾屈筋および距骨の動態に合わせて形態を変化させることが可能となりました。

文献

1) Schepsis AA, et al : achilles tendon disorders in athletes. Am J Sports Med, 30 : 287-305, 2002.
2) Albracht K, et al : Assessment of muscle volume and physiological cross-sectional area of the human triceps surae muscle in vivo. J Biomech, 41 : 2211-2218, 2008.
3) 吉村孝之　ほか：腓腹筋内側頭と外側頭の形態学的特性と機能的特性の違いについて．東海北陸理学療法学術大会誌, 28：63, 2012.
4) Chow RS, et al : Sonographic studies of human soleus and gastrocnemius muscle architecture : gender variability. Eur J Appl Physiol, 82 : 236-244, 2000.
5) Narici MV, et al : Effect of aging on human muscle architecture. J Appl Physiol, 95 : 2229-2234, 2003.
6) Johnson MA, et al : Data on the distribution of fibre types in thirty-six human muscles. An autopsy study. J Neurol Sci, 18 : 111-129, 1973.
7) 国中優治　ほか：膝屈曲時の膝窩痛発現に関する解剖学的検討．理学療法学 Supplement, 2002 : 210, 2003.
8) Yoshida K, et al : Application of shear wave elastography for the gastrocnemius medial head to tennis leg. Clin Anat, 30 : 114-119, 2017.
9) Hodges PW, et al : Measurement of muscle contraction with ultrasound imaging. Muscle Nerve, 27 : 682-692, 2003.
10) Fukunaga T, et al : In vivo behaviour of human muscle tendon during walking. Proc Biol Sci, 268 : 229-233, 2001.
11) 市原多香子　ほか：超音波検査法による開腹術後患者の下肢筋組織厚および皮下脂肪厚の評価．広島大学保健学ジャーナル, 2：12-21, 2003.
12) Shinohara M, et al : Real-time visualization of muscle stiffness distribution with ultrasound shear wave imaging during muscle contraction. Muscle Nerve, 42 : 438-441, 2010.
13) 中村雅俊　ほか：超音波診断装置を用いたストレッチング研究のトピックス．理学療法学 42: 190-195, 2015.
14) Theobald P, et al : The functional anatomy of Kager's fat pad in relation to retrocalcaneal problems and other hindfoot disorders. J Anat, 208 : 91-97, 2006.
15) Starkey C, et al : Orthopedic and athletic injury evaluation handbook. FA Davis, 2003.
16) Kongsgaard M, et al : Structural Achilles tendon properties in athletes subjected to different exercise modes and in Achilles tendon rupture patients. J Appl Physiol, 99 : 1965-1971, 2005.
17) Pingel J, et al : Inflammatory and metabolic alterations of Kager's fat pad in chronic Achilles tendinopathy. PLOS ONE, 10 : e0127811, 2015.
18) Canoso JJ, et al : Physiology of the retrocalcaneal bursa. Ann Rheum Dis, 47 : 910-912, 1988.
19) He L, et al : Ultrasound diagnosis and percutaneous treatment of Achilles tendon tethering : a case series. Skeletal Radiology, 45 : 1293-1298, 2016.
20) Ward ER, et al : Fat pads adjacent to tendinopathy : more than a coincidence?. Br J Sports Med, 50 : 1491-1492, 2016.

索引

あ, い

- アーチファクト 146
- アキレス腱 230, 239
- アキレス腱断裂 11
- アキレス腱パート 251, 255
- 萎縮 173
- 異方性 10
- インターナルインピンジメント 63
- インピンジメント症候群 53

う, え

- ウェッジパート 251, 255
- 烏口下インピンジメント 63, 80
- 烏口上腕靱帯 66, 71, 72
- 烏口突起 66, 70
- 羽状角 9, 10, 16, 37, 231, 238, 243
- 運動療法 58, 81, 173
- エコーガイド下注射 2
- エコー輝度 231
- エコー強度 17
- エラストグラフィ 41
- 炎症 21
- 炎症性リモデリング 211
- 炎症仲介物質 211

か

- 回旋筋腱板 52
- 外側広筋 147, 159
- 外側膝蓋支帯 218
- 外腹斜筋 28, 87
- 外閉鎖筋 137
- 解剖学的断面積 16
- 下肢伸展挙上 116
- 下双子筋 137
- 画像装置の特徴と比較 5
- 下腿三頭筋 230, 235, 238
- 肩関節インピンジメント 54
- 肩関節周囲炎 70, 76, 80
- 肩こり 44
- 滑膜 8
- 滑膜性連結 8
- 滑膜切除 221
- カラードプラ法 13
- 加齢 19
- 感覚閾値 191
- 肝硬変 47
- 寛骨臼 112
- 関心領域 17
- 関節 8
- 関節下結節 74
- 関節腔 8
- 関節原性筋抑制 192
- 関節唇 74, 82
- 関節水腫 188, 195, 198, 218, 221
- 関節造影検査 2
- 関節内圧 209
- 関節軟骨 8
- 関節包 8, 53, 77, 82
- 関節裂隙 201

き, く

- 球関節 52, 112
- 吸気 97
- 胸最長筋 85, 92, 93
- 鏡視下手術 221
- 胸腰筋膜 93, 97, 107, 110
- 棘下窩 75
- 棘下筋 64, 72
- 棘上窩 57
- 棘上筋 52, 56
- 棘突起 29
- 筋 9, 10
- 筋萎縮 14, 15, 143, 165
- 筋外膜 9, 10
- 筋活動 99
- 筋輝度 14, 19, 143
- ——の加齢変化 19
- 筋・筋膜性腰痛症 100
- 筋腱移行部 16, 54, 58, 247
- 筋厚 14, 17, 19, 179, 221
- ——の加齢変化 15
- ——の変化量 99
- 筋硬度 42
- 筋細胞外脂肪 21
- 筋細胞内脂肪 21
- 筋柔軟性 14
- 筋周膜 9
- 筋性拘縮 199
- 筋線維 9, 17
- 筋線維長 16, 231
- 筋束 9
- 筋組織 9
- 筋体積 16
- 筋断面積 17
- 筋電図 243
- 筋肉の構造 10
- 筋膜 9, 10
- 筋膜リリース 2
- 筋力増強トレーニング 162
- 筋力低下 168
- 筋力トレーニング 20
- ——による筋輝度の変化 20
- クリック 112

け

- 脛骨粗面 205
- ゲイン 30, 36

血管	13
血管内腔	13
結節間溝	71
腱	10
腱横断面の構造	11
肩甲下筋	64, 66, 72
肩甲下筋腱舌部	78
肩甲骨上角	57
肩甲骨面挙上	54
肩甲上腕関節	54
腱性組織	66
腱板	52, 76
腱板完全断裂	78
腱板筋の萎縮	79
腱板筋の脂肪浸潤	79
腱板損傷	53
腱板断裂	3, 53, 58
腱板不全断裂	58, 78
肩峰下インピンジメント	61
肩峰下滑液包	54, 58, 78, 80
腱膜	9

こ

後脛骨筋	235, 243
拘縮	73, 165, 173
後部靱帯系システム	88
呼気	97
骨	7, 10
骨格筋密度	90
骨格筋量	17
骨棘	218, 227
骨穿孔術	221
骨粗鬆症	119
骨盤帯	84
骨変形	168
コラーゲン線維	10, 12
コンパートメント圧	150

さ

再現性	38
座位姿勢による大腿四頭筋筋厚の違い	26
細胞外液比	21
坐骨結節	137
坐骨神経	137
三角筋	58
三角筋後部線維	72, 77, 80
三角筋中部線維	52, 60
三果骨折	260

し

持久力トレーニング	20
姿勢保持	84
膝蓋下脂肪体	186, 204
膝蓋腱	204
膝蓋骨	205
膝蓋骨下部	220
膝蓋上包	188, 194, 217
膝蓋靱帯	204
膝蓋大腿疼痛症候群	44
脂肪組織	194
周波数	36
手術療法	58
腫脹	21
小円筋	64, 72, 76, 77
上角	57
上後腸骨棘	92
踵骨隆起	230
硝子軟骨	8
上双子筋	137
小殿筋	114, 126
静脈	13
上腕筋	28
上腕骨大結節	53
上腕三頭筋長頭	74
上腕二頭筋	28

上腕二頭筋長頭腱	62
神経	12
神経周膜	12
神経上膜	12
神経線維束	12
人工骨頭挿入術	119
人工膝関節置換術	165
シンスプリント	44
深層外旋6筋	137
靱帯	12

す, せ, そ

水腫	212
髄内釘手術	119
スタティック・ストレッチング	45
生体電気インピーダンス	23
生体電気インピーダンス分光法	21
生理学的筋断面積	16
脊柱起立筋	29
脊柱の安定化機構	88
線維症	211
線維性結合組織	8
浅筋膜	93
前上方インピンジメント	63
せん断弾性係数	43, 245
せん断波伝播速度	43
足趾底背屈	239
足底筋	230, 235
足底方形筋	34
足内在筋	34

た

体重支持指数	176
大腿筋膜張筋	113, 114, 126
大腿骨	30, 177
大腿骨寛骨臼インピンジメント症候群	112
大腿骨頸部骨折	126, 137

大腿骨前脂肪体	186
大腿骨頭	112
大腿骨内側顆	207
大腿四頭筋	30, 118, 177
大腿四頭筋共同腱	192, 207
大腿直筋	30, 113, 118, 119, 155
——のdirect head	114
——のindirect head	114
大腿方形筋	137
大殿筋	30, 126
大転子	127
大転子痛症候群	133
ダイナミックレンジ	36
多裂筋	29, 85, 90, 93, 104
短軸像	6
短軸走査	6
短趾屈筋	34
単純X線画像	5
弾性係数	42, 43
弾性率	43
短腓骨筋	32
短母趾屈筋	34

ち

遅発性筋肉痛	44
中間広筋	30, 153, 156
中殿筋	30, 114, 126
超音波画像装置	5
超音波撮像部位	27
超音波診断学	3
腸脛靱帯	127
腸骨筋剝離	122
長軸像	6
長軸走査	6
長趾屈筋	33, 235
長腓骨筋	32
長母趾屈筋	33
腸腰筋	113, 119

て, と

殿筋膜	128
転子窩	138
転子滑液包	130
転子滑液包炎	133
転子間稜	138
疼痛	191
動脈	13
徒手誘導	167
ドローイン	95, 96, 107

な, の

内側広筋	150, 153, 161, 199, 223
内側広筋斜走線維	150
内側膝蓋支帯	199, 215, 227
内側半月板	227
内側半月板突出	201
内側裂隙	227
内反変形	201
内腹斜筋	28, 87, 110
内閉鎖筋	137
脳性麻痺	44

は

廃用症候群	105, 248
剝離骨折	7
パノラマ画像	35, 176
パラテノン	10
パワードプラ法	13
半月板切除	221
反射抑制	198
半膜様筋	235
ハンモック様構造	150

ひ

皮下組織	10
膝関節伸展の単関節運動	118

膝関節装具	182
膝伸展自動運動	172, 192
非収縮性組織	77, 80, 225
ひずみ	41
ひっかかり	112
腓腹筋	32, 33, 230, 231
腓腹筋外側頭	234
腓腹筋内側頭	234, 247
ヒラメ筋	230, 231

ふ

フォーカス	37
フォースカップル	64, 68
腹圧上昇	109
腹横筋	28, 87, 106, 110
腹腔内圧	88
腹直筋	28
腹筋群	84, 97
フレイル	18
ブレーシング	97, 98, 109
プレスアウトストレッチ	77
プローブの接触方法	37
プロトン磁気共鳴分光法	21, 23

へ, ほ

変形性股関節症	119, 126, 137
変形性足関節症	263
変形性膝関節症	126, 142, 165, 173, 194, 221, 227
変形性腰椎症	100, 103
ポアソン比	43
ポータブル型エコー	113
母趾外転筋	34
保存療法	58
ホローイング	97

ま, み, め

慢性コンパートメント症候群	150

慢性腰痛	95, 100
ミエロ造影検査	2
メカニカルストレス	21

や, ゆ, よ

ヤング率	43
有痛性肩障害	63
癒着	165
腰腸肋筋	85
腰痛	84, 89
腰部固有背筋	84, 90
腰部脊柱管狭窄症	113, 137

り, れ, ろ

梨状筋	137
梨状筋症候群	137
裂離骨折	7
肋骨突起	29

A, B

anterior impingement test	115
anterior tendinous band (ATB)	54
Aモード	2
bioelectrical impedance analysis (BIA)	23
bioelectrical impedance spectroscopy (BIS)	21
Bモード	2, 48

C, D

catching	112
center of gravity	84
central lobe	204
clicking	112
compression hip screw	119, 126
CT値	22, 23, 90
direct head	117, 143

Duchenne型筋ジストロフィー	44

F, G, H

femoroacetabular impingement syndrome (FAI)	112
FHL	251
FHLパート	255
fibrillar pattern	10, 12
frailty	18
gray-scaleによる筋輝度の定量化	17
honeycomb	12
Hounsfield unit (HU)	90

I

IAP	88
IAPメカニズム	95, 109
indirect extensor mechanism	153
indirect head	117, 143
infrapatellar fat pad (IFP)	186, 204, 205, 209, 215
intra-abdominal pressure	88

K, L, M

Kager's fat pad (KFP)	230, 251
lateral lobe	204
medial lobe	204
muscle damage	21, 36, 142, 147, 154
muscle density	90

O, P, Q

Ober test	133
obligate translation	70, 80
Parkinson病	44
pennation angle	9
peribursal fat	53

Poisson's ratio	43
posterior ligament system (PLS)	88
prefemoral fat pad (PFP)	180, 186, 188, 192
quadriceps setting	117, 155, 224

R, S

radiographic density	90
region of interest (ROI)	17, 38
sear wave elastography	103
sensitivity time control	36
SFP	207
shear modulus	43
shear wave elastography	41, 234
shear wave speed	43
static stretching	45
straight leg raising (SLR)	116
strain elastography	41, 103
superb micro-vascular imaging (SMI)	13
superior facet	53
SWE	41, 234

T, U, W, X, Y

tensor of vastus intermedius (TVI)	147
Thomas test	115
time gain compression	36
	147
T1強調画像	23
T2強調画像	155
ultrasonography (US)	5
weight bearing index (WBI)	176
X-ray photograph (XP)	5
Young's modulus	43

リハで活用！ わかりやすい運動器エコー
運動療法に役立つ機能解剖と評価のテクニック

2019年12月10日　第1版第1刷発行
2024年 8月10日　　　　　第3刷発行

- 監　修　小竹俊郎　こたけ　としろう
- 著　者　中山昇平　なかやま　しょうへい
　　　　　福元喜啓　ふくもと　よしひろ
- 発行者　吉田富生
- 発行所　株式会社メジカルビュー社
　　　　　〒162-0845 東京都新宿区市谷本村町2-30
　　　　　電話　03(5228)2050(代表)
　　　　　ホームページ　https://www.medicalview.co.jp

　　　　　営業部　FAX　03(5228)2059
　　　　　　　　　E-mail　eigyo@medicalview.co.jp

　　　　　編集部　FAX　03(5228)2062
　　　　　　　　　E-mail　ed@medicalview.co.jp

- 印刷所　シナノ印刷株式会社

ISBN 978-4-7583-2016-0 C3047

©MEDICAL VIEW, 2019.　Printed in Japan

- 本書に掲載された著作物の複写・複製・転載・翻訳・データベースへの取り込みおよび送信(送信可能化権を含む)・上映・譲渡に関する許諾権は，(株)メジカルビュー社が保有しています．
- JCOPY〈出版者著作権管理機構 委託出版物〉
本書の無断複製は著作権法上での例外を除き禁じられています．複製される場合は，そのつど事前に，出版者著作権管理機構(電話 03-5244-5088，FAX 03-5244-5089，e-mail：info@jcopy.or.jp)の許諾を得てください．
- 本書をコピー，スキャン，デジタルデータ化するなどの複製を無許諾で行う行為は，著作権法上での限られた例外(「私的使用のための複製」など)を除き禁じられています．大学，病院，企業などにおいて，研究活動，診察を含み業務上使用する目的で上記の行為を行うことは私的使用には該当せず違法です．また私的使用のためであっても，代行業者等の第三者に依頼して上記の行為を行うことは違法となります．